U0558935

TOOTH
PREPARATIONS
SCIENCE & ART
牙体制备的科学与艺术

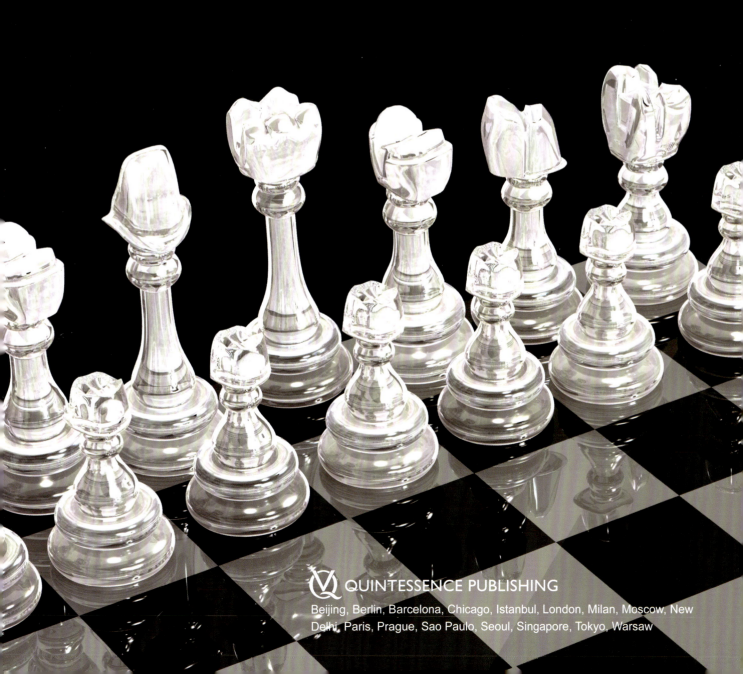

QUINTESSENCE PUBLISHING

Beijing, Berlin, Barcelona, Chicago, Istanbul, London, Milan, Moscow, New Delhi, Paris, Prague, Sao Paulo, Seoul, Singapore, Tokyo, Warsaw

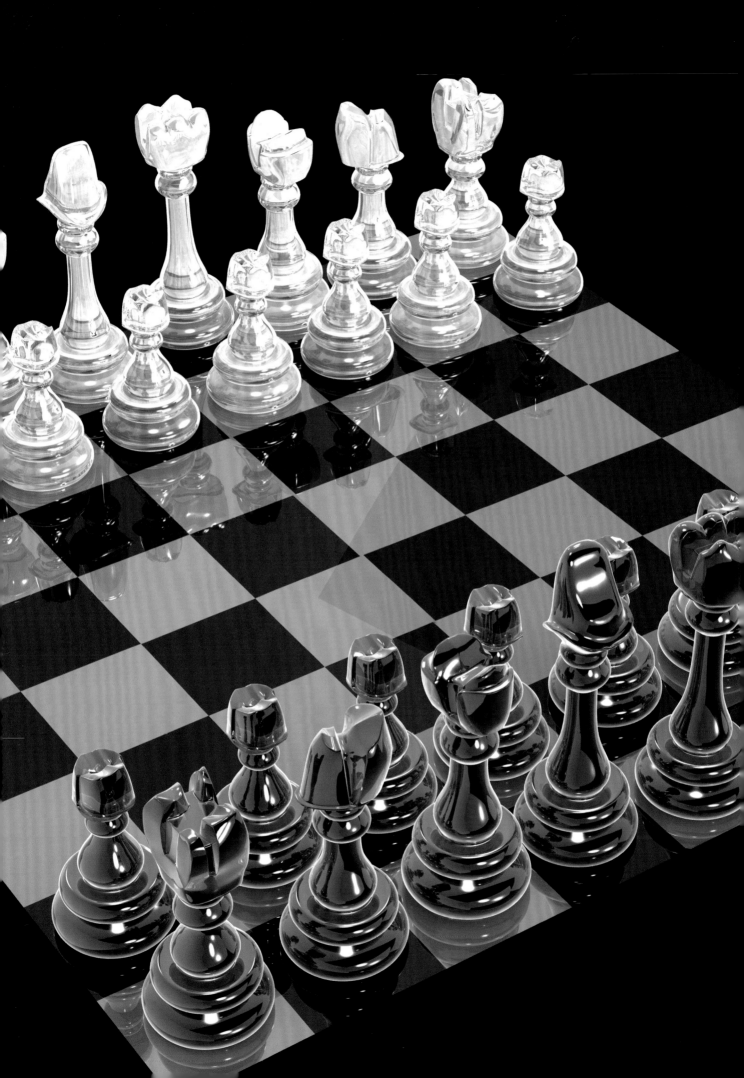

TOOTH
PREPARATIONS
SCIENCE & ART
牙体制备的科学与艺术

（巴西）克洛维·帕加尼　主编
（Clovis Pagani）

郑妍华　周　锐　主译

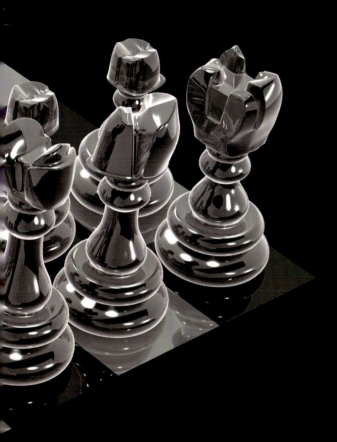

北方联合出版传媒（集团）股份有限公司
辽宁科学技术出版社
沈阳

This is translation of Preparos Dentários Ciencia e Arte
Author: Clovis Pagani
Original edition published by Quintessenz Verlags-GmbH

图书在版编目（CIP）数据

牙体制备的科学与艺术 /（巴西）克洛维·帕加尼
（Clovis Pagani）主编；郑妍华，周锐主译. —沈阳：辽宁科学
技术出版社，2018.6（2020.8重印）
ISBN 978-7-5591-0681-0

Ⅰ.①牙… Ⅱ.①克… ②郑… ③周… Ⅲ.①牙体—修
复术 Ⅳ.①R783.3

中国版本图书馆CIP数据核字（2018）第060102号

出版发行：辽宁科学技术出版社
　　　　　（地址：沈阳市和平区十一纬路25号　邮编：110003）
印 刷 者：上海利丰雅高印刷有限公司
经 销 者：各地新华书店
幅面尺寸：210mm×285mm
印　　张：19.5
插　　页：4
字　　数：400千字
出版时间：2018年6月第1版
印刷时间：2020年8月第3次印刷
责任编辑：陈　刚 殷 欣 苏 阳
封面设计：袁　舒
版式设计：袁　舒
责任校对：徐　跃

书　　号：ISBN 978-7-5591-0681-0
定　　价：298.00元

投稿热线：024-23280336
邮购热线：024-23280336
E-mail:cyclonechen@126.com
http://www.lnkj.com.cn

前言 PREFACE

当我受邀为本书写前言时，我必须承认当时并未对这件事有清晰的认识。收到这本书后，我才逐渐感受到所面临的责任。本书的作者，是我40多年的好友兼同事。忽然之间，他像是诚恳的管家一般督促我认真分析评估他的作品。他充满了信心，认为这将会是一部非常有影响力的作品。我相信，我们的友谊并不会因为我对这部作品的评论而受到影响，因为评论这部作品就是以客观而科学的角度进行的。当我翻开这本书开始阅读时，一切悄悄地发生了变化。

我发现这本书具有不可低估的价值。首先，新颖精美的封面，让作为读者的我开始期待书里的内容。在阅读过程中，书中严谨及高质量的内容深深吸引了我，我迫不及待就想在临床中应用起来。毫不夸张地说。对于像我这样喜爱深度阅读的人来说，这已然是一种享受和令人着迷的殊荣。

此书对牙科相关专业人员而言是非常有价值的，简直可以媲美《希林伯格（Shillingburg）》在临床及牙科修复学领域的影响力。书中内容不仅清晰而严谨，而且代表了当今最前沿的材料和技术，3D配图亦很精美。

本书的8个章节，分别向读者阐释了牙体制备的重要理论、操作流程，以及深入学习的参考指导。第1章间接修复的概述，介绍了间接修复的理论和日常操作。第2章阐释的是修复治疗计划的制订，这章非常精彩！它不仅让我们了解到治疗计划的主旨，还紧密结合了临床的实际情况。第3章详细介绍牙体制备的操作细节，图片的品质也堪称迄今为止牙科学出版著作中的翘楚。第4章和第5章重点讲述冠内修复体和冠外修复体，文字及图示也秉承了全书一以贯之的高品质。第6章论述的是保守性牙体制备，关注点是治疗过程中软硬组织的处理。这章还介绍了保守性制备中所使用的操作工具。第7章讨论了经过牙髓治疗后的患牙在牙体制备时同样需要注意的地方。第8章论述的是可切削粘接性修复。这类新型的材料已有比较明确的操作和技术流程，一些争议问题也得到了共识，或者说，随着这项技术的普及，可切削粘接修复也不再是少数牙医的特权。

我对克洛维教授及其同事一直以来对牙科修复学及相关工作的辛勤付出，致以崇高的敬意及感谢。本书的排版编辑亦非常优良。我希望翻开此书的读者朋友们，能够吸收内化这些知识以为你们所用，让你们技术更娴熟、更专业。事实上，这也是我对自己的要求。

祝阅读愉快！

Jose Roberto Rodrigues 副教授

曾任圣保罗大学牙学院主任

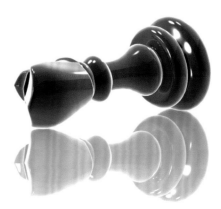

引言 INTRODUCTION

现今的牙医不仅要具备口腔专业知识，还需要有良好的人际交往能力、与患者的沟通能力、时刻自省的能力，以及娴熟的临床操作能力。在过去，前辈告诉我们，成功的修复治疗60%以上取决于牙体制备时操作的精准度。而如今，技术依旧重要，但有更多的因素影响着治疗的成功。新材料的发展要求临床操作更为精准和个性化。在当代社会环境下，衡量牙科治疗成功的主要标准，就是基于一切代价更为微创地恢复患者口腔的功能和实现美观需求。牙医选择合适的修复方式对治疗成功非常重要，同时新技术和器械的辅助亦可让我们事半功倍。

尽管传统的修复方式在临床上依旧可见，但不可否认的是，牙科美学已逐渐成为牙科学领域的中心。患者的诉求一直是牙科学、美学以及从亚里士多德著作中衍生出的哲学思想之间的交叉区域。

亲爱的读者朋友及同行，我们希望通过这本拿在你们手中的无任何华丽辞藻修饰或赘述的书，让你们了解到当今牙科学中牙体制备的现状及基本原则。本质上而言，这是一本实用的、功能性很强的书。牙科学不单单是指每颗独立的牙齿、人体工程学意义上的各种器械，或是有酷炫的候诊室，而是临床操作技术的娴熟和精准。简而言之，牙科学需要有一个毋庸置疑的精准、严谨和符合生物学以及科学的原则。

在本书中，你可以看到每一种修复方式在满足当今牙科学标准的要求下，一步一步详细的制备流程。比如，你会看到，为了使得制备更为高效，我们首先制订了

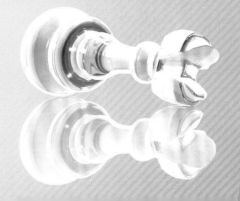

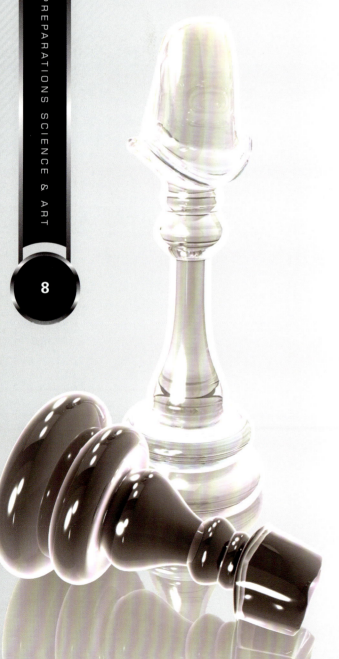

详细而全面的治疗计划。你会了解到，牙体制备过程其实还包括了牙周组织、牙本质牙髓复合体的保护，剩余牙体组织的处理以及咬合。此书首要且唯一的目的就是为同行们提供高品质的临床操作、细节的把控。牙体制备"科学与艺术"将永不会过时。事实上，临床治疗成功的核心要素所蕴含的基本原理又怎么会过时呢？

希望这本书可以给亲爱的同行们带来高品质的牙科临床操作原则，在越来越强调专业化的世界中获得专业的技能。

感谢您的关注，诚挚希望您一切顺利。

克洛维·帕加尼
（Clovis Pagani）

致谢 DEDICATION

感谢参与本书编写工作的所有人员，我将铭记你们的付出。在此，致以我的敬意：

Armando Curti Junior教授

Cervantes Jardim教授

Dan Mihail Fichman教授

Delcio Pasin教授

Henrique Cerveira Neto教授

Joao Candido Carvalho 教授

Joao Roberto Rodrigues 教授

Julio Jorge D' Albuquerque Lossio教授

Marcelo Augusto Galante教授

Marco Antonio Bottino教授

Maria Amelia Maximo de Araujo教授

Newton Jose Giachetti教授

Pedro Americo Machado Bastos教授

Ruy Fonseca Brunetti教授

以及圣保罗大学牙学院修复学教研室的所有教授。

拿破仑（Napoleao）出版社的Leonardo、Guilherme以及所有工作人员，在本书筹备过程中给予的帮助和贡献。

我的学生Beatriz、Isabella和Geraldo，以及所有本科和研究生，你们是我写这本书的主要动力。

我的教学生涯有40多年了，在这期间，我教过非常多的人，但更重要的是，我也是一位终身学习者。

感谢上帝，一直陪伴着我。

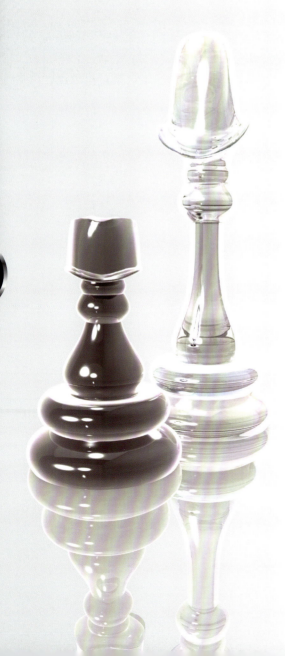

主编简介 AUTHOR

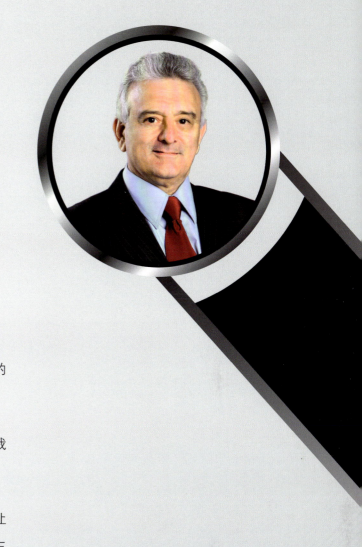

克洛维·帕加尼（Clovis Pagani）

圣保罗州立大学（USP），牙学院，牙科临床学硕士。
圣保罗州立大学（USP），牙学院，牙科临床学博士。
圣保罗大学，牙学院，修复学教研室主任。
圣保罗大学，牙学院，修复学博士导师。
牙科美学和修复学专家。

特别致谢：

我的父母Francesco和Malvira（悼念），感谢你们的
养育，给我爱和照顾。你们是我人生的启蒙老师。

我的兄弟Giacomo，你是我的导师、朋友，一直给我
建议。

我亲爱的妻子Marcia，感谢你一直对我的支持，让
我不再踌躇；感谢你成为我的伴侣，并生育了我们三
个优秀的孩子。时间，缓解了疼痛，却让我无比思念
你。

我亲爱的孩子们Rodrigo，Vinicius和Lucas，我非常珍
惜你们给我的理解与鼓励。你们现在是，将来也是我
在生活中奋斗的主要原因。

我亲爱的Ana Lucia Ampaio Galanre，感谢你的支持
和鼓励。感谢你在我悲伤和快乐的时光里的陪伴。

如果现在的我算是有所建树的话，这些功劳并不是我
个人的，而是我们共同的。爱你们。

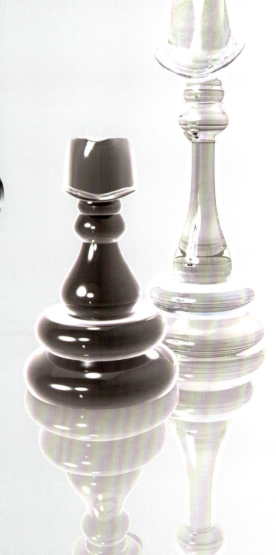

编者简介 CO-AUTHOR

Eduardo Galera Da Silva

圣保罗大学固定修复学硕士。

圣保罗大学固定修复学博士。

圣保罗大学教授。

特别致谢：

感谢我的父母Joao和Alice，他们在我的生活和工作中树立了好榜样。

感谢我的妻子Ana Paula，在生活中一直给予我鼓励和支持。

感谢我们的女儿Julia和Luisa，感谢你们带给我快乐。

感谢我的好朋友Clovis Pagani教授，此书的主要作者，感谢有你对专业和科学的追求。

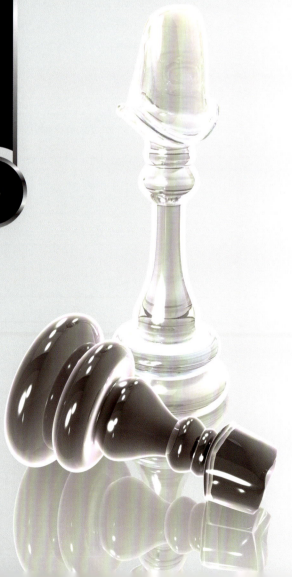

牙体制备的科学与艺术

TOOTH PREPARATIONS SCIENCE & ART

14

编者简介 CO-AUTHOR

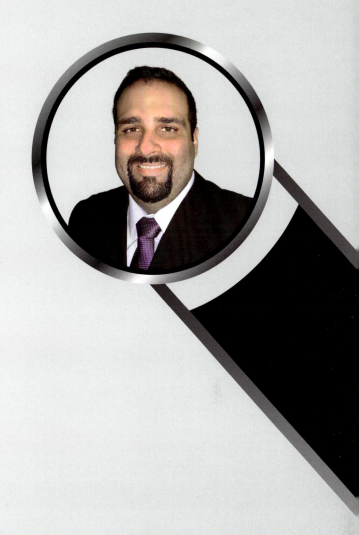

Daniel Maranha Da Rocha

塞尔西培国立大学，拉加托牙科系副教授。

圣保罗大学，科学技术研究院，牙科学修复及美学硕士。

圣保罗大学，科学技术研究院，牙科学修复及美学博士。

特别致谢：

感谢Francisco Saliby（悼念）给予我非常大的鼓励。他是我生活和工作中的榜样，因为他，我才有现在的成绩。

感谢我的妻子Milena，给予我无条件的支持，一直陪伴着我，给我面对挫折的力量。

感谢我的父母Cesarhe和Beatriz，他们是我生活中的榜样。

感谢我的妹妹Rita，和我一起成长的岁月里犹如礼物般珍贵的陪伴。

感谢我的朋友Clovis Pagani，让我有机会参与本书的编写。

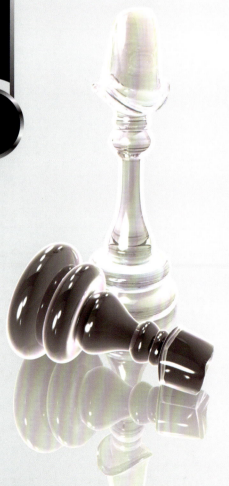

牙体制备的科学与艺术

TOOTH PREPARATIONS SCIENCE & ART

16

参编人员 CONTRIBUTORS

Rodrigo Furtado De Carvalho

圣保罗州立大学，巴鲁牙科分校，修复学专家。

朱伊斯德福拉联邦大学，牙科学院，修复学临床硕士。

圣保罗大学，修复学博士。

Dennis J. Fasbinder，DDS，ABGD

密歇根大学，牙科学院，修复与牙体牙髓，龋病教研室主任。

密歇根大学，数字化牙科中心，数字化牙科学研究生导师。

Gisele Neiva，DDS，MS

密歇根牙科大学，修复和牙体牙髓，龋病本科教研室主任及副教授。

密歇根大学，修复学和临床生物研究硕士。

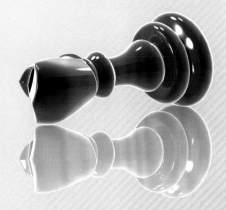

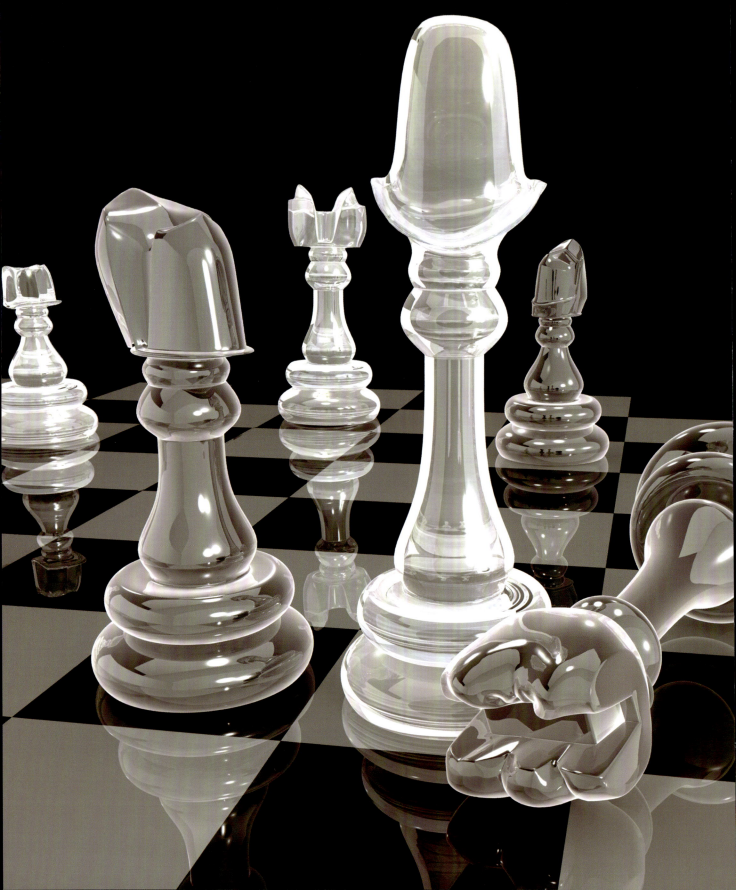

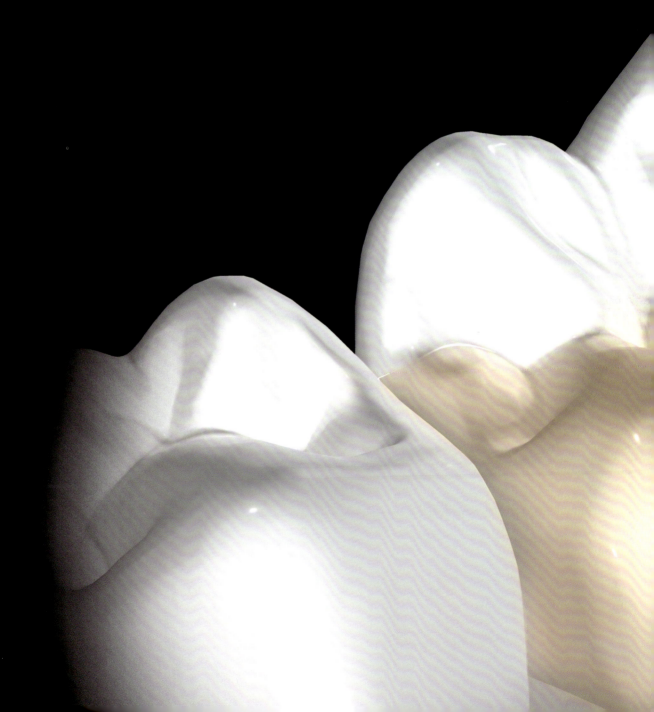

第1章

INTRODUCTION TO INDIRECT
RESTORATIONS

间接修复的概述

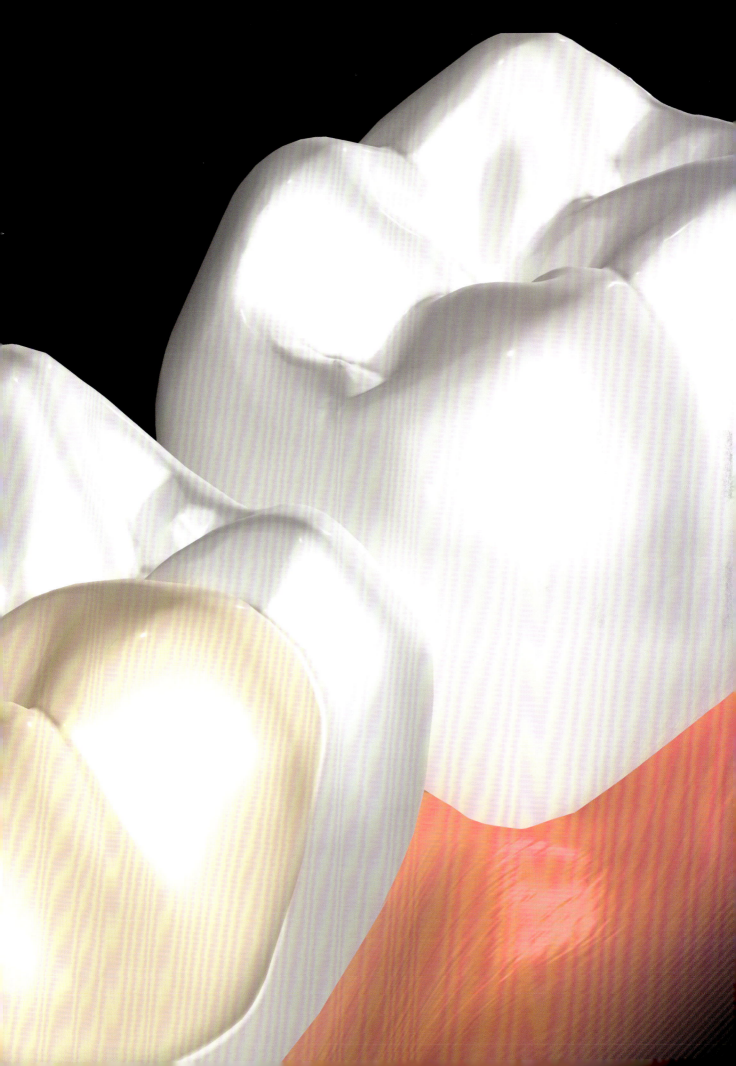

引言

修复缺失的天然牙，一直是人们长久以来关注的话题。而牙医所面临的一个挑战就是，如何通过合理的修复方式，既能恢复天然牙的功能和美观，又能使基牙所受殆力在可承受范围内，保证修复体有长期的使用寿命。

间接修复的牙体制备，是指根据不同的修复体的制备量和形态要求，对牙釉质/牙本质进行选择性调磨。通过一些器械和规范的操作流程，我们将牙齿制备出特殊的形态与尺寸，为单个修复体、固定桥或活动义齿创造修复空间。

间接修复的方式适合用于恢复较大面积的牙体组织缺损。技师在石膏模型上加工制作出修复体，然后牙医将其粘接到患者口内。从而，在牙弓上重建单颗或多颗牙的形态和功能。

间接修复的主要适应证如图1-1～图1-7所示。

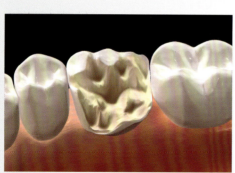

图1-1 冠部大面积组织缺损。

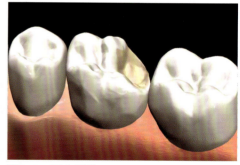

图1-2 牙尖折裂。

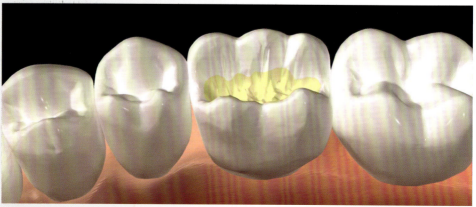

图1-3 替代直接充填修复。

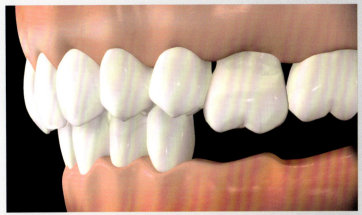

图1-4 改善牙齿的伸长、无咬合接触或者错位。

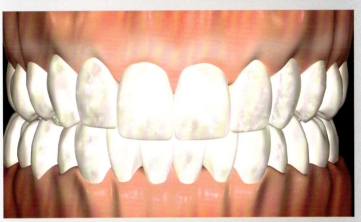

图1-5 改善畸形牙，比如发育不良和釉质发育不全。

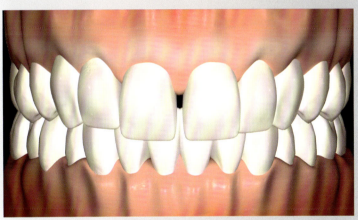

图1-6 关闭牙间隙。

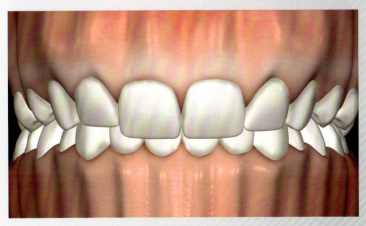

图1-7 改善短小的临床冠。

冠内修复体

所谓冠内修复体，指的是位于临床冠解剖外形之内的一种修复体。如果修复范围不涉及任何牙尖，则称之为嵌体（Inlay）（图1–8）。

当单颗或多颗牙缺失，我们采用固定桥的修复方式。缺牙处的修复体称之为桥体，邻缺隙的两侧牙齿称之为基牙。基牙可用冠内或冠外修复体的制备方式（图1–9）。

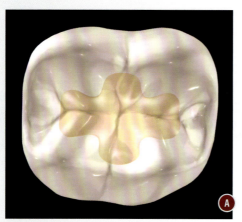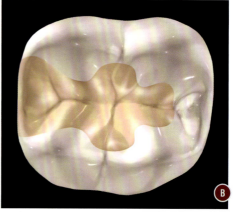

图1–8 修复范围位于𬌗面内的嵌体（A）。修复范围位于近中邻𬌗面的嵌体（B）。

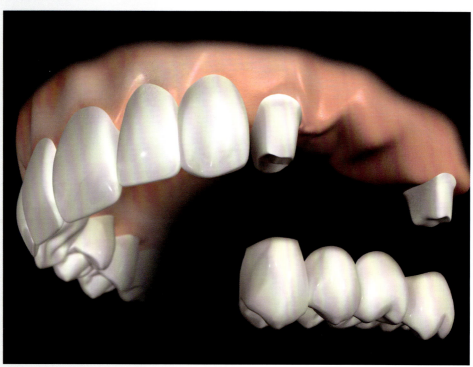

图1–9 固定桥修复体及其预备体。基牙采用了冠外修复体的制备方式。

冠外修复体

所谓冠外修复体，指的是修复范围除了殆面，还完全覆盖牙齿的一个或多个轴面的一种修复体。全冠，是覆盖牙齿殆面和所有轴面的冠外修复体。部分冠，是覆盖了牙齿的部分轴面的冠外修复体（图1-10）。

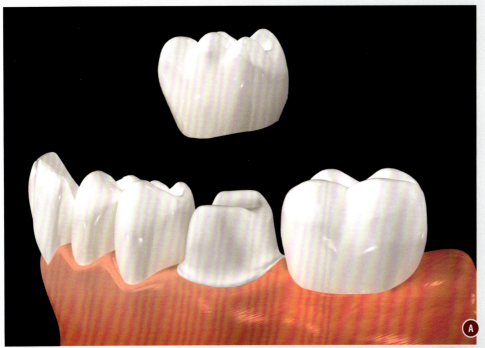

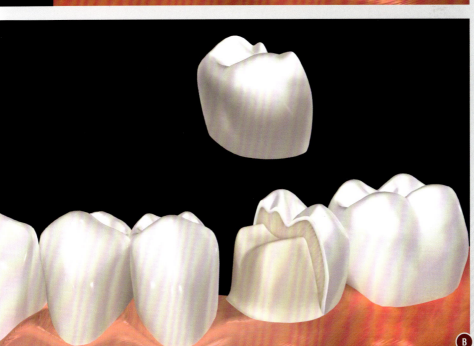

图1-10 全冠（A）。部分冠（B）。

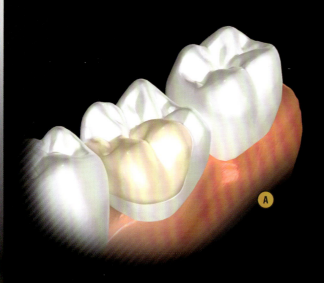

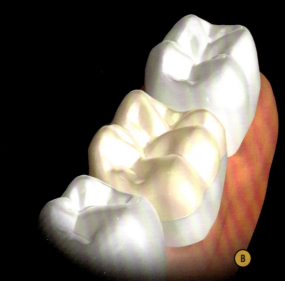

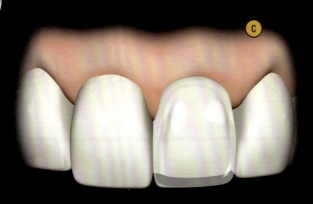

全冠覆盖了预备体的整个表面。其主要作用就是恢复牙齿缺损的解剖外形和功能，保护剩余牙体组织。当临床冠的部分表面被修复体覆盖时，这种间接修复体可以是部分冠，高嵌体或覆盖嵌体。

高嵌体，修复范围涉及单个或多个牙尖。若修复体覆盖了所有牙尖的颊舌面，我们则称之为覆盖嵌体（图1-11A和B）。

瓷贴面属于部分冠修复体。随着近年来人们对美学修复的日益关注，全瓷材料和粘接牙科学的不断发展，这类修复体越来越受欢迎。所谓瓷贴面，是一薄层全瓷材料，通过树脂水门汀粘接于牙面的修复体（图1-11C）。

图1-11　高嵌体（A）。覆盖嵌体（B）。前牙贴面（C）。

参考文献

[1] Conceição EN. Dentistica – Saúde e Estética, ed 2. Porto Alegre: Artmed, 2007.

[2] Martignoni M, Schönenberger A. Precisão em prótese fixa. São Paulo: Santos, 1998.

[3] Mezzomo E, Suzuki RM. Reabilitação Oral Contemporânea. São Paulo: Santos, 2006.

[4] Saito T. Preparos dentais funcionais em prótese fixa, ed 2. São Paulo: Santos, 1999.

[5] Shillingburg HT, Hobo S, Whitsett LD. Fundamentos de prótese fixa, ed 4. São Paulo: Quintessence, 2007.

[6] Touati B, Miara P, Nathanson D. Inlays e Onlays cerâmicas. In: Odontologia estética e restaurações cerâmicas. São Paulo: Santos, 2000:259–291.

[7] Vieira FLT, Silva CHV, Menezes Filho PF, Vieira CE. Estética odontológica: soluções clínicas. Nova Odessa. São Paulo: Napoleão, 2012.

R E S T O R A T I O N
PLANNING
修复治疗计划

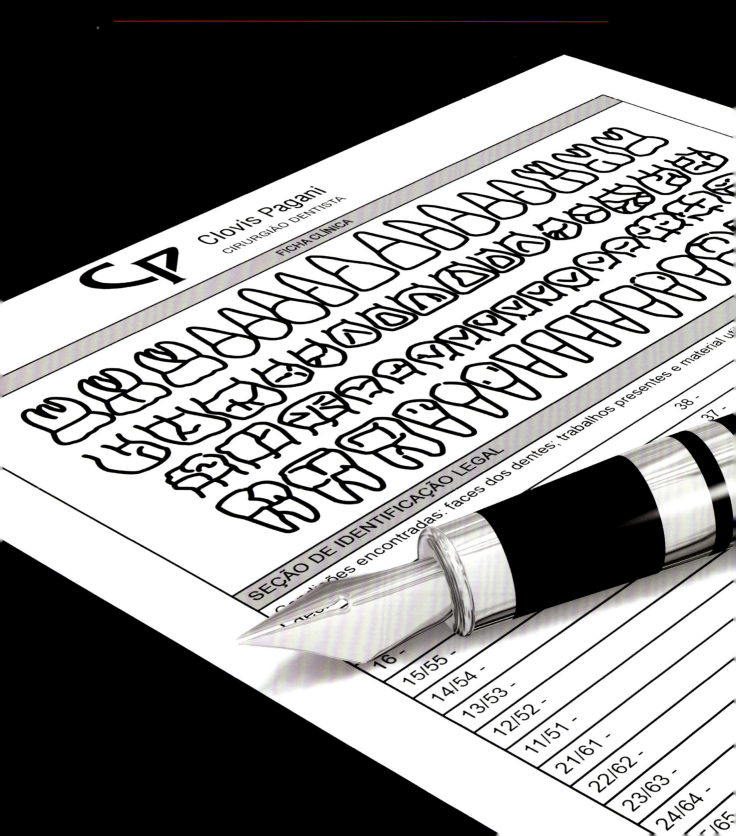

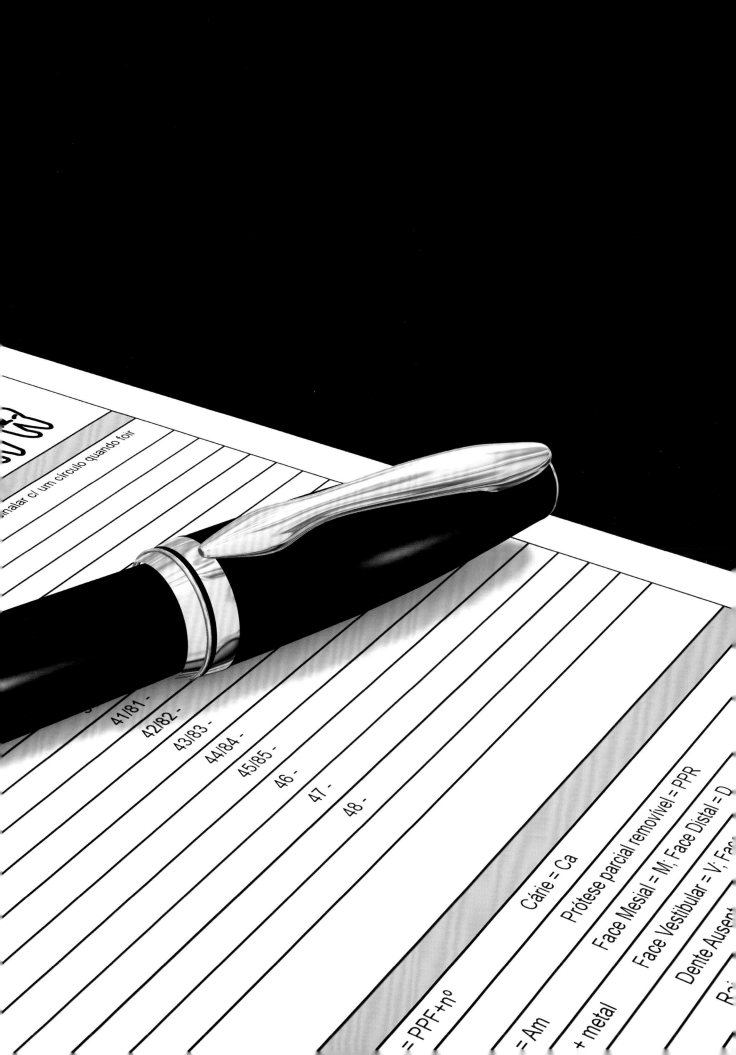

引言

牙齿缺损和缺失的修复治疗方式有很多，我们需要了解每种修复材料的特性，每种技术的优势和局限。每一位就诊的患者都有他们各自的需求、目的和期望。所谓修复治疗的计划，是牙医根据患者个性化的需求以及科学的专业理念而制订的治疗方案。

牙医和患者的初次见面，不仅仅是诊断口腔疾病，还是整个治疗团队与患者建立信任的契机。Fradeani提出，治疗成功的第一步是与患者建立信任。这种医患关系可以创造出轻松友好的就诊氛围。在这样的环境下，患者可以自信自如地表达他们自己。口内检查之前进行的交谈，通常可以缓解患者初次就诊时的紧张和焦虑，也可以使得牙医进一步了解患者的心理状况、个性特征、想法以及情感诉求。而患者亦可通过这样的交流建立起对这个牙科团队以及治疗计划的信心。

Telles、Hollweg和Castellucci认为，牙齿象征着力量、进取心以及积极的态度，而牙齿缺失则会引起人们的不安全感和焦虑。因此，健康的牙齿有助于提高人们的自我形象。通常，即便患者意识到自己口腔问题的复杂性，他们也只会在当这些问题影响美观时才来就诊。而成功的治疗总结起来可分为4个阶段：牙医倾听并理解患者的诉求；检查并诊断患者的口腔问题；向患者解释这些口腔问题；基于每个患者独特的生理心理特性，为他们提供解决这些口腔问题的方法。

诊断

修复治疗的成功有赖于正确的临床诊断。通过诊断的过程，医生了解患者的诉求以及实际所需要的口腔治疗。流程化采集这些信息，可以为我们制订治疗方案提供指导。

既往史

在诊断过程中，填写问卷（图2-1）是获得患者全身及牙科病史的关键途径。

全身病史

全身病史的采集可以为我们提供患者全身疾病的相关信息。根据这些信息，我们可以调整治疗计划，确保治疗的成功。比如，在进行口腔外科治疗时，某些系统疾病如糖尿病、高血压就要引起牙医的注意。

除了要了解患者急性或慢性全身系统疾病，同样重要的，我们还需要知道他们正在服用的药物。在一些情况下，这些药物的副作用会影响口腔疾病的进展。患者已存在的一些身体状况可能会引起免疫抑制和唾液减少，增加龋病、牙周病等口腔常见病发生的风险。家族史、文化背景因素以及个人的生活方式，可以提示一些疾病的发生发展的趋势。

饮食习惯和现病史

某些生活习惯比如抽烟、喜嚼硬物，都不利于牙齿健康，甚至也会影响到治疗的预后。有些职业亦会引起口腔疾病，比如，品酒师就很容易发生牙齿非龋性病损。

前后牙的牙面上存在的一些磨耗面或是牙齿结构的磨损，可能提示患者存在咬合功能障碍，比如磨牙症，这类患者可能就不适合一些治疗方式。

如果患者本身的牙菌斑控制不佳，又喜好致龋食物，那么就会影响到修复治疗过程。因为在这样的情况下，龋病和牙周病的风险会提高，治疗的预后就会较差。

牙科病史

牙医需要了解患者接受牙科检查或治疗的频率、曾接受过何种牙科治疗、口腔卫生习惯以及对口腔治疗的期望。

照片

日期＿＿＿／＿＿＿／＿＿＿

病例号NO.＿＿＿＿／＿＿＿

患者个人信息表

姓名：..

SSN：.. TIN：.......................................

出生日期：............................. 年龄：................... 出生地：......................

国籍：.............................. 性别：..................... 婚姻状况：.......................

肤色：.............................. 教育水平：...

家庭住址：..

邮编：..

城市：... 国家：.............................

联系电话：（ ）..

亲属信息

父亲姓名：..

母亲姓名：..

法定监护人/组织：...

推荐人：..

工作信息

职业：... 工作时间：..............................

职务：................................ 公司名称：...

公司地址：..

邮编：... 城市：.............................

联系电话：（ ）..

通信地址：..

....

合伙人姓名：..

其他社会信息

有几位同住一起?..................................... 有几位受赡养者?..

....

患者签名

图2-1 临床调查问卷的范本。

问卷内容不会被公开。为了治疗合理且顺利地展开，请如实回答以下问题。			
1. 您前来就诊的原因是什么？			
2. 您之前接受过何种牙科治疗？			
3. 您大概每隔多久接受牙科检查？			
4. 您一天刷几次牙？			
5. 您是否接受过专业的刷牙指导？	( )是	( )否	( )不清楚
6. 您有使用牙线的习惯吗？	( )是	( )否	( )不清楚
7. 您的牙龈是否会经常出血？	( )是	( )否	( )不清楚
8. 您的牙齿是否会对冷热敏感？	( )是	( )否	( )不清楚
9. 您的牙齿是否对甜食敏感？	( )是	( )否	( )不清楚
10. 您是否有吮吸手指的习惯？	( )是	( )否	( )不清楚
11. 您是否有用牙咬物的习惯？	( )是	( )否	( )不清楚
12. 您是否会有经常咬舌、唇和颊的习惯？	( )是	( )否	( )不清楚
13. 您是否会经常用口呼吸？	( )是	( )否	( )不清楚
14. 您是否经常喝咖啡/软饮？	( )是	( )否	( )不清楚
15. 您是否经常有口腔溃疡？	( )是	( )否	( )不清楚
16. 您是否有口唇疱疹？	( )是	( )否	( )不清楚
17. 您是否会注意到牙齿有一些松动？	( )是	( )否	( )不清楚
18. 您是否接受过化疗或放疗？	( )是	( )否	( )不清楚
由于何种原因？			
19. 您是否曾在乡村地区居住过？	( )是	( )否	( )不清楚
20. 您是否还有别的职业？	( )是	( )否	( )不清楚
何种职业？			
21. 您目前是否在接受治疗？	( )是	( )否	( )不清楚
何种治疗？			
22. 您目前是否在服用药物？	( )是	( )否	( )不清楚
何种药物？			
23. 您是否接受过手术？	( )是	( )否	( )不清楚
何种手术？			
24. 您是否有过住院的经历？	( )是	( )否	( )不清楚
由于什么原因？			
25. 您目前有快速减重或增重的情况吗？	( )是	( )否	( )不清楚
为什么？			
26. 您有参加体育运动或健身吗？	( )是	( )否	( )不清楚
何种运动？			
何时开始的？			
运动频率？			
27. 您是孕妇吗？	( )是	( )否	( )不清楚
怀孕多久？			
28. 您有喝酒的习惯吗？	( )是	( )否	( )不清楚
何种？			
频率？			
29. 您有吸烟的习惯吗？	( )是	( )否	( )不清楚

过敏相关信息			
30. 您是否服用过以下药物：			
抗凝药物	（ ）是	（ ）否	（ ）不清楚
抗惊厥药物	（ ）是	（ ）否	（ ）不清楚
镇定药物	（ ）是	（ ）否	（ ）不清楚
抗组胺药	（ ）是	（ ）否	（ ）不清楚
止痛药	（ ）是	（ ）否	（ ）不清楚
阿司匹林	（ ）是	（ ）否	（ ）不清楚
安乃近	（ ）是	（ ）否	（ ）不清楚
抗生素	（ ）是	（ ）否	（ ）不清楚
青霉素	（ ）是	（ ）否	（ ）不清楚
苯甲基青霉素（青霉素G）	（ ）是	（ ）否	（ ）不清楚
类固醇激素	（ ）是	（ ）否	（ ）不清楚
磺胺类药物	（ ）是	（ ）否	（ ）不清楚
31. 您是否曾经对某种药物有过敏反应？	（ ）是	（ ）否	（ ）不清楚
何种？			
32. 您是否接受过牙科麻醉？	（ ）是	（ ）否	（ ）不清楚
有无过敏反应？			
33. 您是否对食物有过敏反应？	（ ）是	（ ）否	（ ）不清楚
34. 您是否对化妆品有过敏反应？	（ ）是	（ ）否	（ ）不清楚
35. 您是否还有其他的过敏源？	（ ）是	（ ）否	（ ）不清楚
何种？			

呼吸系统疾病			
36. 您是否曾患过肺炎？	（ ）是	（ ）否	（ ）不清楚
37. 鼻窦炎？	（ ）是	（ ）否	（ ）不清楚
38. 鼻炎？	（ ）是	（ ）否	（ ）不清楚
39. 支气管炎？	（ ）是	（ ）否	（ ）不清楚
40. 哮喘？	（ ）是	（ ）否	（ ）不清楚
41. 咯血？	（ ）是	（ ）否	（ ）不清楚
42. 尘肺病？	（ ）是	（ ）否	（ ）不清楚
43. 肺气肿？	（ ）是	（ ）否	（ ）不清楚
44. 其他呼吸系统疾病？	（ ）是	（ ）否	（ ）不清楚
何种？			

心血管系统疾病			
45. 您是否接受过心脏修复装置？	（ ）是	（ ）否	（ ）不清楚
46. 您是否装有心脏起搏器？	（ ）是	（ ）否	（ ）不清楚
47. 您是否会感觉心悸心慌？	（ ）是	（ ）否	（ ）不清楚
48. 您是否曾经有胸痛的经历？	（ ）是	（ ）否	（ ）不清楚
49. 您在做轻体力活时是否会觉得气喘或疲劳？	（ ）是	（ ）否	（ ）不清楚
50. 您睡觉时会使用几个枕头？			
51. 您是否有低血压？	（ ）是	（ ）否	（ ）不清楚
52. 您是否有高血压？	（ ）是	（ ）否	（ ）不清楚
53. 您外伤或拔牙后有无出血过多？	（ ）是	（ ）否	（ ）不清楚
54. 您是否有血管曲张？	（ ）是	（ ）否	（ ）不清楚
55. 您是否有心脏病？	（ ）是	（ ）否	（ ）不清楚
56. 您是否发生过中风？	（ ）是	（ ）否	（ ）不清楚
57. 您的腿和足部是否发生过肿胀？	（ ）是	（ ）否	（ ）不清楚
58. 您是否还有其他心血管系统方面的疾病？	（ ）是	（ ）否	（ ）不清楚
何种？			

内分泌系统疾病			
59. 您是否有多食症？	（ ）是	（ ）否	（ ）不清楚
60. 您是否有多饮（容易渴）症状？	（ ）是	（ ）否	（ ）不清楚
61. 糖尿病？	（ ）是	（ ）否	（ ）不清楚
62. 您的例假周期是否规律？	（ ）是	（ ）否	（ ）不清楚
63. 您是否发生过甲状腺功能减退症？	（ ）是	（ ）否	（ ）不清楚
64. 甲状腺功能亢进？	（ ）是	（ ）否	（ ）不清楚
65. 甲状旁腺功能减退症？	（ ）是	（ ）否	（ ）不清楚
66. 甲状旁腺功能亢进？	（ ）是	（ ）否	（ ）不清楚
67. 您是否曾患过其他内分泌系统疾病？	（ ）是	（ ）否	（ ）不清楚
何种？			

消化系统疾病			
68. 您是否有胃炎？	（ ）是	（ ）否	（ ）不清楚
69. 您是否有胃溃疡？	（ ）是	（ ）否	（ ）不清楚
70. 您是否有过呕血的经历？	（ ）是	（ ）否	（ ）不清楚
71. 您是否患过其他消化系统疾病？	（ ）是	（ ）否	（ ）不清楚
何种？			

神经系统疾病			
72. 您是否经常晕厥？	（ ）是	（ ）否	（ ）不清楚
73. 您是否经常头痛？	（ ）是	（ ）否	（ ）不清楚
74. 您是否有过面部神经疼痛的症状？	（ ）是	（ ）否	（ ）不清楚
75. 您是否有过惊厥？	（ ）是	（ ）否	（ ）不清楚
76. 您是否有过癫痫？	（ ）是	（ ）否	（ ）不清楚
77. 您是否接受过心理治疗？	（ ）是	（ ）否	（ ）不清楚
多久？			
为什么？			
78. 您感觉到压力过大吗？	（ ）是	（ ）否	（ ）不清楚
79. 您是否有过其他神经系统疾病？	（ ）是	（ ）否	（ ）不清楚
何种？			

肾脏疾病			
80. 您是否患过肾炎？	（ ）是	（ ）否	（ ）不清楚
81. 您是否接受过血液透析治疗？	（ ）是	（ ）否	（ ）不清楚
82. 您是否有多尿症状？	（ ）是	（ ）否	（ ）不清楚
83. 您是否尿频？	（ ）是	（ ）否	（ ）不清楚
84. 您是否有排尿困难？	（ ）是	（ ）否	（ ）不清楚
85. 您是否有膀胱炎（膀胱感染）？	（ ）是	（ ）否	（ ）不清楚
86. 您是否有其他肾脏疾病？	（ ）是	（ ）否	（ ）不清楚
何种？			

血液疾病

87. 您是否贫血?	( ) 是	( ) 否	( ) 不清楚
88. 白血病?	( ) 是	( ) 否	( ) 不清楚
89. 血友病?	( ) 是	( ) 否	( ) 不清楚
90. 您是否接受过输血治疗?	( ) 是	( ) 否	( ) 不清楚
为何?	( ) 是	( ) 否	( ) 不清楚
91. 您是否有过出血? 什么部位?	( ) 是	( ) 否	( ) 不清楚
为何?			
92. 您是否有其他血液相关疾病?	( ) 是	( ) 否	( ) 不清楚
何种?			

关节/骨疾病

93. 您是否曾经骨折?	( ) 是	( ) 否	( ) 不清楚
什么部位?			
94. 您是否经历过面部多发伤?	( ) 是	( ) 否	( ) 不清楚
95. 您是否有关节炎?	( ) 是	( ) 否	( ) 不清楚
96. 您是否有关节病?	( ) 是	( ) 否	( ) 不清楚
97. 您是否有风湿病?	( ) 是	( ) 否	( ) 不清楚
98. 您是否有风湿热?	( ) 是	( ) 否	( ) 不清楚
99. 您是否有骨质疏松症?	( ) 是	( ) 否	( ) 不清楚
100. 您是否曾经有骨质钙化相关的疾病?	( ) 是	( ) 否	( ) 不清楚
101. 您是否有其他骨关节疾病?	( ) 是	( ) 否	( ) 不清楚
何种?			

传染性疾病

102. 您是否患过淋病?	( ) 是	( ) 否	( ) 不清楚
103. 您是否患过梅毒?	( ) 是	( ) 否	( ) 不清楚
104. 您是否有艾滋病?	( ) 是	( ) 否	( ) 不清楚
105. 您是否有肝炎?	( ) 是	( ) 否	( ) 不清楚
106. 您是否有肺结核?	( ) 是	( ) 否	( ) 不清楚
107. 您是否有任何儿童期疾病?	( ) 是	( ) 否	( ) 不清楚
何种?			

眼部疾病

108. 您是否有青光眼?	( ) 是	( ) 否	( ) 不清楚

肝部疾病

109. 您是否有肝硬化?	( ) 是	( ) 否	( ) 不清楚
110. 其他肝部疾病?	( ) 是	( ) 否	( ) 不清楚
何种?			

唾液腺疾病			
111. 您是否有口水分泌过多症状？	( )是	( )否	( )不清楚
112. 您是否有口腔干燥（干燥综合征）症状？	( )是	( )否	( )不清楚
113. 您是否有唾液腺结石？	( )是	( )否	( )不清楚

颞下颌关节疾病			
114. 您是否有夜磨牙？	( )是	( )否	( )不清楚
115. 您是否经常单侧咀嚼食物？	( )是	( )否	( )不清楚
为何？	( )是	( )否	( )不清楚
116. 您是否在接近耳区域感觉疼痛？	( )是	( )否	( )不清楚
117. 您在开闭口时是否听见弹响声？	( )是	( )否	( )不清楚
118. 您是否感觉到耳朵、头部、颈背部、颈部和面部疼痛？	( )是	( )否	( )不清楚
119. 您是否觉得张口有困难？	( )是	( )否	( )不清楚
120. 您是否会在每天醒来觉得面部肌肉疼痛？牙齿疼痛？	( )是	( )否	( )不清楚

家族史			
121. 您是否有家族性疾病？	( )是	( )否	( )不清楚
何种？			
122. 您的亲戚是否有以下疾病：			
癌症？	( )是	( )否	( )不清楚
糖尿病？	( )是	( )否	( )不清楚
心脏病？	( )是	( )否	( )不清楚
高血压？	( )是	( )否	( )不清楚
肾脏疾病？	( )是	( )否	( )不清楚
123. 您是否有其他本问卷没有提及的与健康相关的问题？	( )是	( )否	( )不清楚
何种？			

第2章
Chapter
02

我将负责地向医生报告自己的健康状况、既往病史、家族史。如有隐瞒，愿承担一切后果。

日期：_____年_____月_____日

....
患者/组织签名

临床检查

一般检查（口外）	
疹子 –	面颈部不对称性 –
结节 –	眼球突出 –
肌肉 –	唾液腺 –
身体缺陷 –	疤痕 –
中枢性及周围性神经节 –	其他 –

齿颊检查（口内）	
唇部 –	磨损/磨耗/酸蚀 –
颊部 –	牙釉质发育不全 –
磨牙后部 –	着色 –
舌体 –	菌斑附着 –
舌底 –	牙结石 –
口底 –	牙龈退缩 –
腭部 –	牙龈 –
扁桃体 –	牙齿松动度 –
口咽峡部 –	咬合 –
缺失牙 –	发音异常 –
多生牙 –	口腔卫生情况 –
牙间隙 –	唾液分泌 –
系带 -	其他 -

生命体征	
脉搏：	（正常值60~90bpm）
血压：	（正常值≤90/130mmHg）*
呼吸频率：	（正常值15~20次/分）
体温：	（正常值36.8+0.2℃）

检查结果：

*11.97/17.29kPa

检查结果

记录内容：牙面，是否存在修复体或充填体，何种材料（在治疗的牙面用圈标记）

18 -	38 -
17 -	37 -
16 -	36 -
15/55 -	35/75 -
14/54 -	34/74 -
13/53 -	33/77 -
12/52 -	32/72 -
11/51 -	31/71 -
21/61 -	41/81 -
22/62 -	42/82 -
23/63 -	43/83 -
24/64 -	44/84 -
25/65 -	45/85 -
26 -	46 -
27 -	47 -
28 -	48 -

检查：

缩写名	
固定桥修复=FPP+牙位	龋齿=Ca
修复体=R+修复体材料	活动可摘义齿=RPD
材料：复合树脂=Com；银汞=Am	近中面=M；远中面=D
金属铸造冠=RMF+何种金属	远心面=V；舌面=L
金属：镍铬=NiCr	缺失牙=AT
金属：铝铜=CuAl	残根=Root
金属：银=Ag；金=Au alloy	其他牙体缺损=Les

治疗方案

病历

方案一	方案二

方案三	方案四

治疗同意书

我在此表示，医生已告知我以上治疗的目的、风险和治疗方案，我同意接受治疗。
我会遵医嘱，并承担治疗的费用。
并且对上述提供的信息负责。

日期_____年_____月_____日

患者/组织签名

完成的治疗内容		修复治疗计划 Restoration planning	
日期	牙位	治疗内容	医生签名

第2章
Chapter
02

临床检查

　　临床检查时，需要了解的是患者的主诉是什么，这是治疗计划首先解决的主要问题。然后，开始进入各种临床信息资料的收集阶段。这是我们为每一位患者制订治疗计划的基本依据。

颌面部检查

　　颌面部需要检查分析的要素有：面部不对称性、脸型、口唇、颌面骨骼、肌肉、痉挛、淋巴结、发音、嘴唇以及微笑美学。

　　面部结构的分析是美学修复成功的基础。通过检查面部的对称性及比例来评估面部和谐（图2-2）。比如，可参考瞳孔连线以及面中线。借助水平线我们可将面部三等分，同样借助鼻翼的垂直切线，我们可确定双侧上颌尖牙的参考位置。这些参考线可以帮助我们分析患者的脸型（方脸、尖脸、圆脸、鹅蛋脸），而后者又会影响到牙齿的形态特点（图2-3）。

　　意识到面部的不对称性非常重要，因为有时这种不对称性可以通过修复治疗来轻微补偿。

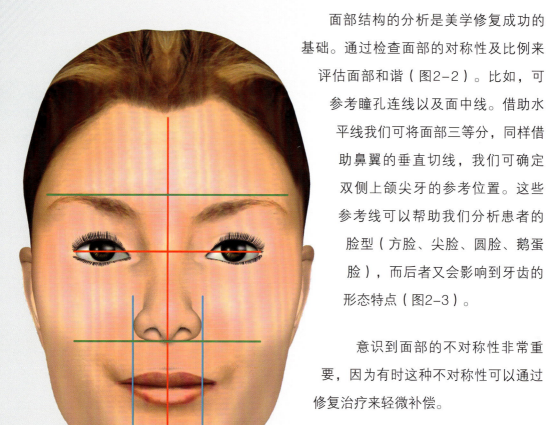

图2-2　根据垂直和水平参考线来辅助评估患者面部的不对称性。

牙体制备的科学与艺术
TOOTH PREPARATIONS SCIENCE & ART

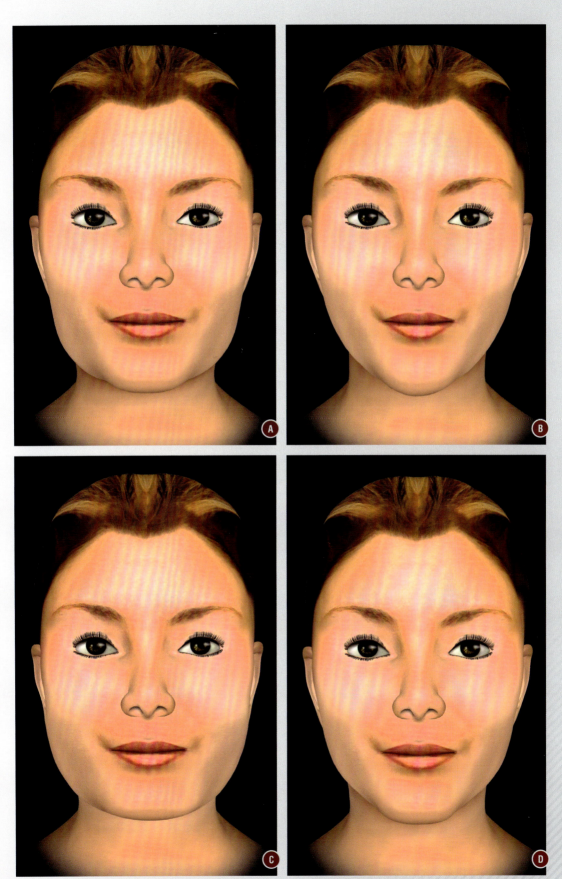

图2-3 脸型特征。方脸（A）、尖脸（B）、圆脸（C）和鹅蛋脸（D）。

测量面部形态的角度，可以评估前额、面中部和面下部的整体和谐性。这些角度是连接面部的眉间点、鼻下点和软组织的颏前点而形成的。根据这些参考点，我们可以很容易明确上下颌骨前牙区的位置关系。安氏Ⅰ类的颌骨关系上这个角度在165°~175°之间。安氏Ⅱ类的角度则是小于165°，安氏Ⅲ类的角度则大于175°。

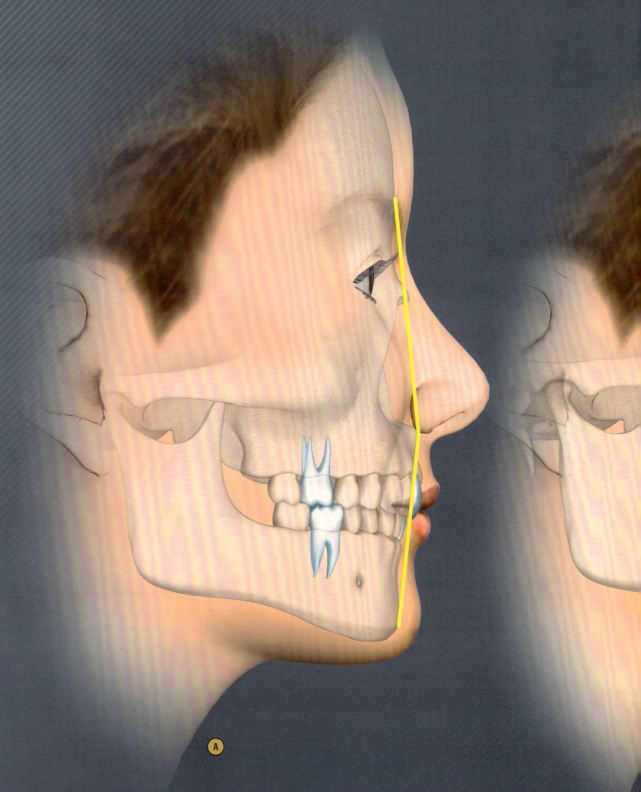

A

根据鼻下点和鼻部垂直线的位置关系、颌骨关系可以分为3类：正常侧貌是鼻下点和鼻部垂线重合；凸面型侧貌指鼻下点在鼻部垂线的前侧；凹面型侧貌是鼻下点在鼻部垂线的后侧（图2-4）。

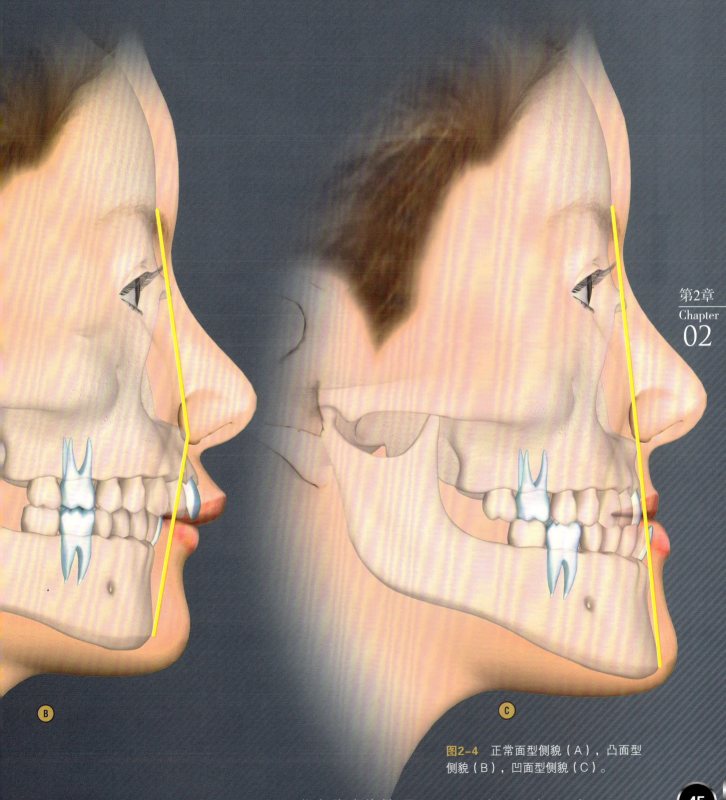

B

C

图2-4　正常面型侧貌（A），凸面型侧貌（B），凹面型侧貌（C）。

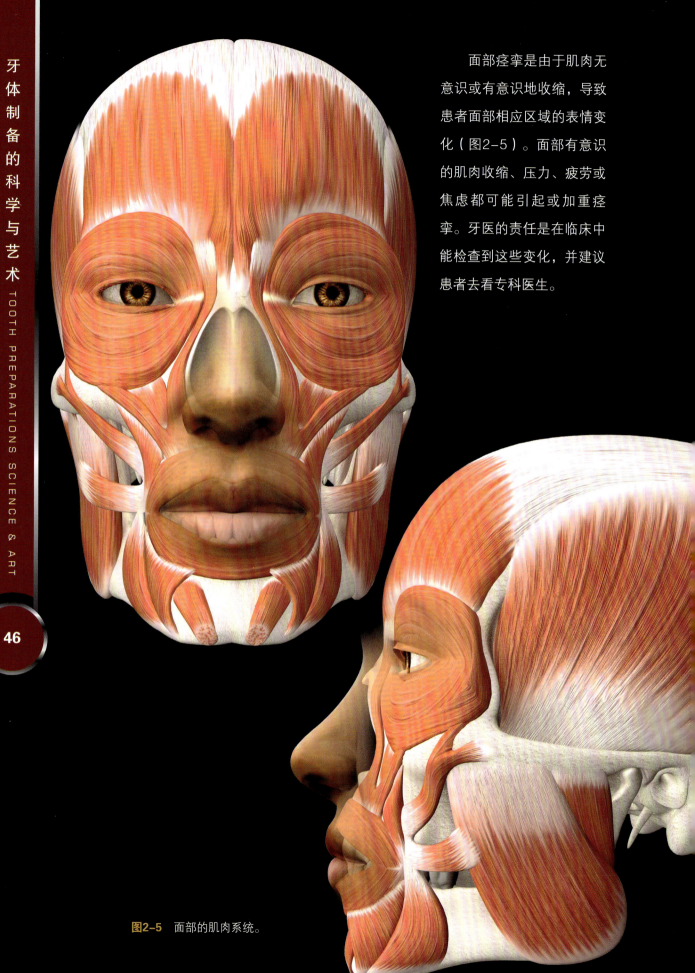

面部痉挛是由于肌肉无意识或有意识地收缩，导致患者面部相应区域的表情变化（图2-5）。面部有意识的肌肉收缩、压力、疲劳或焦虑都可能引起或加重痉挛。牙医的责任是在临床中能检查到这些变化，并建议患者去看专科医生。

图2-5 面部的肌肉系统。

头颈部的淋巴结在临床中有重要的意义，因为淋巴系统是炎症或肿瘤扩散蔓延的通道，它们亦有可能转化成为炎症或肿瘤的病灶（图2-6）。

　　医生要了解每个区域存在的淋巴结，同样，当发生炎症或肿瘤时，也要能辨认出受累的淋巴结。我们通过扪诊及视诊检查淋巴结体积大小的改变，判断其是否为病变所受累并追踪疾病的进展。

　　为了预防和早期诊断口腔癌变，牙医必须了解口腔及其周围的淋巴系统，能够诊断出急慢性淋巴病变以及可能的病因。口腔癌变也是常见的恶性肿瘤之一。大部分患者到专业机构寻求救治时病变已是晚期阶段，治愈的可能性大大减小。

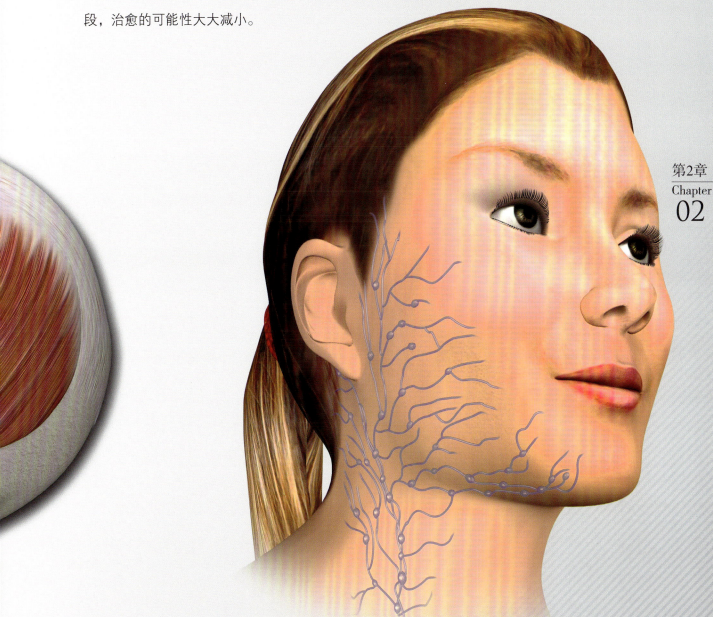

图2-6　面颈部的淋巴结。

唇红部是上皮与口腔黏膜的移行组织，被厚层的皮肤与肌肉层包绕。唇部区域的皮下组织连接皮肤和黏膜至肌肉。因为缺乏其他组织的支持，过度的肌肉运动会引起皱纹。颏部皮肤很薄，唇部边缘的沟是降颌肌和颈阔肌分布的投影。

我们所分析的口唇，其边缘范围上至鼻底，水平至鼻唇沟，下至颏唇沟。唇部的区域不仅包括唇红部，还包括其周围的皮肤。完美的唇部组织包括黏膜和皮肤的移行交界线、唇珠、V形的丘比特唇弓、唇红部以及向两侧延伸至口角的唇线。上下唇的比例是1∶1.618。人中，是上唇中部对应的皮肤组织标志点，两侧有垂直向的嵴凸显之。丘比特弓位于唇的下缘。明显的颏唇沟和鼻唇沟是衰老的象征。颏部区域的范围上至颏唇沟，下至下颌骨下缘，水平两侧至唇缘沟（labiomarginal groove）（图2-7）。

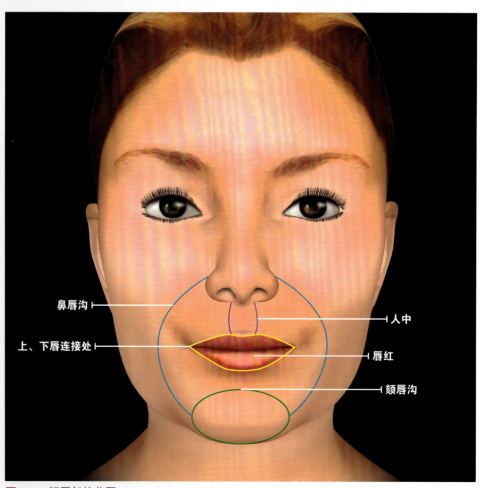

鼻唇沟

人中

上、下唇连接处

唇红

颏唇沟

图2-7 颏唇部的范围。

唇红部对微笑相的美观影响很大，我们根据其厚度可以分为3个类型（薄型、适中、厚型）（图2-8）。随着年龄的增长，我们可以观察到唇红部的变化。年长的患者因为肌张力的减弱，唇红部会逐渐变薄。

唇红的宽度和曲度会影响患者说话和微笑时牙齿的显露。下唇对确定笑线很重要，它显露出了上前牙切缘的曲线。上唇的形态可为上颌前牙的牙龈位置提供参考（图2-9）。

另一个需要分析的因素是发音。天然牙和修复体会都直接影响患者的发音及语言。前牙修复体可以改变患者发"丝"（同"S"音）的音。

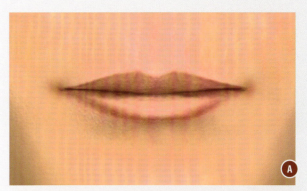

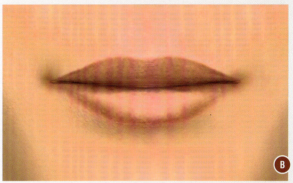

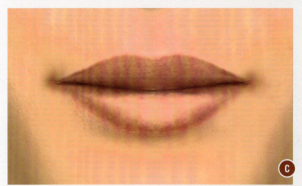

图2-8 不同的唇型。薄型（A）、适中（B）和厚型（C）。

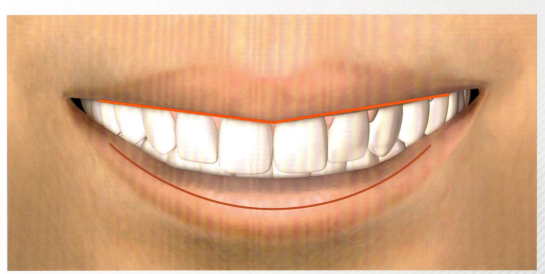

图2-9 上下唇红参考线。

口腔检查

口腔细致而彻底的检查包括：唇红部、口底、舌腹、舌背、颊黏膜、硬软腭、磨牙后垫区、牙龈和扁桃体，牙周、牙髓组织以及修复体的情况，还有咬合以及颞下颌关节的状态。

此外，根据上述的美学参考线，我们还要评估牙齿的诸多要素：牙齿的轴向、形状、高度和宽度、比例、切缘、切缘间隙的角度、牙齿排列、邻牙接触、牙齿的质地和颜色（图2-10）。这些因素的考量亦要结合功能：咬合、前导、尖牙引导、深覆𬌗以及深覆盖。

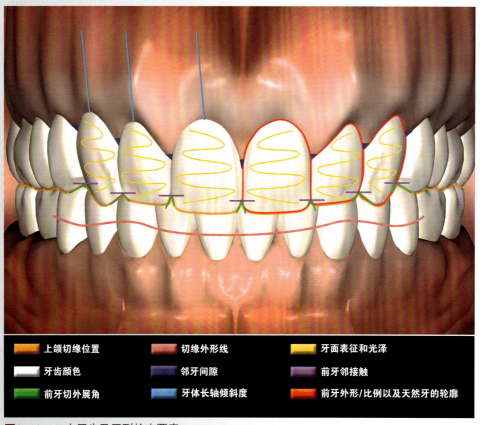

▮ 上颌切缘位置	▮ 切缘外形线	▮ 牙面表征和光泽
▮ 牙齿颜色	▮ 邻牙间隙	▮ 前牙邻接触
▮ 前牙切外展角	▮ 牙体长轴倾斜度	▮ 前牙外形/比例以及天然牙的轮廓

图2-10　口内牙齿及牙列检查要素。

辅助检查

诊断的辅助检查有：

1. 根据上下颌的咬合记录，将研究模型上𬌗架分析。

2. 诊断蜡型。

3. X线检查片。

4. 数码照片记录。

5. 计算机断层扫描片。

6. 核磁共振片（若怀疑有颞下颌关节紊乱）。

7. 色彩分析（视觉和数码分析）。

8. 牙周疾病的微生物学检查。

9. 牙髓活力测试。

10. 可疑病变组织的活检。

治疗计划

当收集到所有的相关信息后，我们就可以根据患者的诉求来制订个性化的治疗方案。我们需要让患者了解的是，当治疗复杂而系统时，就要采用多学科联合的方式，而这势必会延长治疗所持续的时间。同时，在修复治疗前，患者也要清楚计划方案里每一个阶段的治疗内容。治疗流程中要优先处理口腔内炎症性疾病。

修复治疗的计划需要考虑很多要素。比如，选择何种修复材料，这会直接影响到治疗的预后。金属修复体不易磨损，当修复空间不足时也有助于保护牙髓活力。如果对颌牙也是全瓷修复体，非金属或烤瓷修复体就会有折裂的风险。因此，这就对调𬌗的要求比较高，甚至有时我们需要采取一些保护修复体的措施，如𬌗垫，尤其是对于有副功能咬合习惯的患者。若没有选择合理的适应证，就会导致治疗失败，甚至用错治疗方法。当失活的基牙支撑固定桥修复体时，它的折裂风险是活髓基牙的4倍。牙体组织缺损较多或是经过牙髓治疗的牙齿本身发生折裂的风险就高于健康牙齿,尤其是当它作为固定桥基牙时。此外,我们还需要考虑的是治疗所涉及的牙齿在牙弓中所处的位置以及牙齿类型。

活髓牙的制备要避免损伤牙髓。制备时的牙髓损伤往往是因为临床操作方式不正确,冷却不够,临时牙保护不佳或是粘接不恰当。涉及倾斜牙或错位牙的修复方案要谨慎考虑,是否需要牺牲牙髓活力。

另一个影响治疗成功的要素就是预后的跟踪回访。我们需要让患者意识到治疗的成功,也与定期复查和自身日常护理有关,包括个人口腔卫生的维护。

除了制订合理的修复治疗方案,我们还需要根据不同的治疗流程选择合适的器械来完成临床操作。

牙体制备的器械

正确应用各种器械,可以帮助我们制备出符合各种修复体标准要求的预备体形态。

通常,牙医所用的制备器械主要可分为两类:手用和机用旋转切削器械。近年来,新的器械材料层出不穷,比如超声器械,但它们并非是牙医每天常规使用的器械。

手用器械

　　手用器械适合用于预备体外形的切削及修整。在机用旋转器械制备完后，可使用手用器械作为补充。手用器械分为单端和双端。单端器械，指有效工作端在器械的一端；而双端器械的有效工作端，分布在器械的两端。

　　经手用器械修整过的预备体发生边缘渗漏的现象显著降低。这主要是因为手用器械可以去除机用器械制备后产生的釉质菲边。

　　手用器械由三部分组成：器械手柄、工作杆和工作端。

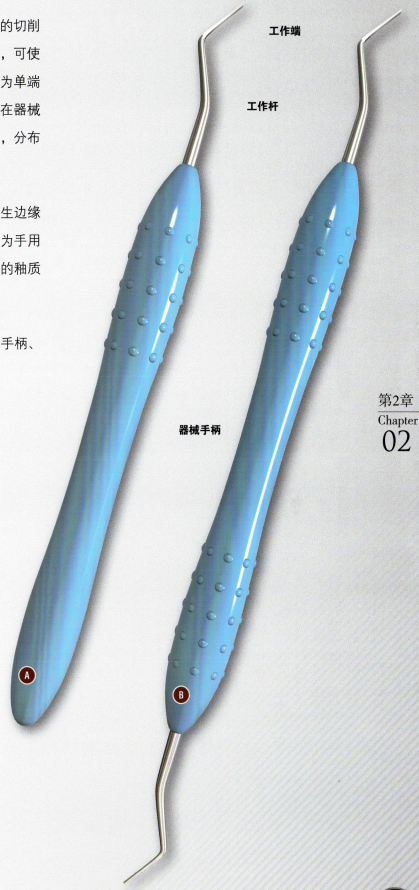

工作端

工作杆

器械手柄

第2章
Chapter
02

图2-11　手用切削器械。单端（A），双端（B）。

这类器械的命名和分类编号系统是由数字组成的（3个数字说明器械有效工作端无倾斜；4个数字代表工作端有一定的倾斜度）。对所有手用器械来说，第一个数字的1/10是工作端的宽度（mm），第二个数字指的是工作端的长度（mm），第三个数字指的是工作端和器械手柄长轴的角度（百分制）（图2-12），第四个数字列在工作端宽度之后，表示的是有效工作端的倾斜角度（图2-13）。图2-14示如何握持手用器械。

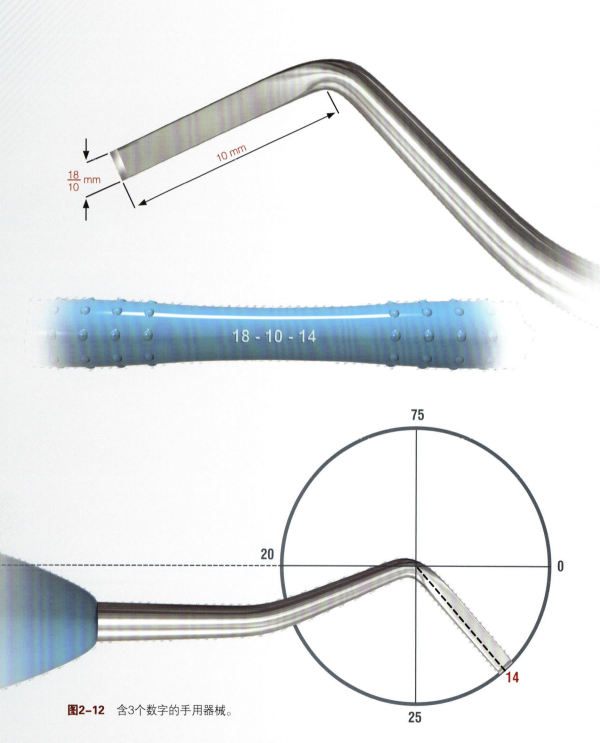

图2-12 含3个数字的手用器械。

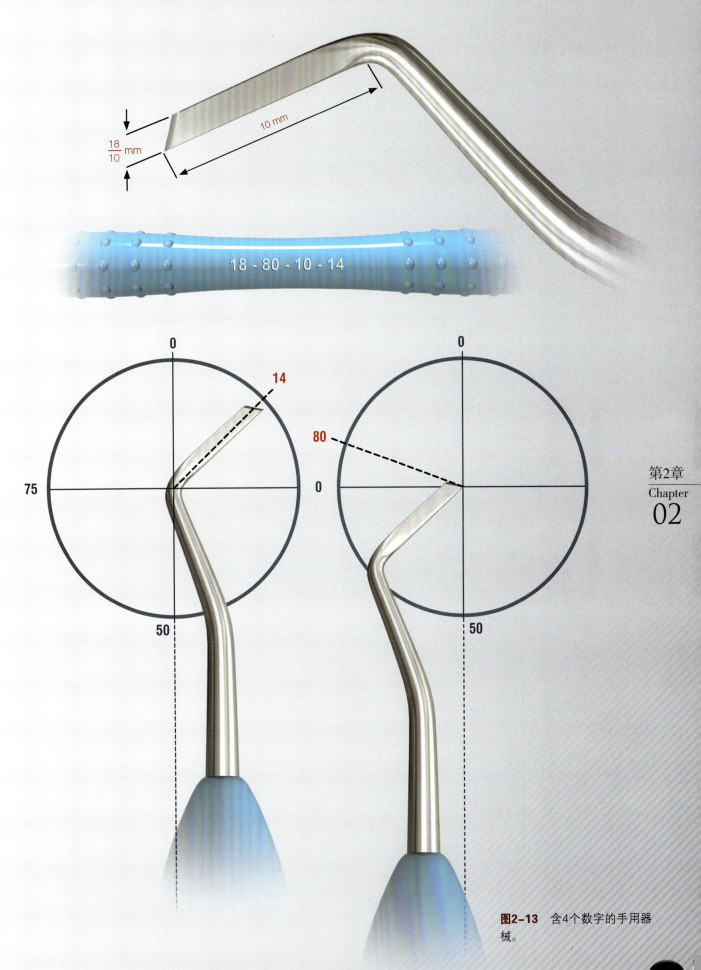

18-80-10-14

0

14

80

0

75

50

0

0

50

10 mm

$\frac{18}{10}$ mm

图2-13 含4个数字的手用器械。

手用器械的握持方式（牙体牙髓学和修复学治疗中）

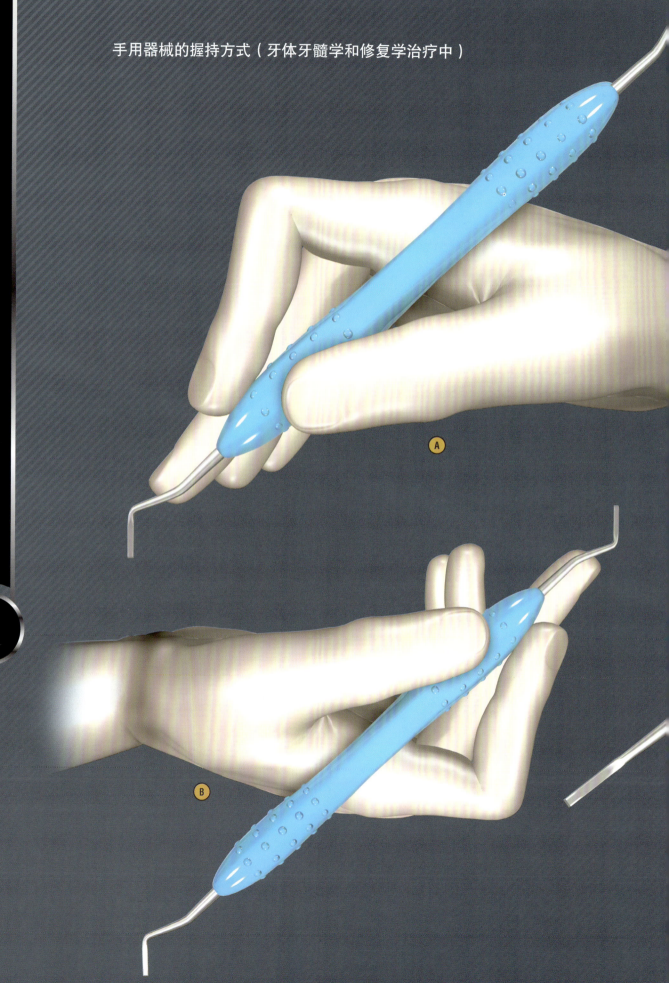

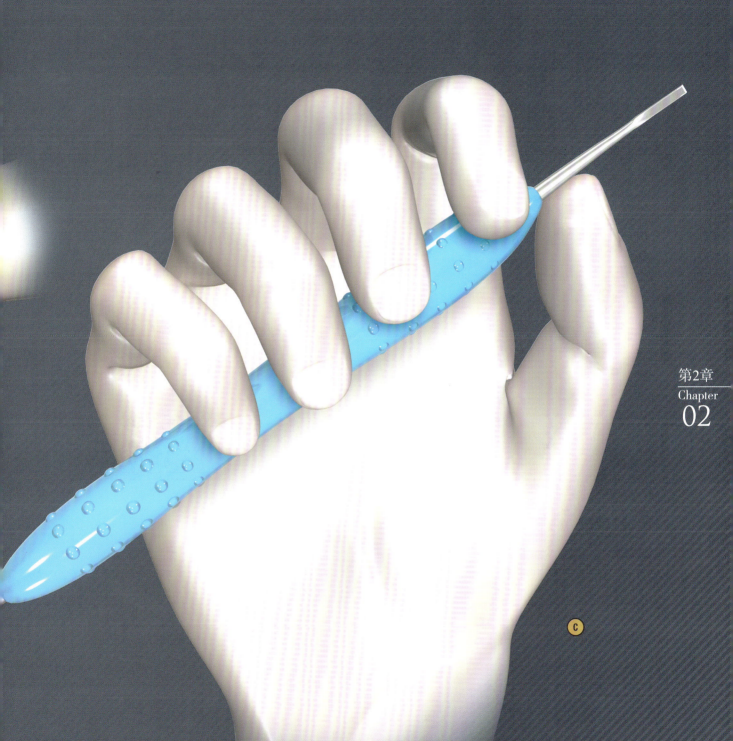

图2-14　下颌执笔式（A），上颌执笔式（B），拇指手掌握持式（C）。

手用器械根据工作端形态可分为以下类型：

凿：用于修整预备体外形、平整釉质。它们分为直凿、单角凿、双角凿和韦氏凿，凿可以切削及平滑龈壁（图2-15）。

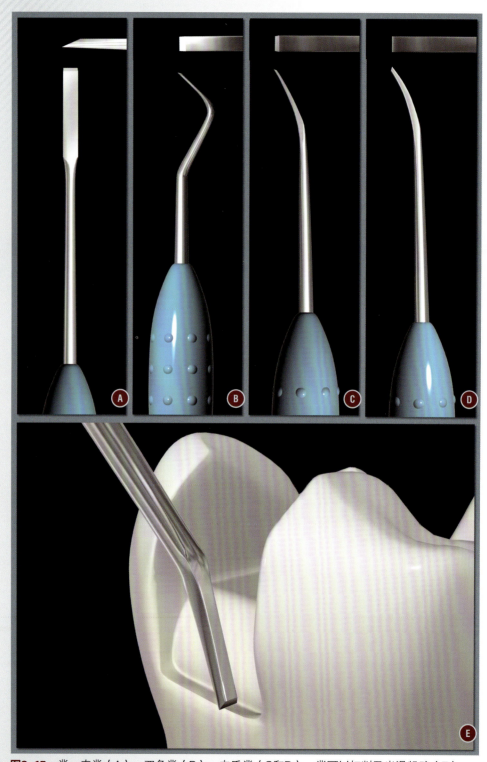

图2-15 凿。直凿（A）、双角凿（B）、韦氏凿（C和D）。凿可以切削及光滑龈壁（E）。

锄型工具：用于光滑预备体的洞壁以及平整釉质。它们和凿的区别在于，工作端的倾斜大于12.5°，接近25°（百分制）（图2-16）。

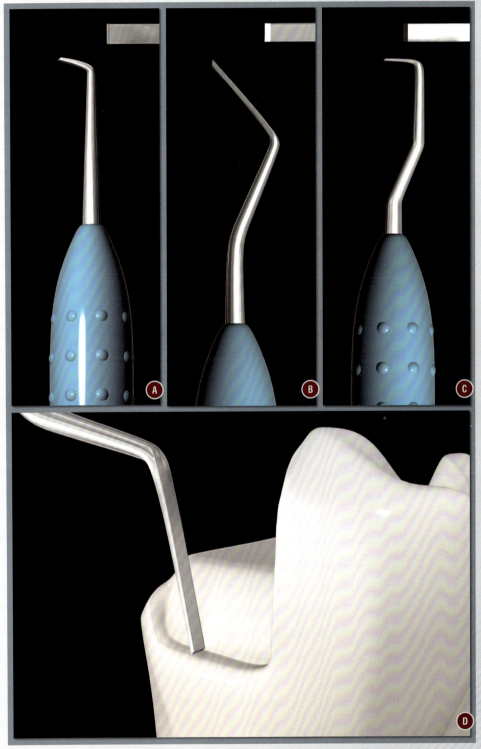

图2-16 锄型工具。单角度（A）、双角度（B）、三角度（C）。平整龈壁（D）。

釉质刮刀：用于光滑釉质，亦可用于平整邻面洞型的颊舌侧壁（图 2–17）。

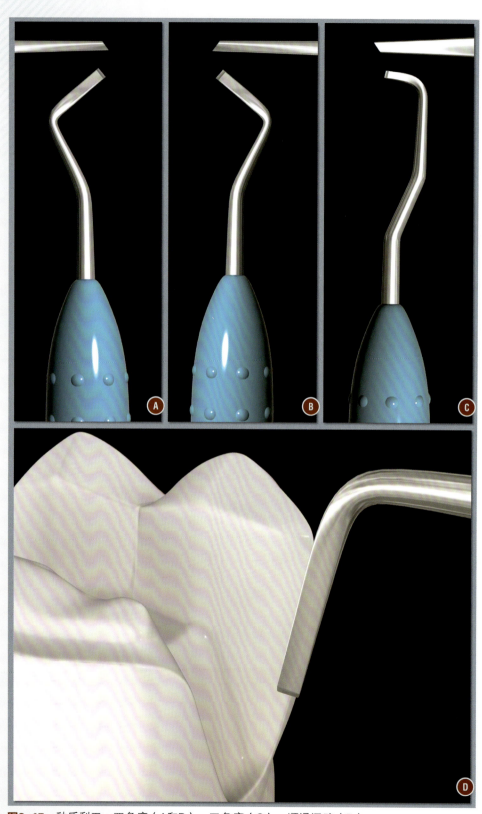

图2–17 釉质刮刀。双角度（A和B）、三角度（C）。顺滑洞壁（D）。

牙本质刮刀： 用于修整预备体的固位洞型（图2-18）。

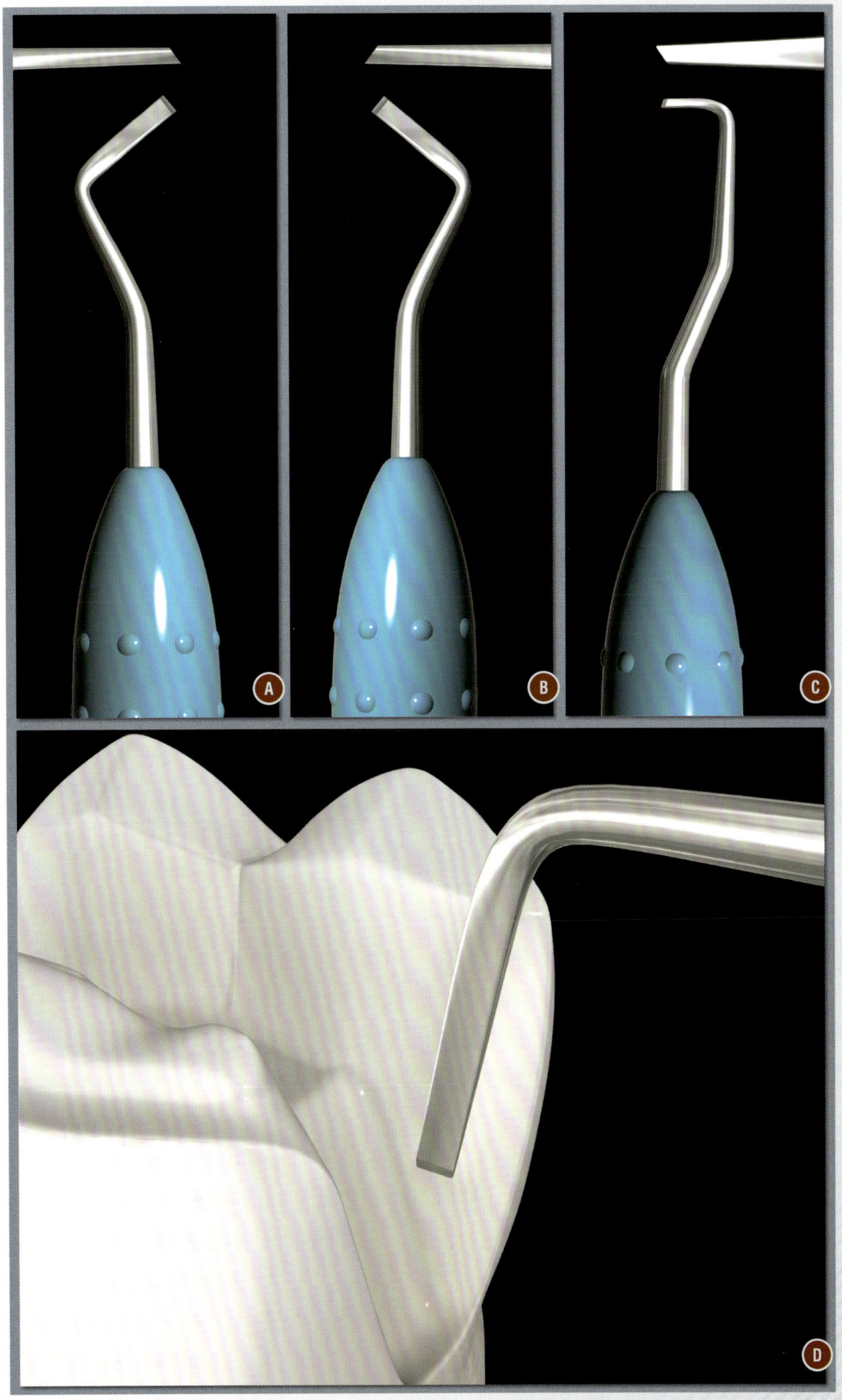

图2-18 牙本质刮刀。双角度（A和B）、三角度（C）。平整洞壁和线角（D）。

龈边缘修整器：用于平整预备体龈壁，圆滑线角以及洞壁（图2-19）。

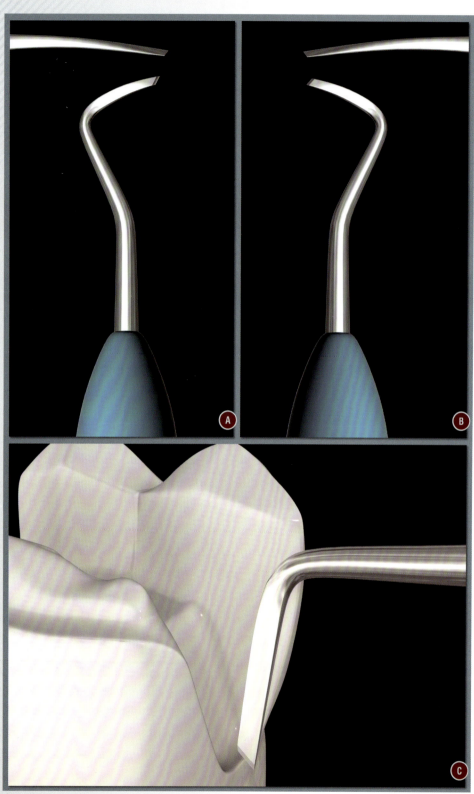

图2-19 龈边缘修整器（A和B）。平整龈边缘（C）。

角度成型器： 用于修整预备体内的线角或面角（图2-20）。

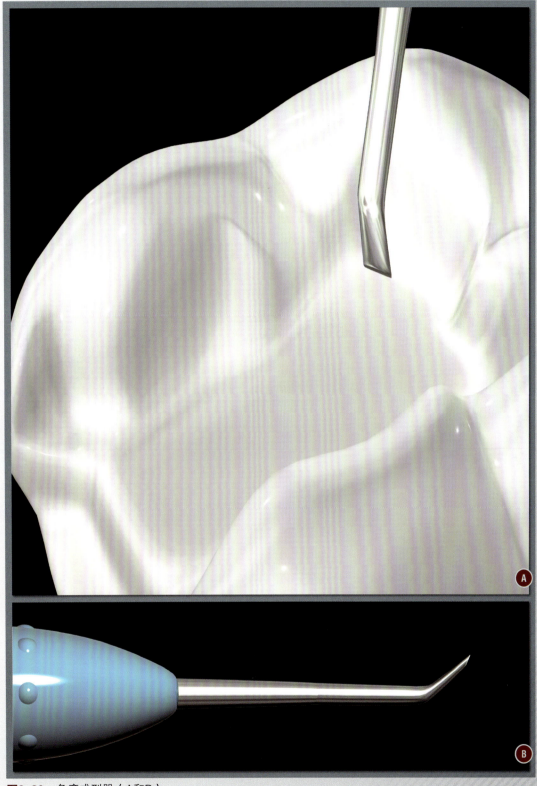

图2-20 角度成型器（A和B）。

图2-21　车针的组成。头部（A）、
颈部（B）、柄部（C）。

马达、涡轮手机以及旋转器械

在洞型制备过程中，常用的旋转器械主要是钨钢和金刚砂车针。它们由三部分组成（图2-21）：

车针柄：连接于机用器械、高速涡轮手机或慢速手机。柄可长可短，可有插栓或没有插栓。

车针颈部：连接车针头部和柄部。

车针头部：器械的工作端，有不同的形状。

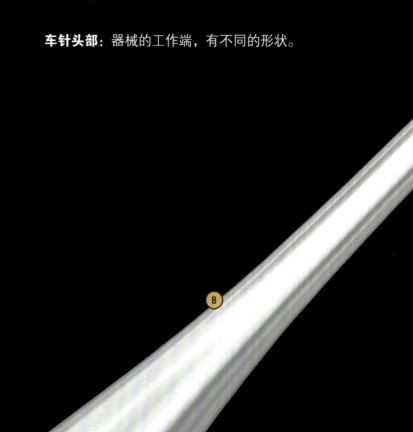

图2-21　车针的组成。头部（A）、
颈部（B）、柄部（C）。

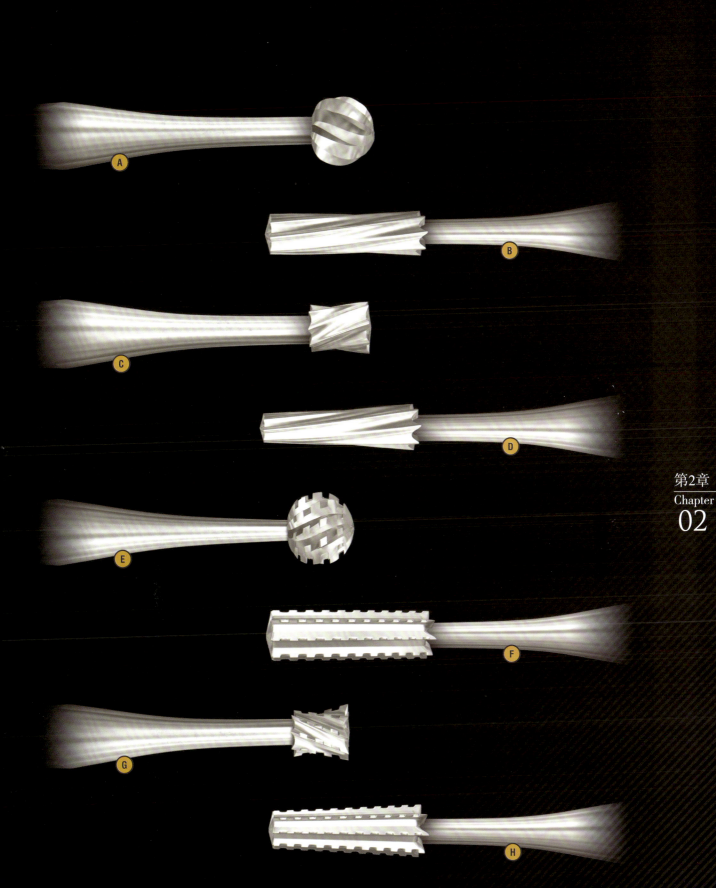

第2章
Chapter
02

图2-22 钨钢车针。球钻（A）、柱状车针（B）、倒锥状车针（C）、圆锥车针（D）、锯齿状球钻（E）、锯齿状柱状车针（F）、锯齿状倒锥状车针（G）、锯齿状圆锥状车针（H）。

车针的材质有很多种。碳化钨（钨钢）车针可用于洞型制备。不锈钢车针可用于牙本质去腐，低速状态下修整洞型（图2-22）。

牙体制备的车针头部基本形状有：球形、柱状、圆锥形、倒锥状和轮状。根据不同的预备体形态要求可以选择各种形状的车针（图2-23）。

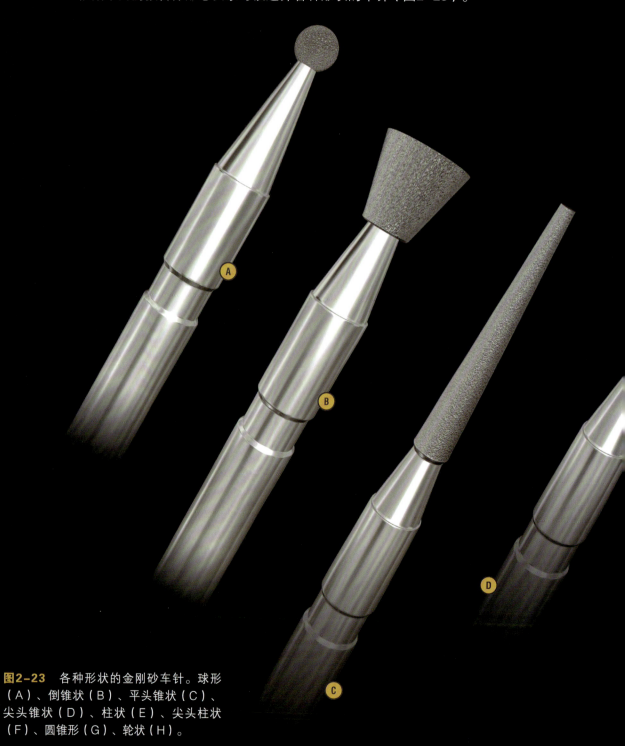

图2-23　各种形状的金刚砂车针。球形（A）、倒锥状（B）、平头锥状（C）、尖头锥状（D）、柱状（E）、尖头柱状（F）、圆锥形（G）、轮状（H）。

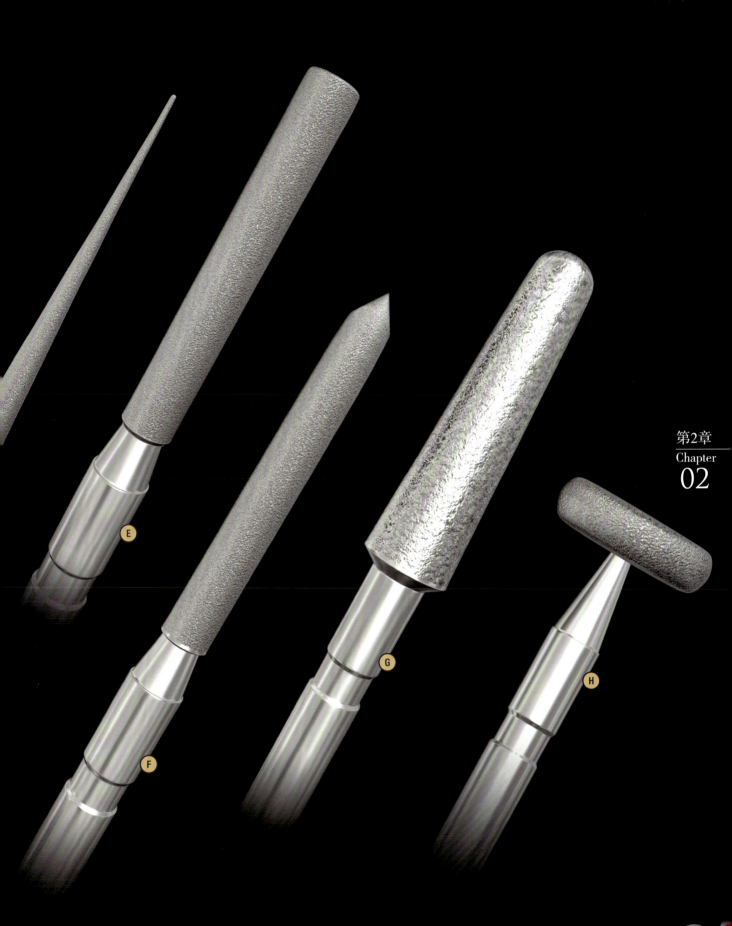

第2章
Chapter
02

E

F

G

H

旋转器械的工作原理有二：钨钢车针可以切削牙体组织；金刚砂车针可研磨牙面（图2-24和图2-25）。

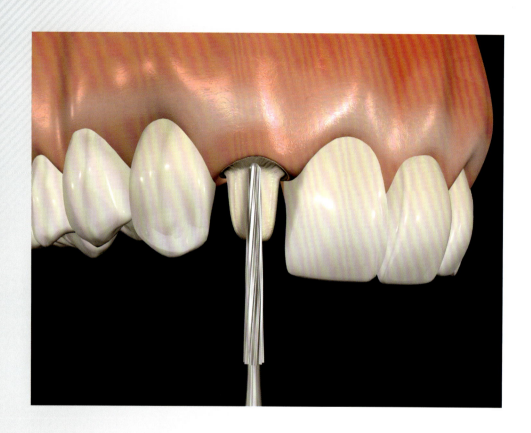

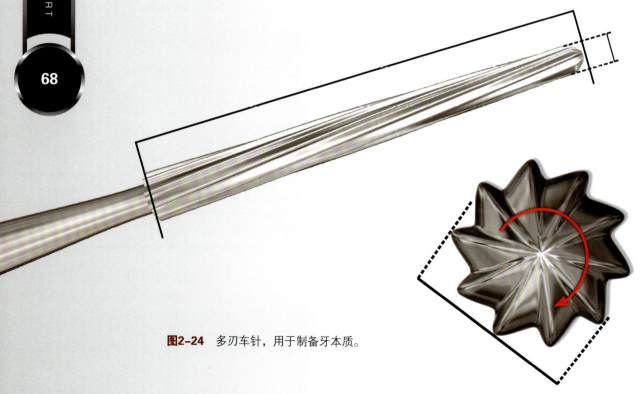

图2-24 多刃车针，用于制备牙本质。

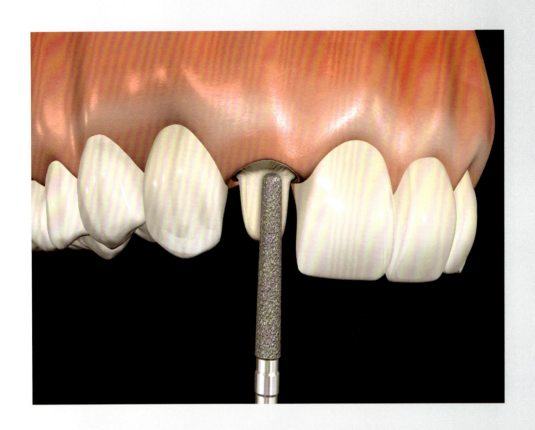

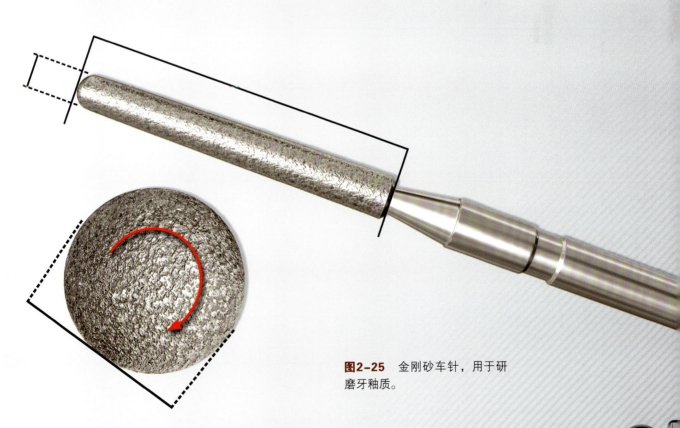

图2-25　金刚砂车针，用于研磨牙釉质。

　　钨钢车针和金刚砂车针需要与高速或低速涡轮手机配合才能使用。低速马达的工作范围在500 ~ 20,000r/min，在制备时可控性更好。冠内修复体制备通常需要用到1∶1慢速弯机。它们最大的不足之处是工作时有明显的振动感，并且操作时需要施加压力。它们用于预备体洞型的修整，龋坏牙体组织的去除，以及保守型的牙体制备（图2-26）。

　　高速马达的工作范围是380,000r/min，它用于快速去除牙体组织，完成预备体的初步制备。制备时的器械振动较小，也不需要额外施加压力。但是，如果车针冷却不足，就有可能因为过度产热问题引起患牙的牙髓以及牙周组织不可逆的损伤。

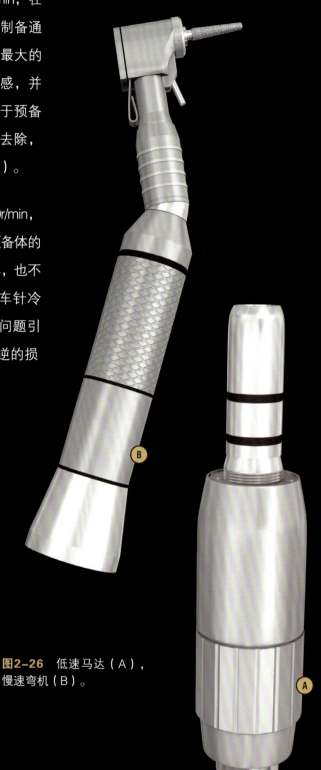

图2-26　低速马达（A），慢速弯机（B）。

高速制备牙体组织时产生的振动小于慢速制备，所以对牙髓组织的损伤更小。但是，即便在冷却水气足够的情况下，牙体制备仍会在一定程度上激惹牙髓。（图2-27）。

牙体制备时我们可以选择倍速（1：4.2或1：5）弯机，它的转速在170,000～200,000r/min。这些弯机可连接于气动或电动马达上（图2-28）。

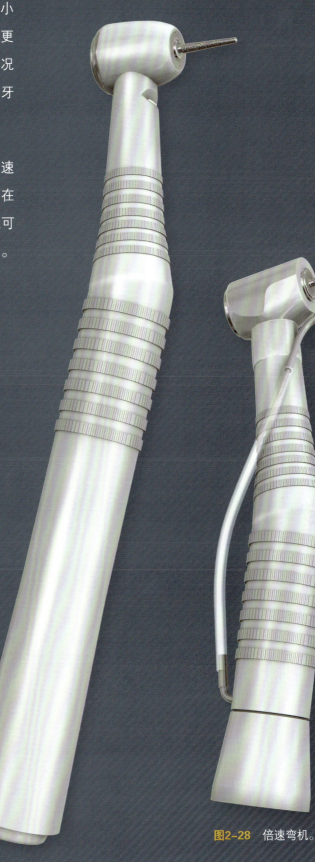

图2-27 高速手机。

图2-28 倍速弯机。

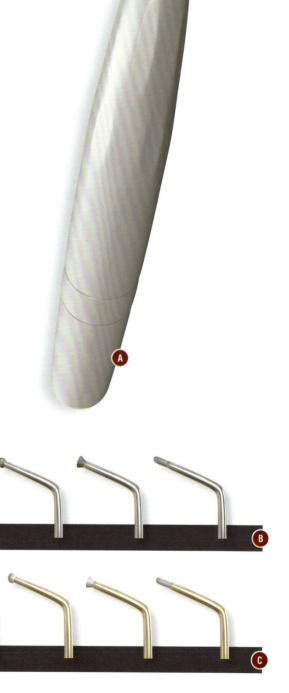

牙体制备的辅助器械

所谓超声预备，是基于我们发展出了可用于超声设备上的金刚砂车针（图2-29）。

采用化学气相沉积法（CVD）生产金刚砂车针是一种创新的加工方式。这种车针的金刚砂颗粒与车针体部有很好的结合性，因而经久耐用。我们根据CVD的技术手段可生产出各种形态、尺寸和粗糙度的车针。它们可用于声波或超声波系统上，最大优势就是在制备过程中不会损伤邻近的软组织。其次，降噪方面也优于高速马达器械，同时也更不容易引起牙体的敏感。

图2-29 超声设备（A）。牙体制备的工作尖（B），预备体的修形尖（C）。

参考文献

[1] Ahmad I. Protocolos para restaurações estéticas previsíveis. Porto Alegre: Artmed, 2008.

[2] Chiche GJ, Pinault A. Estética em prótese fi xa anterior. São Paulo: Artmed, 2002.

[3] Derbabian K, Marzola R, Arcidiacono A. The science of communicating the art of dentistry. J Calif Dent Assoc 1998;26:101–106.

[4] Drago CJ. Clinical and laboratory parameters in fixed prosthodontic treatment. J Prosthet Dent 1996;76: 233–238.

[5] Fradeani M. Reabilitação estética em prótese fixa. Análise estética: uma abordagem sistemática para o tratamento protético. São Paulo: Quintessence, 2006.

[6] Garber DA, Salama MA. The aesthetic smile: diagnosis and treatment. Periodontol 2000 1996;11:18–28.

[7] Gürel G. The Science and Art of Porcelain Laminate Veneers. London: Quintessence, 2003.

[8] Hirata R. Tips – Dicas em odontologia estética. São Paulo: Artes Médicas, 2010.

[9] Holm C, Tidehag P, Tillberg A, Molin M. Longevity and quality of FPDs: a retrospective study of restorations 30, 20, and 10 year after insertion. Int J Prosthodont 2003;16:283–289.

[10] Marsden CD. Peripheral movement disorders. In: Marsden CD, Fahn S (eds). Movement Disorders 3. Oxford: Butterworth-Heinemann, 1994:406–417.

[11] Martin D. The dental technologist's role in the clinical team. In: Preston JD (ed). Perspectives in dental ceramics: Proceedings of the Fourth International Symposium on Ceramics. Chicago: Quintessence, 1988: 421–428.

[12] Materdomini D. Communicate visually with your laboratory. J Am Acad Cosmet Dent 1994;1:32–34.

[13] Micheli PR, Prates RA, Magalhães MT, Zezell DM, Micheli G. Análise de temperatura intrapulpar no clareamento dental com laser de diodo in vitro. Rev Assoc Paul Cir Dent 2005;59:117–121.

[14] Mondelli J. Fundamentos de dentística operatória, ed 2. São Paulo: Santos, 2006.

[15] Netter FH. Atlas de Anatomia Humana, ed 5. Rio de Janeiro: Elsevier, 2011.

[16] Nevins M. The periodontist, prosthodontist and laboratory technician: a clinical team. In: Preston JD (ed). Perspectives in dental ceramics: Proceedings of the Fourth International Symposium on Ceramics. Chicago: Quintessence,1988:407–419.

[17] Pagani C, Rocha DM, Saavedra GSFA, Carvalho RF. Previsibilidade e Estética: A utilização do ensaio restaurador (Mock-up) na construção da beleza do sorriso. In: Callegari A, Dias RB (eds). Especialidade em foco: beleza do sorriso. Nova Odessa: Napoleão, 2013:114–145.

[18] Ricketts RM. Planning treatment on the basis of the facial pattern and an estimate of its growth. Angle Orthod 1957;27:14–37.

[19] Rieder CE. The role of operatory and laboratory personnel in patient esthetic consultations. Dent Clin North Am 1989;33:275–284.

[20] Shannon JL, Rogers WA. Communicating patients' esthetic needs to the dental laboratory. J Prosthet Dent 1991;65:526–528.

[21] Shavell HM. Dentist-laboratory relationships in fixed prosthodontics. In: Preston JD (ed). Perspectives in dental ceramics: Proceedings of the Fourth International Symposium on Ceramics. Chicago: Quintessence, 1988:429–437.

[22] Sobotta J, Becher H. Atlas de Anatomia Humana, ed 17. Rio de Janeiro: Guanabara Koogan, 1977.

[23] Stanley HR. Dental iatrogenesis, Part 2. Dent Today 1995;14:76–81.

[24] Tamura BM. Facial anatomy and the application of fillers and botulinum toxin – Part I. Surg Cosmet Dermatol 2010;2:195–204.

[25] Tanaka A. Successful technologist-dentist teamwork. In: Preston JD (ed). Perspectives in dental ceramics: Proceedings of the Fourth International Symposium on Ceramics. Chicago: Quintessence, 1988:439–444.

[26] Telles D, Hollweg H, Castellucci L. Prótese total convencional e sobre implantes. São Paulo: Santos, 2003.

[27] Vieira FLT, Silva CHV, Menezes Filho PF, Vieira CE. Estética odontológica: soluções clínicas. Nova Odessa: Napoleão, 2012.

[28] Walton TR. An up to 15-year longitudinal study of 515 metal-ceramic FPDs: Part 2. Modes of failures and influence of various clinical characteristics. Int J Prosthodont 2003;16:177–182.

[29] Worms FW, Spiedel TM, Bevis RR, Waite DE. Posttreatment stability and esthetics of orthognathic surgery. Angle Orthod 1980;50:251–273.

[30] Zach L, Cohen G. Pulp response to externally applied heat. Oral Surg Oral Med Oral Pathol 1965;19:515–530.

[31] Zöllner A, Gaengler P. Pulp reactions to different preparation techniques on teeth exhibiting periodontal disease. J Oral Rehabil 2000;27:93–102.

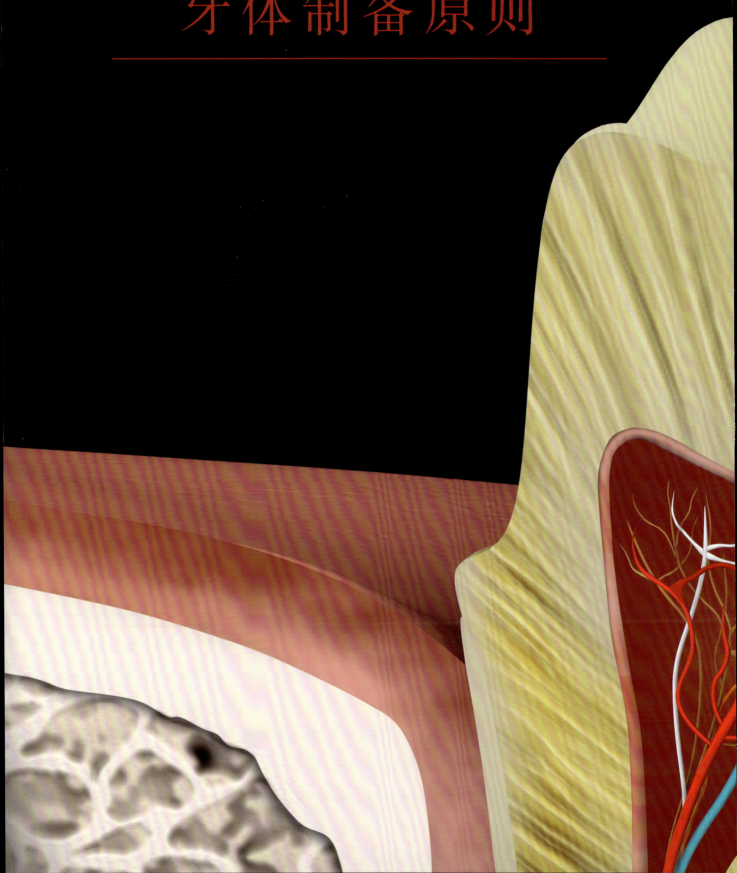

第3章

PRINCIPLES OF CAVITY
PREPARATION
牙体制备原则

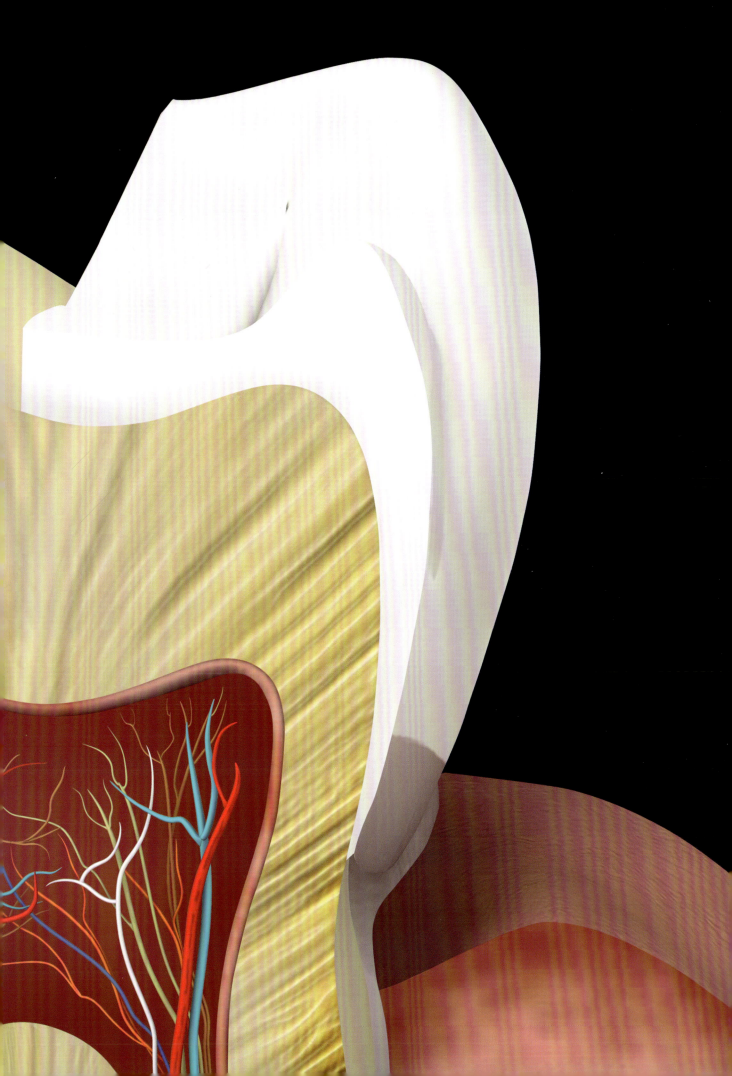

引言

所谓牙体制备，指的是为了保护剩余牙体组织，根据生物和机械原则调磨患牙，然后用修复体保护，以增加牙齿本身的抗力和防止继发龋，重建缺损牙体组织的功能和美学。

Greene Vardiman Black在1908年首先提出洞型制备的方法。尽管他的很多理念在今天看来仍然非常有价值，但随着新材料和技术的不断涌现，洞型制备方式和原则也发生了很大的变化。值得注意的是，洞型设计和制备的具体流程是由我们选择的修复材料决定的。

以修复为导向的牙体制备，是通过选择性磨除牙本质和/或牙釉质，形成具有特殊形态的预备体，为单颗修复体、固定或活动修复体创造空间。

间接修复的牙体制备需要严谨的设计和操作，以保证治疗有长期良好的预后。患者对最终治疗结果满意的基本需求在于修复体的功能、发音和美观。除了牙体制备的普遍原则之外，每一种修复体各有其独特的制备要求。而且，临床情况又是各不相同的。制订治疗计划时，还需要考虑机械、生物和美学原则之间的相互关系。

机械原则

固位和稳定

固位和稳定是两个不同的概念，但二者其实是相互关联和相互影响的。它们描述的分别是作用在预备体上的不同方向的力。

固位指的是修复体抵抗沿着就位道相反方向脱位的能力。它取决于修复体与预备体之间的摩擦阻力（图3-1）。因此，预备体轴壁或洞壁间的平行程度与固位密切相关。轴壁之间越平行，接触面积越大，那么固位也越好（图3-2）。

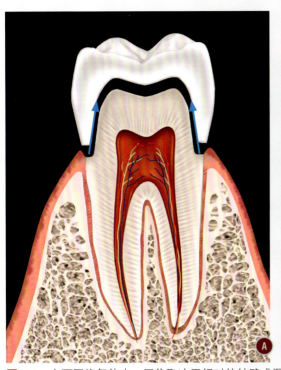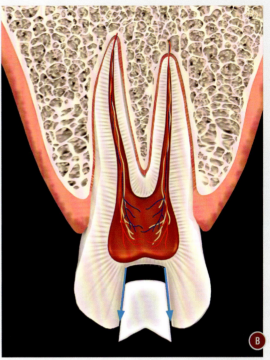

图3-1 在不同修复体中，固位取决于相对的轴壁或洞壁之间的平行程度。冠外修复体（A）、冠内修复体（B）。

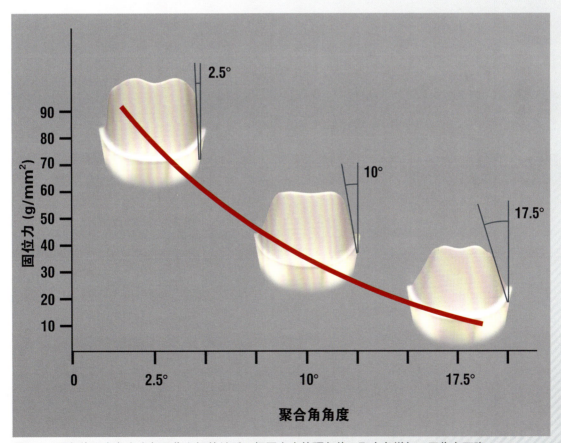

聚合角角度

图3-2 预备体聚合角大小与固位之间的关系。相同大小的预备体，聚合角增加，固位力下降。

理论上讲，预备体聚合角越小，轴壁间几乎平行时，固位的摩擦阻力是最大的。但是，完全平行的轴壁或洞壁不利于粘接时水门汀的流动和排溢，进而引起修复体就位不完全，水门汀层增厚，尤其在预备体的𬌗面及颈部。

另一个影响固位的重要因素就是粘接水门汀的性能。磷酸锌水门汀可以与预备体或修复体的微米级的粗糙表面形成机械锁合作用。玻璃离子和树脂水门汀不仅可形成机械锁合，还有一定的化学粘接性能。粘接水门汀的类型对修复体的固位有直接影响。研究发现，化学粘接强度要高于磷酸锌水门汀的机械粘固强度。良好的预备体应满足以下要求：合适的聚合角，保证修复体足够的摩擦固位；修复体完全就位后粘接水门汀层尽可能薄；可使得修复体承受各个方向的咬合力而不发生脱位。（图3-3）。

聚合角制备的大小取决于每一颗预备体本身的特性。临床冠短的患牙需要更小的聚合角来提高固位力。临床冠长的患牙聚合角可稍大（图3-4）。

摩擦固位力还与预备体和修复体之间的接触面积有关。预备体的临床冠越大，接触面积也越大，最终的固位力也更好。当预备体的临床冠较长时，接触面积也较大，即便我们增加轴壁的倾斜度来提高聚合角，也能获得足够的固位力。另一方面，临床冠较短小的预备体聚合角则要小，轴壁间接近平行，以保证有效的固位力。有研究指出，前牙和前磨牙预备体至少要有3mm的𬌗龈高度，磨牙则要有4mm，才能保证修复体的固位。不能满足这些高度要求的预备体就需要增加辅助固位。Goodacre等人发现，当聚合角不超过10°时，预备体高度至少为3mm，才能使得修复体可抵抗侧向力的作用。

当预备体高度为5mm，聚合角从2°增加到10°，接触面积减小13.9%。预备体的高度每增加1mm就会显著提高接触面积。因此，增加预备体高度或者减小聚合角，都可以增加接触面积，从而更好地促进水门汀的粘接作用，提高固定修复体的固位力和抗侧向力（图3-5）。

在全冠的制备过程中，相对轴壁之间的聚合角会影响全冠修复体的固位力以

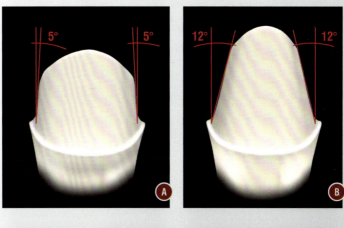

图3-3 粘接水门汀是影响修复体固位第二重要的因素。它关系着修复体的长期预后（A和B）。

图3-4 预备体的高度与聚合角之间的关系。预备体临床冠短小，聚合角更小（A）；临床冠较长，则聚合角稍大（B）。

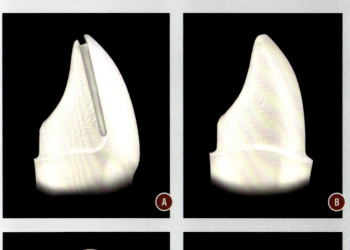

图3-5 预备体面积和固位之间的关系。同样的牙齿，部分冠预备体的固位力小于全冠预备体的固位力。部分冠的预备体（A）、全冠的预备体（B）。同样高度的、同一种修复预备体，前磨牙预备体的固位力小于磨牙预备体的固位力。前磨牙的全冠预备体（C）、磨牙的全冠预备体（D）。

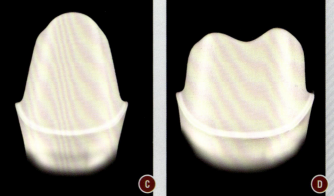

及抗旋转力。理论上讲，最佳的聚合角度为2°～4°。但考虑到最终修复体的就位以及临床操作的难度，聚合角在2°～22°之间都是可接受的。根据CAD/CAM系统制作的全冠，我们发现不同的聚合角度（12°或20°）和不同的预备体高度（4mm和6mm）的全冠中，12°聚合角的全冠固位优于20°的全冠。

牙医要制备出完美的预备体，需要在临床操作时有更好的灵巧性和专注力。有研究报道，不同的修复学专科医生制备出的预备体聚合角范围跨度在14°～20°之间。

预备体的稳定，指的是防止修复体在斜向力的作用下移位。当患者在咀嚼时或存在副功能的情况下，这些斜向力会引起修复体的旋转。聚合角过大或临床冠较短的预备体更容易受到各个方向脱位力的影响。预备体越短，聚合角大小对稳定的影响越大。当修复体受到扭转力或旋转力时，我们通过各种办法限制其在水平方向上的自由移位，从而提高稳定性。我们会采用两种途径来提高预备体的稳定性：降低预备体的聚合角，以及在𬌗面增加固位沟（图3-6）。

Shillingburg建议，为了保证足够的稳定，预备体的高度要大于其底部的宽度。基于这个高度/宽度关系原则，Pegoraro等提出，如果预备体底部宽度大于高度，修复体的旋转半径增加，不利于稳定。同样高度的预备体，底部的半径越大，相应的稳定性也越差（图3-7）。

一些理论认为，预备体聚合角、直径和制备时间的相互关系是会影响修复体的固位和稳定。根据Lewis和Owen的研究，从旋转中心E画一条垂线至对侧的轴壁，我们可以得到一个交点B。在B点以上的牙体组织越多，那么修复体的稳定性越好。Zuckerman也提出了相似的理论，我们以预备体基底部为直径画一个圆弧，其与预备体轴壁的交点为B，B点以上且位于圆弧与轴壁之间的牙体组织越多，修复体的稳定性越好（图3-8）。

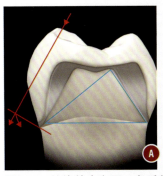 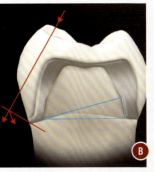 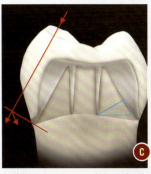

图3-6 从旋转中心画一条垂线至对侧轴壁，垂线位于预备体高度的下1/2，可避免修复体脱位。聚合角较大的预备体，垂线交点位于预备体冠上1/2，抗旋转能力较弱，稳定性差（A）。改善的方式之一是将预备体基底部的直径减小，制备更为平行的轴壁，提高修复体稳定性（B）。此外，也可增加固位沟，减小旋转半径（C）。

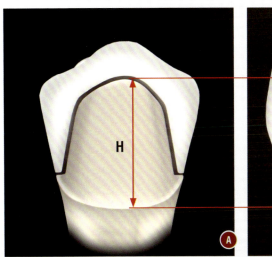 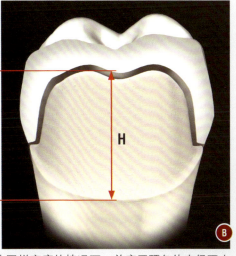

图3-7 预备体高度和直径之间的关系。预备体同样高度的情况下，前磨牙预备体直径更小（A），而磨牙预备体的直径更大（B）。

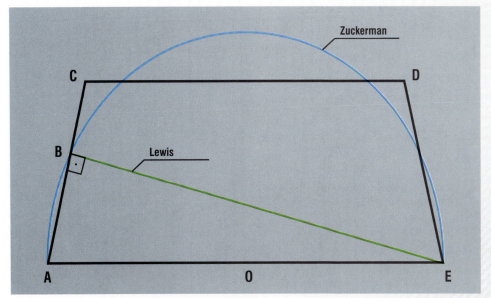

图3-8 Lewis和Owen，以及Zukerman理论的图示。

　　在任何情况下，牙齿的制备都应根据其不规则的外形均匀磨除。当我们根据牙齿的解剖外形来制备时得到的预备体仍具有原来的解剖外形。例如，上颌磨牙的预备体从殆面看仍呈斜方形，下颌磨牙的预备体也仍然呈长方形，大多数的前牙和前磨牙预备体仍然呈卵圆形。它们保留了牙齿原有的不规则解剖外形。为了验证保留这种不规则外形的意义，我们比较制备成圆锥形以及按解剖外形制备的预备体。结果显示，保留解剖外形的预备体比圆锥形预备体有更好的抗力。因此，预备体几何形态的"边角"应被保留下来。如果牙齿本身存在缺损或受条件限制，无法制备出原有几何形态的"边角"，那么我们需要额外制作辅助的固位型来增加修复体的抗力。所有的辅助固位型是通过增加接触面积来提高固位力的。常用的有固位沟、箱状洞型和钉道（图3-9和图3-10）。

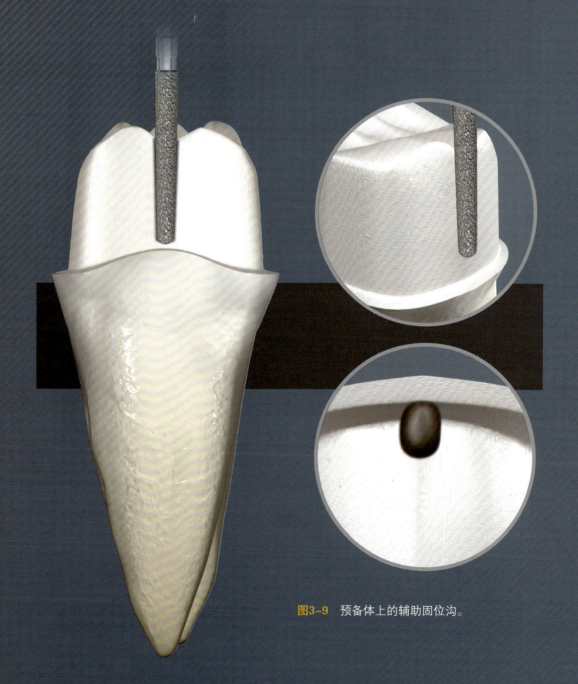

图3-9　预备体上的辅助固位沟。

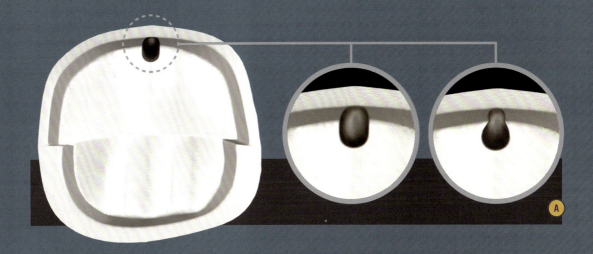

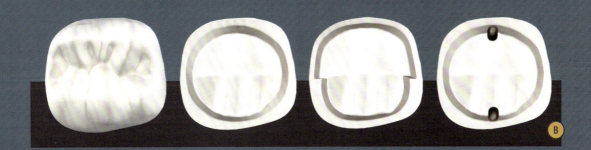

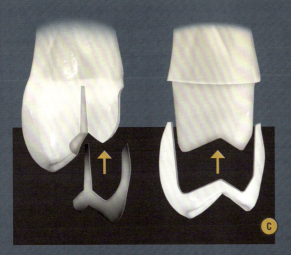

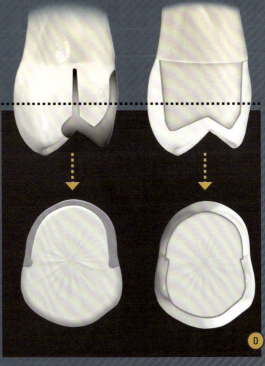

图3-10　固位沟边缘需圆钝（A）。从𬌗面观，同样的牙齿，按解剖外形制备与不按解剖外形制备的预备体的𬌗面观。辅助固位沟示例（B）。部分冠和全冠的制备方式不同，稳定性亦有差异。固位沟可以用于改善修复体的稳定性（C和D）。

有趣的是，新的旋转半径是从旋转中心A到固位沟底部的距离（AH），而原来的旋转半径AC落在的对侧轴壁则为修复体提供了稳定性，可抵抗其在这两个旋转弧上的移动（图3-11）。固位沟制备的位置需要能够满足修复体在咬合时抗旋转的能力，同时又不伤及牙髓组织。此外，我们还可以利用树脂或玻璃离子恢复预备体轴壁，进行内核重建来提高稳定性（图3-12）。

固位沟和箱状洞型也有利于形成修复体单一方向的就位道。如果修复体能从多个方向就位，那么它的预后就会较差。单一就位道，意味着修复体只能从一个方向上就位或脱位（图3-13）。当预备体本身固位或稳定的条件不理想时，这些辅助固位方式就很重要了。

图3-11 固位沟辅助固位的机械原理。

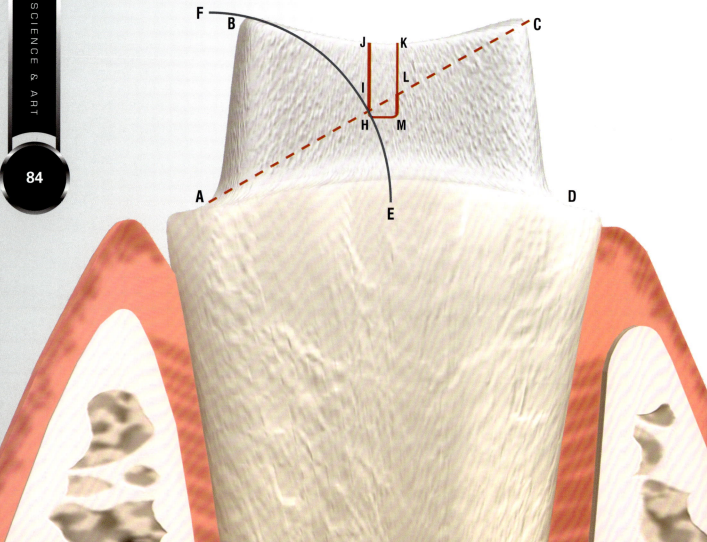

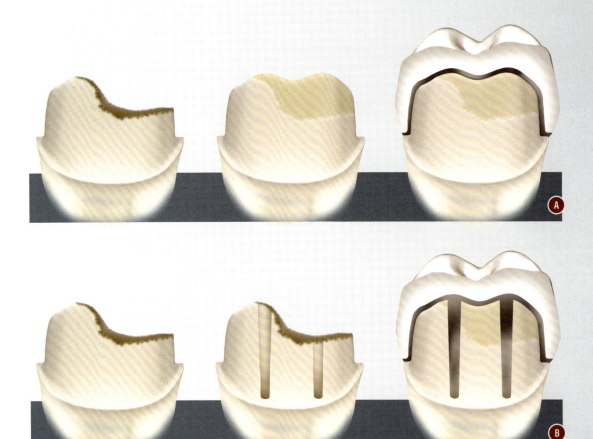

图3-12 在预备体的内核重建（A）时，我们也可以增加辅助固位沟（B）。

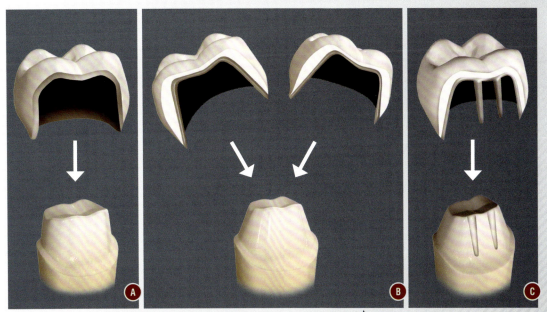

图3-13 预备体聚合角合适，全冠只有一个就位方向（A）。如果预备体聚合角过大，全冠就产生多个就位方向（B）。在这种情况下，增加固位沟，亦可使全冠达到单一方向就位（C）。

抗力

修复体在口内承着受各种方向和大小的咬合力，它需要有足够的抗力来抵御，以避免其发生折裂、变形和移位的情况。而我们按照原则制备出的预备体要能保证相应的修复体有足够的厚度来承受咬合。要制备出具有结构稳定性的预备体，也取决于我们选择的修复材料本身。

具有结构稳定性的预备体，可以满足修复体材料能承受咬合力而不变形的最小厚度要求。对于金属修复体，𬌗面可承受和分散咬合力至牙体组织的最小厚度要求是1.0mm。如果是烤瓷熔附金属的修复体，𬌗面制备量是1.3~2.0mm，以保证瓷层有足够的强度。全瓷修复体的𬌗面，则需要1.5~2.0mm的空间。修复体的𬌗面厚度不足或是咬合力过大，就可能会引起修复体变形或脱位（图3-14）。

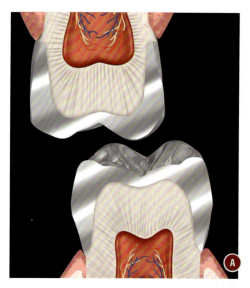

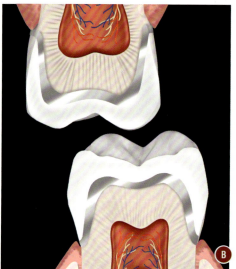

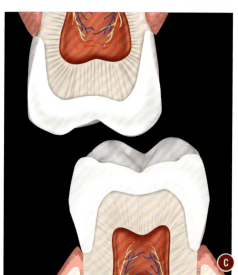

图3-14 预备体制备量取决于我们选择的修复材料。金属全冠（A）、烤瓷冠（B）和全瓷冠（C）。

牙体制备是根据牙齿解剖外形均匀磨除牙体组织。这样也有利于技师制作出在颜色、透明度及形态上更接近天然牙的修复体。如果制备量不足，修复体就会过薄而强度不够；技师为了补偿不足的制备量就会将形态恢复得过大过厚，对软组织生物学有不利影响（图3-15）。

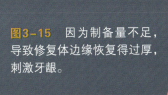

图3-15 因为制备量不足，导致修复体边缘恢复得过厚，刺激牙龈。

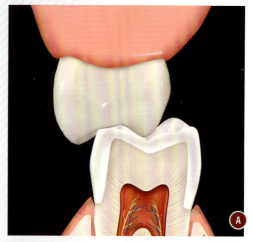

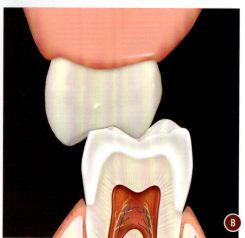

图3-16 制备时没有考虑牙体解剖外形，导致制备量不足（A）。根据牙体解剖外形制备，制备量充足（B）。

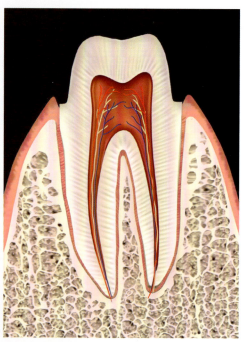

图3-17 预备体的线角圆钝。

　　制备时，要特别注意检查殆面功能尖（下颌颊尖，上颌腭尖）和中央窝处的制备量是否足够，因为此处承受的咬合力较大。若制备量不足，就会使得修复体较薄弱，容易破裂或磨穿。另外，殆面制备时也要遵循牙体的解剖外形，比如点隙窝沟和主嵴等特征，这样才能使修复体有较好的殆面形态（图3-16）。轴壁制备时也要保持原有的解剖外形特征，这对于预备体分散殆力十分重要。

　　预备体的线角要圆钝，以利于提高全瓷修复体的强度，以及技师的加工制作（图3-17）。预备体上的尖锐线角往往是应力集中的区域。对于金属冠或烤瓷冠，圆钝的线角虽然不会明显提高抗力，但是在包埋模型或蜡型过程中更不容易产生气泡。如果在加工制作过程中这些气泡没有被发现和去除，就可能会影响修复体的完全就位。另外，线角圆钝也会使我们更容易发现这些气泡的存在。

生物原则

保护牙髓组织

修复的目标是，在恢复牙体的功能和形态时要保护牙体组织，尽可能减小术后敏感，保存牙髓的活力。

牙髓是一种特殊的组织结构。它在修复体长期预后方面的重要作用往往是被我们所忽视的。牙髓是髓室中唯一存在的组织结构，而髓室又为牙髓提供物理性和生物性的保护。如果髓室结构的完整性被破坏，同时又存在龋齿、隐裂、冠折或修复体边缘不密合等情况，牙髓就会受到来自微生物及其毒素侵害的威胁。

在直接和间接修复治疗中，牙体制备对牙髓组织的刺激反应一直是人们长期关注的话题。预备体的牙本质厚度，是制备过程中保护牙髓组织的关键因素。有研究认为，预备体的牙本质厚度在1~2mm，就足可以避免牙髓组织损伤（图3-18）。

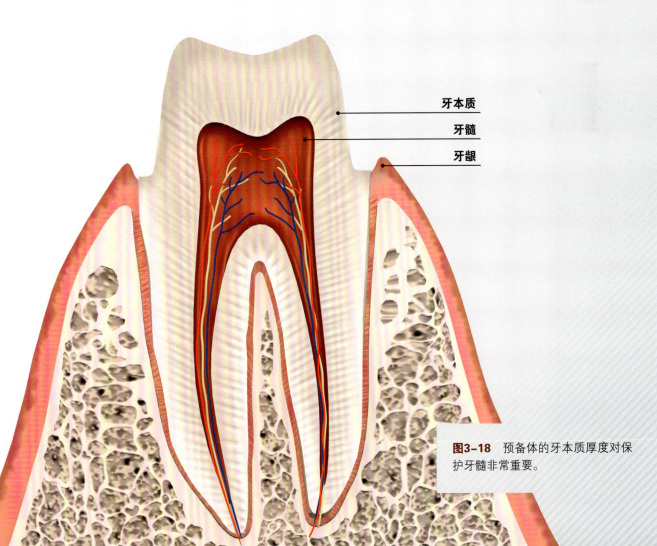

牙本质

牙髓

牙龈

图3-18 预备体的牙本质厚度对保护牙髓非常重要。

在一个全冠的预备体上，每平方毫米暴露的牙本质小管数量是30,000～40,000，总共暴露的牙本质小管数量为1,000,000～2,000,000（表3-1，图3-19和图3-20）。

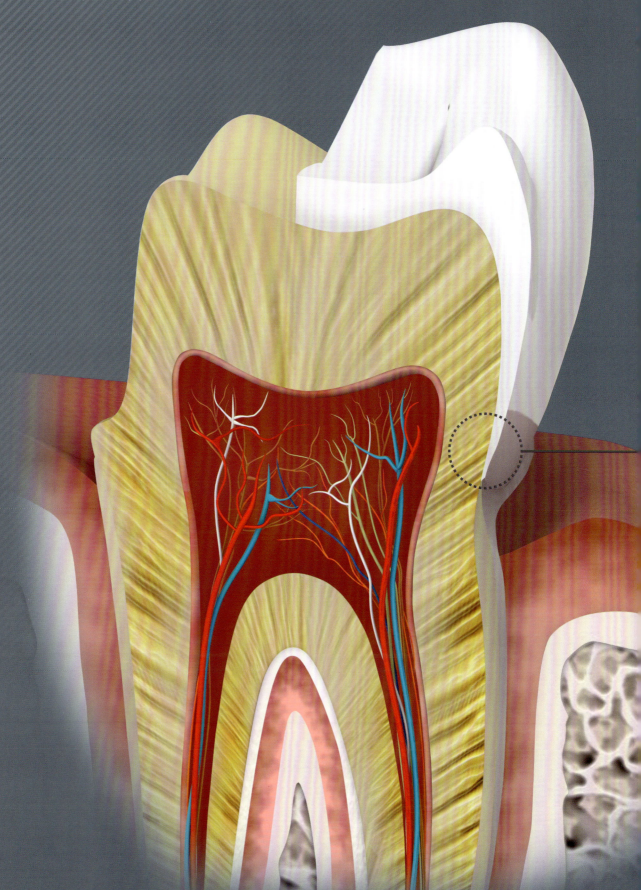

表3-1　预备体的牙本质厚度，牙本质小管的数量以及牙本质小管的直径三者之间的关系

预备体的牙本质厚度 （mm）	牙本质小管的平均数量 （x10,000/mm²）	牙本质小管的平均直径（μm）
0	45	2.5
0.1 ~ 0.5	43	1.9
0.6 ~ 1.0	38	1.6
1.1 ~ 1.5	35	1.2
1.6 ~ 2.0	30	1.1
2.1 ~ 2.5	23	0.9
2.6 ~ 3.0	20	0.8
3.1 ~ 3.5	19	0.8

数据来自Garberoglio和Branström, 1976

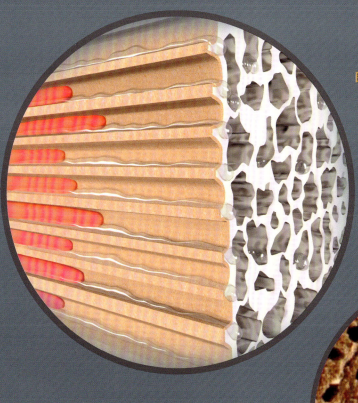

图3-19　图示牙本质小管的结构。

图3-20　深层牙本质的
扫描电镜图（1000X）。

临床上，牙髓活力损伤的主要原因如下：

1. 牙体制备方式不当。

2. 龋病进行性发展。

3. 外伤。

4. 修复材料刺激。

矛盾的是，我们为了修复缺损的牙齿而进行的治疗，反而会引起牙髓损伤。牙体制备是引起牙髓炎症的常见原因之一，因为在过程中会引起产热和牙齿脱水，尤其近髓时损伤会更明显。高转速下的制备产热和振动都比较小，所以比低转速制备下，对牙髓的损伤更小。但即便在水/气充分的情况下，牙体制备都会在一定程度上激惹牙髓组织。

如果牙医用已明显磨耗的金刚砂车针制备牙体，就需要在牙面额外施加更大的压力。这个压力会导致产生更多热量，损伤牙髓（图3-21）。牙髓组织不能承受5℃以上的温度变化，否则就会引起炎症反应，甚至是不可逆的损伤。有研究指出，如果温度升高5.6℃，就会有15%的牙髓发生坏死。特别是当预备体剩余牙本质很少的情况下，温度升高，牙髓坏死的可能性就更大了。

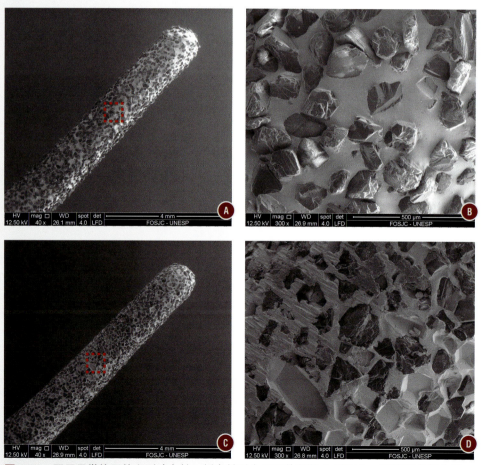

图3-21 图示显微镜下的金刚砂车针。新车针适合于牙体制备（A和B），已磨耗的旧车针，不适合用于牙体制备（C和D）。

保护牙周组织

　　牙齿和牙周组织之间的关系一直是牙科学领域里不断深入研究的课题，尤其是牙齿和牙龈交接区域（图3-22）的研究。这个区域也同时关乎牙周和修复的治疗。我们在这个区域涉及的操作有：牙体制备、排龈、取模。而且大部分情况下预备体的边缘也会放置在这个区域内，所以这也关系到修复体的边缘完整性。

　　牙周组织是口腔美学、功能的基础。健康的牙周组织是所有修复治疗的前提。牙周和修复学的相互关联和交叉体现在以下几方面：修复体边缘放置的位置，全冠的形态，牙龈组织对牙体制备过程的反应。

　　为了有效控制菌斑，修复体的边缘位置要求清晰并且放在易于清洁的位置。这有利于维护牙周健康。修复体的边缘放置于龈下越深，引起的牙龈炎症反应就更严重。一些学者指出，修复体的龈下边缘是引起牙周病的高风险因素之一（图3-23）。大部分学者的建议是：根据临床实际情况来选择修复体终止线位于龈上、齐龈或龈下。但无论如何，终止线都尽可能放置于牙釉质。

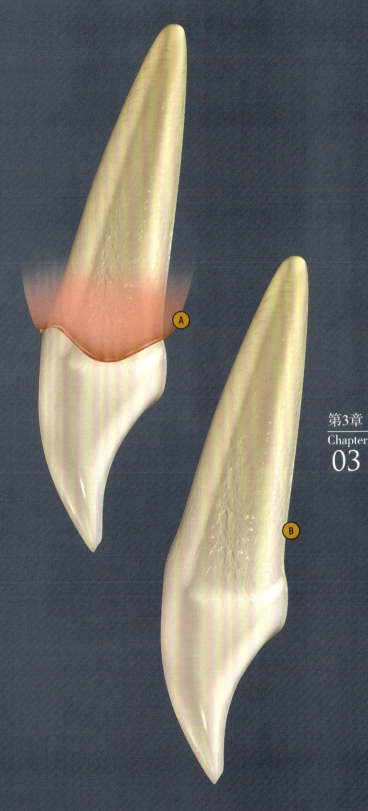

图3-22 龈牙结合区指的是，釉牙骨质界至龈缘。如果处理不当，该区域牙龈会有炎症反应（A和B）。

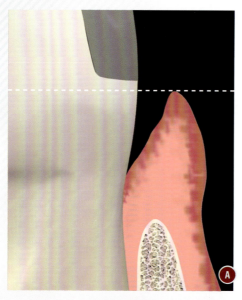

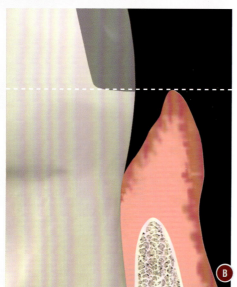

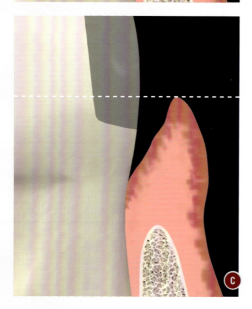

在制备龈下边缘时，即便是经验丰富的牙医，也会有多达120μm的边缘缺陷，许多临床情况下，龈下边缘是不可避免的。比如，前牙美观需求，修复体形态或是固位的要求。尽管如此，我们也要注意不要侵犯了生物学宽度。如果侵犯了生物学宽度，就会引起牙龈炎症、牙槽骨吸收以及牙周袋的形成。

如果受条件限制，要在这个区域放置修复体边缘，那么为了避免损伤牙周的长期健康，我们需要采用牙周外科手术来增加预备体临床冠高度，将牙槽嵴顶向根方修整，从而改善修复体边缘位置。如果位置很深的边缘线位于邻面，需要广泛去除患牙和邻牙之间的骨组织，那么最好拔除患牙，而不要影响其健康邻牙的牙周。

图3-23 尽管修复体的边缘放置在龈上更有利于牙周健康（A），但出于美学考虑，有时我们会将修复体边缘放置在齐龈（B）或龈下（C）的位置。

龈上边缘已被证实是理想的边缘位置，不仅体现在修复治疗中，也表现在修复治疗的预后及长期维护上。修复体的边缘放置在游离龈下方2mm以内，不会引起牙龈的损伤，而且也便于自洁，维护口腔卫生。

　　在牙体制备过程中，我们先在颈部制备出边缘的定深沟，然后再根据牙齿解剖形态磨除牙体组织。这样我们就可以非常安全地完成颈部的制备量，而且它还可以指导我们制备轴面。另外，排龈也是一种有效的方式，来尽可能减少制备时损伤上皮组织（图3-24）。

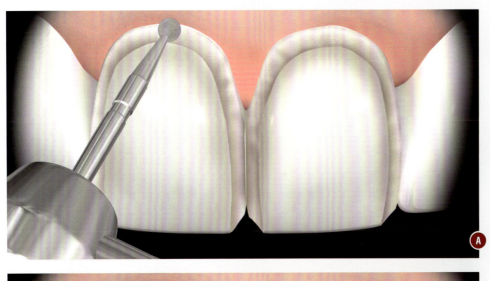

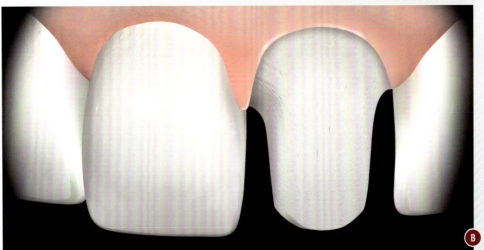

图3-24　牙体制备时保护牙龈组织的措施。牙颈部的定深沟（A）、排龈线（B）。

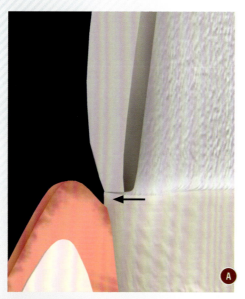

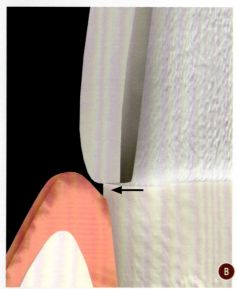

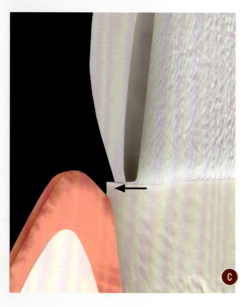

牙体制备时，我们需要为后期的修复体创造出足够的空间。如果制备量不足，修复体的形态就会过大，增加菌斑聚集，引起牙龈的炎症，甚至会有牙周组织的附着丧失。不良的形态增加牙周致病菌的积聚，易发生食物嵌塞，损伤牙周组织，形成深牙周袋（图3-25）。

图3-25 修复体穿龈部分的形态对牙周健康有较大的影响。恰当的修复体边缘形态（A）、修复体边缘形态过宽（B）、修复体边缘处形态过窄（C）。

美学原则

修复前牙美学区域要求牙医有全面的专业知识和能力来处理复杂的治疗过程，重建患者的口腔功能和天然美学。

不同的面部参考线可以指导我们的微笑美学修复治疗。一个美丽、健康且有魅力的微笑，包括了牙齿形态和对称性、唇部、牙龈等要素之间的平衡，以及这些要素与患者面部的和谐统一。因此，为正确制订及执行美学修复治疗计划，我们需要根据清晰的原则，来详细而准确地分析各种美学因素。非常重要的是，这些美学参考分析要与殆、前导、尖牙引导、覆殆和覆盖的功能原则相结合。而牙体制备，就是将这些原则贯穿在治疗计划的制订和实施过程中。

预备体颈部的终止线

一般而言，为了满足修复体固位和美学的要求，边缘位置最好选择放在龈沟内，龈缘也可以保护未被修复体覆盖的牙体组织。

预备体颈部终止线的位置与其周围的牙周结构的解剖学和组织学特性直接相关，了解了这些特性有助于我们制订和执行修复治疗方案。预备体冠部的形态对于牙周组织的保护及维护是十分重要的。这个形态是由解剖学形态上的各种曲线组成的。每颗牙齿的冠部形态比根形更具特色。困难之处在于如何在修复体上重现天然牙的这些形态特性，包括牙冠的大小比例、结构功能、殆平面倾斜度，还有牙体长轴在牙列中的倾斜度。当我们进行牙体的部分重建修复治疗时（嵌体或高嵌体），剩余牙体的解剖形态则具有很好的指导参考作用。

在制备全冠预备体时，尤其是颈部终止线，我们要遵循机械、生物以及美学原则。终止线关系到修复体边缘的完整性，以及颈部边缘的密合性。修复体边缘密合可以减少生物膜的聚集、牙周组织损伤，进而保证修复治疗有良好的长期预后。预备体颈部终止线与修复体边缘完整性有直接的相关性，它也是牙体制备过程中的关键步骤。终止线有不同的形态，这取决于我们所选择的间接修复材料在加工制作时的特性。

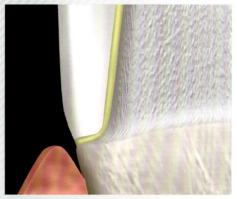

图3-26 修复体边缘放于合适的水平位置，有利于维护其边缘的完整性。

修复体边缘完整性又与边缘密合度有直接关系。所谓边缘密合度，指的是修复体与预备体之间的间隙（图3-26）。一个成功的全冠修复取决于很多因素，其中最重要的因素之一就是边缘的密合度。而边缘密合度与终止线的设计，修复材料的加工制作以及水门汀的选择有关。

修复体与预备体之间的间隙为多少是合适的，这个问题一直未有定论。间隙范围在10~500μm，平均50~100μm，都是可接受的。从临床修复体使用寿命的长期性角度考虑，20~120μm范围内是比较合适的。CAD/CAM修复体的边缘间隙范围在50~100μm。

通常，终止线是全冠牙体制备的最后一步。建议制备时使用新的金刚砂车针，在牙面不施压，有充足的水汽冷却降温。终止线的正确设计和制备，对保护牙周组织的健康和完整性具有重要意义。采用何种类型的终止线取决于每颗牙齿的具体情况（比如，临床冠高度）和美学因素，以及所选择的修复材料。临床冠短小的预备体要获得足够的固位和稳定，终止线的设计就显得尤为重要了。而临床冠较长的预备体就不适合某些类型的终止线。

预备体颈部终止线类型可分为以下几种：

（1）直角肩台。

（2）直角肩台且有45°边缘斜面。

（3）圆角肩台。

（4）圆角肩台且有45°边缘斜面。

（5）浅凹无角肩台。

（6）深凹无角肩台。

（7）无角肩台且有45°边缘斜面

（8）微型无角肩台。

（9）135°边缘或斜面。

（10）刃状边缘。

直角肩台

这一类型的肩台，在过去用于全瓷冠以及具有肩台瓷的金属烤瓷冠。采用这类肩台，主要是因为其有足够的厚度可以增强修复体的抗力，减小折裂的风险。它对于修复体的边缘密合度及水门汀的流动性有严格的要求。目前，随着牙科学理念的不断发展以及化学粘接技术的出现，人们越来越少用到这种类型的终止线（图3-27）。

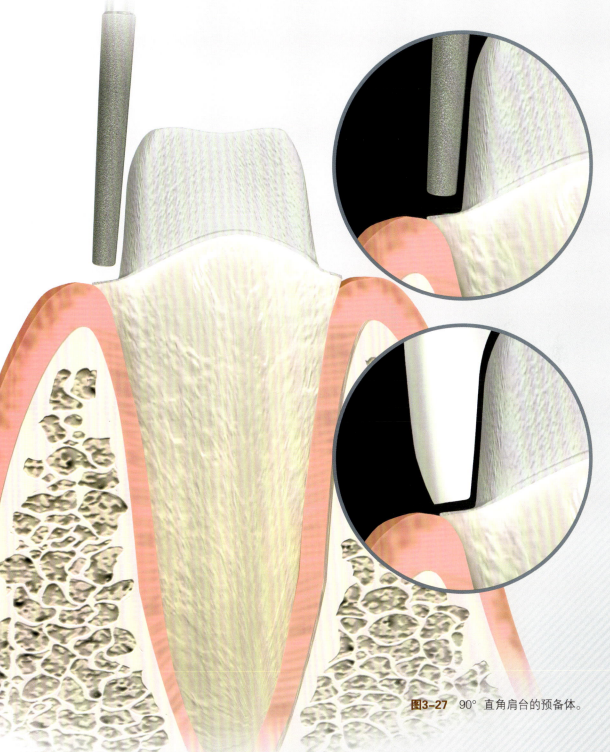

图3-27 90°直角肩台的预备体。

直角肩台且有45°边缘斜面

这类终止线适用于前牙或后牙的金属烤瓷冠。边缘的斜面有利于全冠的就位和边缘的密合。但是，它相比于无角肩台，要去除更多的牙体组织，但并未带来更多的优势。一些学者认为，金属颈环会影响美观。而其他一些学者则认为金属颈环对咬合负载有更好的抗力。

针对此类边缘斜面肩台，及相应修复体上的金属颈环，Saito提出了一些值得注意的关键点。如果肩台边缘有70°长斜面，那么烤瓷金属内冠相应区域就很难修形和抛光。肩台边缘是45°斜面且斜面宽度小于0.5mm，在瓷熔附热处理时金属内冠在此处容易形变。如果斜面宽度达1mm就不会产生形变，但又会因为没有瓷熔附之空间，显露金属而影响美观（图3-28）。

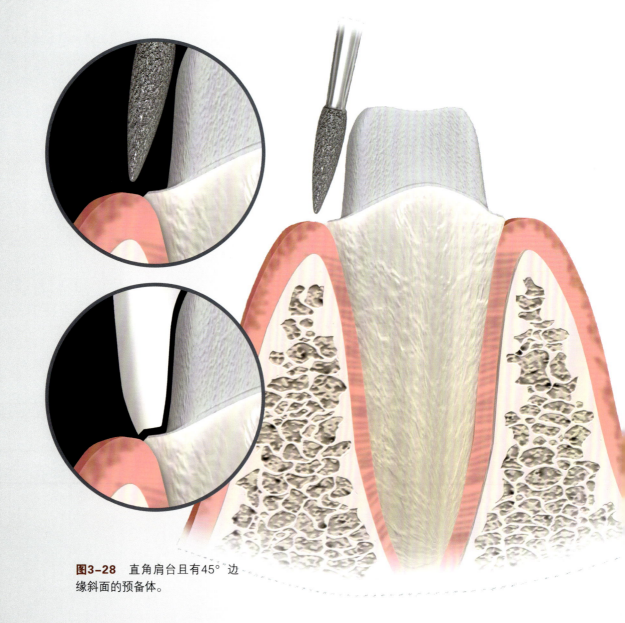

图3-28 直角肩台且有45°边缘斜面的预备体。

圆角肩台

　　这类终止线是指龈壁和轴壁成90°，轴颈角圆钝。适用于全瓷冠。为了获得清晰的边缘线以及提高修复体强度，这类终止线颈部的制备量比较大。在某些种类的全瓷修复体中，这类肩台并不优于深凹无角肩台，过多的制备量极有可能损伤牙髓组织。此外，这类终止线也很难使修复体有清晰的边缘。比如，后牙的远中邻面颈部因为操作空间的局限，就很难做到均匀制备。这一类型的终止线的优点是可以减少应力集中，有利于水门汀流动排溢（图3-29）。

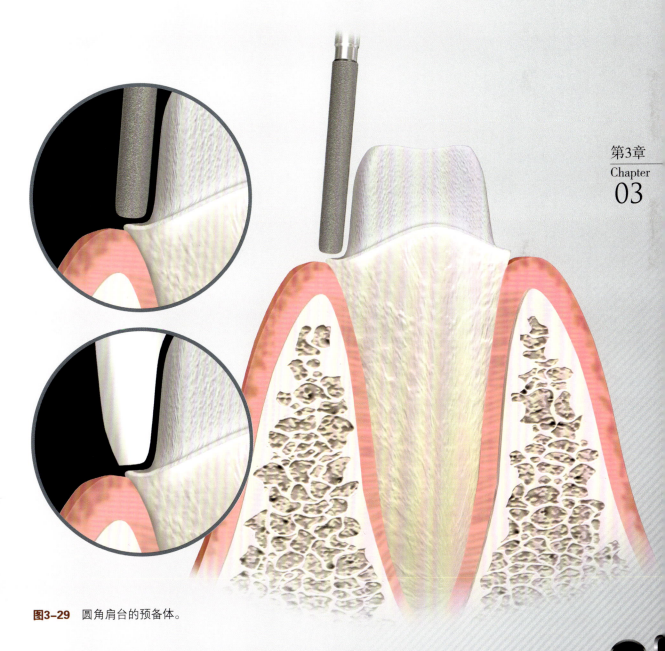

图3-29　圆角肩台的预备体。

圆角肩台且有45° 边缘斜面

这类终止线，指的是预备体龈壁和轴壁之间成90°，轴颈角圆钝，有45°边缘斜面。它适用于前牙或后牙的金属烤瓷冠，有利于全冠的就位和边缘的密合性（图3-30）。

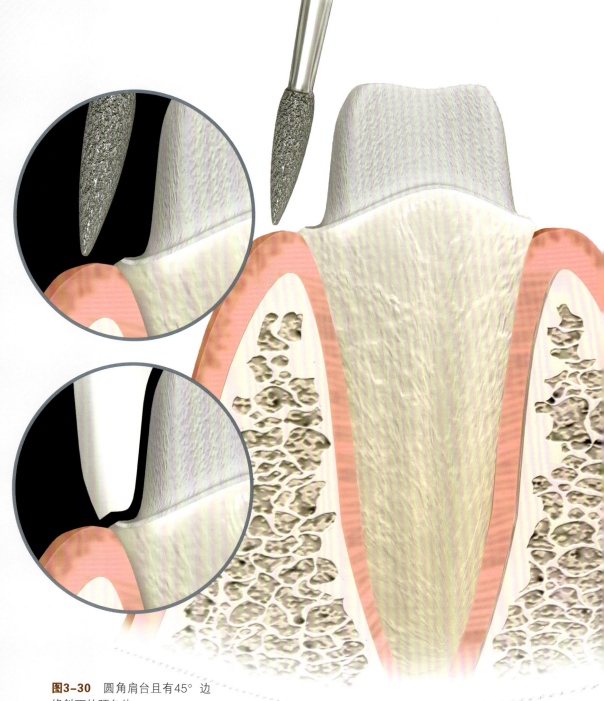

图3-30 圆角肩台且有45° 边缘斜面的预备体。

浅凹无角肩台

这是常见的终止线类型。适用于金属全冠，后牙舌侧的制备以及贴面。这类肩台对应的修复体边缘很薄，磨除较少的牙体组织，但同时也能为修复体提供足够的抗力。轴颈角圆凹可以减少应力集中（图3-31）。现代粘接牙科学的发展，以及具有更好抗力性、抗折裂特性的全瓷材料的出现，使得预备体可以越来越微创，避免激惹牙髓组织。因此，修复体内冠的厚度可以降低，终止线处也可以较少磨除牙体组织，比如选择这类浅凹无角基台。

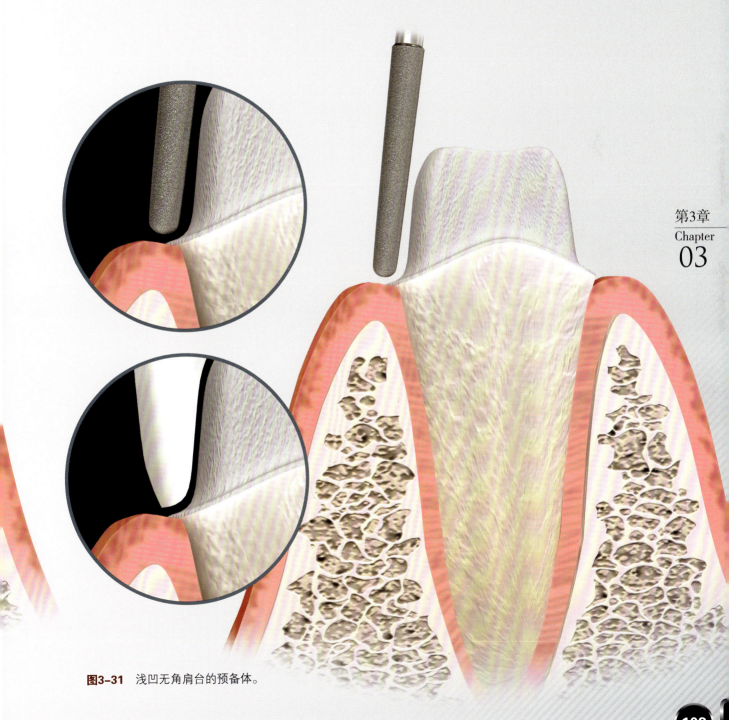

图3-31 浅凹无角肩台的预备体。

深凹无角肩台

这类终止线的轴壁到预备体颈部边缘呈一段圆弧形。它适用于全瓷修复体，修复体边缘密合度较好，同时也使粘接水门汀可以更好地流动和排溢。这类终止线还可以更好分散应力，牙医也更易在颈部、唇面和邻面制备出良好的预备体形态（图3-32）。

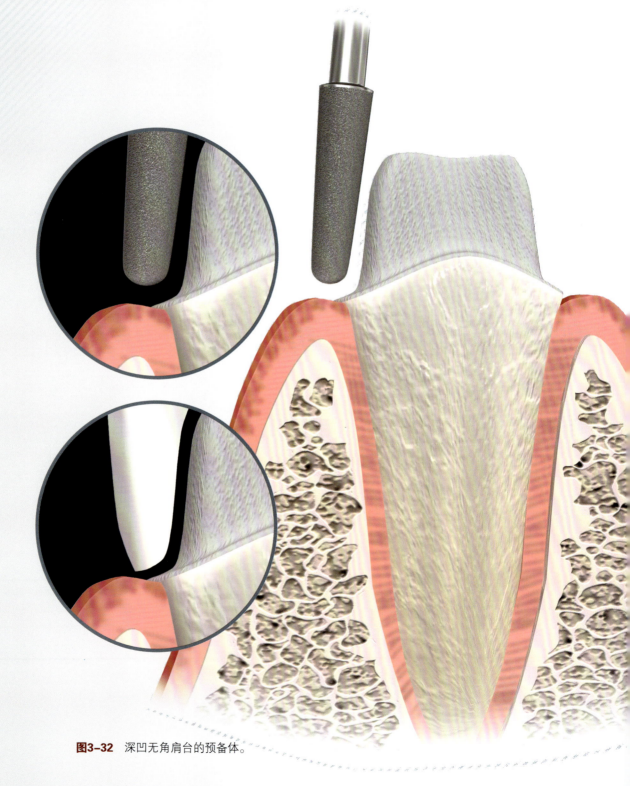

图3-32 深凹无角肩台的预备体。

无角肩台且有45°边缘斜面

视情况需要，我们会在无角肩台的终止线处制备斜面。这类的无角肩台比较宽，与直角肩台类似。制备的斜面有利于修复体边缘的密合。适用于金属烤瓷冠。是否有必要在修复体边缘采用金属颈环这个问题，在很多学者间存在争议（图3-33）。

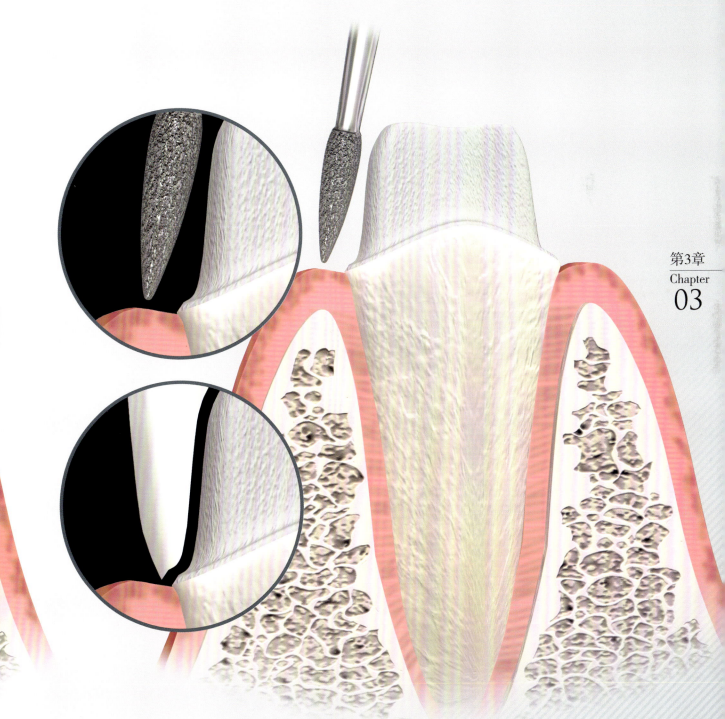

图3-33 无角肩台且有45°边缘斜面的预备体。

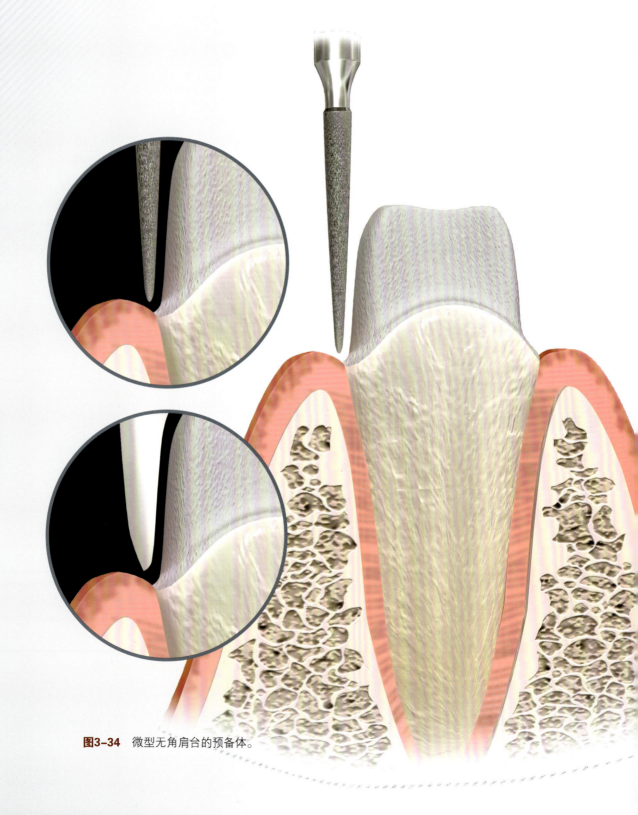

微型无角肩台

临床上我们有时会不可避免将预备体终止线向根方延伸，以使修复体获得足够的固位、抗力和美观。比如，龋齿或是制备前牙体就存在其他原因的组织缺损（磨耗、楔状缺损、酸蚀症或牙折）。如果终止线向根方延伸至牙骨质，我们亦可称之为凿状边缘，类似于浅凹肩台（图3-34）。

图3-34 微型无角肩台的预备体。

135° 边缘或斜面

预备体的轴壁和龈壁成135°的钝角。终止线可以延伸至龈沟内，甚至达根面，尤其适用于有牙周病或伴有牙龈退缩的患牙。对于烤瓷全冠来说，既可以恢复牙齿解剖外形，又不会暴露出金属颈环，而且制备量也不会很大，又兼具了美观效果（图3-35）。

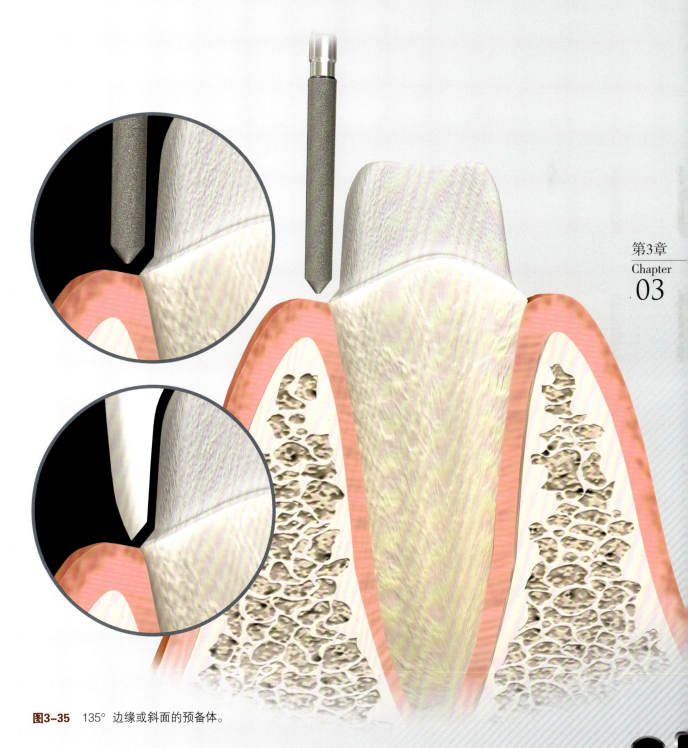

图3-35 135°边缘或斜面的预备体。

刃状边缘

　　修复体的金属边缘可制作为尖锐状。轴壁的制备需要十分细致，才能制备出明确的终止线。还需要特别注意的是使用刃状边缘，很容易为了增加修复体厚度而使修复体形态过凸。这类终止线仅适用于牙颈部区域制备量受限，或者需要选择牙周病患牙作为固定修复的基牙的情况（图3-36）。

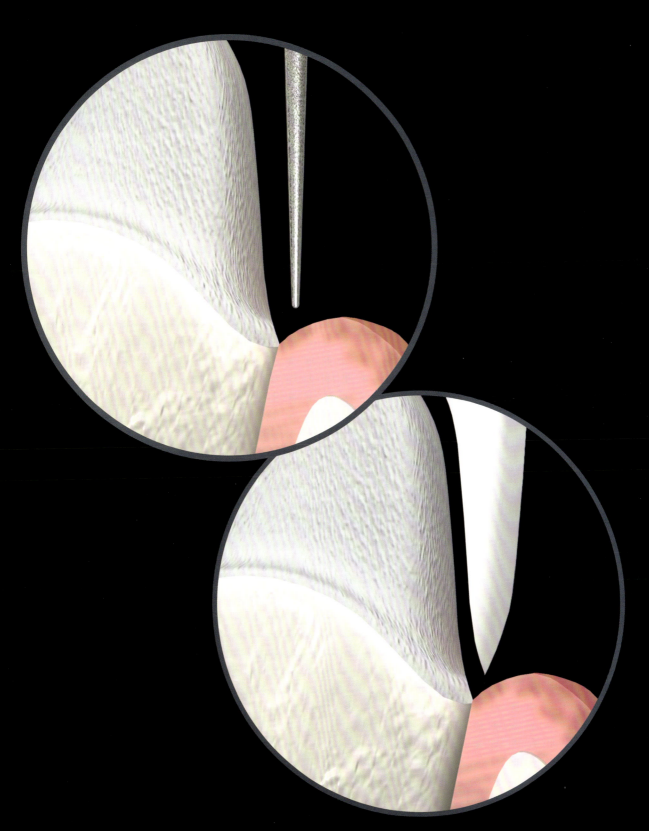

图3-36 刃状边缘的预备体。

参考文献

[1] Akbar JH, Petrie CS, Walker MP, Williams K, Eick JD. Marginal adaptation of Cerec 3 CAD/CAM composite crowns using two different finish line preparation designs. J Prosthodont 2006;15:155–163.

[2] Alkumru H, Hullah WR, Marquis PM, Wilson HJ. Factors affecting the fit of porcelain jacket crowns. Br Dent J 1988;164:39–43.

[3] Annerstedt A, Engström U, Hansson A, et al. Axial wall convergence of full veneer crown preparations. Documented for dental students and general practitioners. Acta Odontol Scand 1996;54:109–112.

[4] Att W, Komine F, Gerds T, Strub JR. Marginal adaptation of three different zirconium dioxide three-unit fixed dental prostheses. J Prosthet Dent 2009;101:239–247.

[5] Ayad MF, Maghrabi AA, Rosenstiel SF. Assessment of convergence angles of tooth preparations for complete crowns among dental students. J Dent 2005;33:633–638.

[6] Balkaya MC, Cinar A, Pamuk S. Influence of firing cycles on the margin distortion of 3 all-ceramic crown systems. J Prosthet Dent 2005;93:346–355.

[7] Behrend DA. Ceramometal restorations with supragingival margins. J Prosthet Dent 1982;47:625–632.

[8] Black GV. Operative dentistry. Chicago: Medico-Dental, 1908.

[9] Bowley JF, Kieser J. Axial-wall inclination angle and vertical height interactions in molar full crown preparations. J Dent 2007;35:117–123.

[10] Bowley JF, Lai WT. Surface area improvement with grooves and boxes in mandibular molar crown preparations. J Prosthet Dent 2007;98:436–444.

[11] Busato ALS, Barbosa AN, Bueno M, Baldissera RA. Princípios gerais do preparo de cavidades. In: Dentística: Restaurações em dentes posteriores. São Paulo: Artes Médicas, 1996:39–53.

[12] Carranza Júnior FA. Glickman periodontia clínica, ed 7. Rio de Janeiro: Guanabara Koogan, 1992.

[13] Cheung GS, Lai SC, Ng RP. Fate of vital pulps beneath a metal-ceramic crown or a bridge retainer. Int Endod J 2005;38:521–530.

[14] Christensen GJ. Marginal fit of gold inlay castings. J Prosthet Dent 1966;16:297–305.

[15] Coli P, Karlsson S. Fit of a new pressure-sintered zirconium dioxide coping. Int J Prosthodont 2004;17:59–64.

[16] Micheli PR, Prates RA, Magalhães MT, Zezell DM, Micheli G. Análise de temperatura intrapulpar no clareamento dental com laser de diodo in vitro. Rev Assoc Paul Cir Dent 2005;59:117–121.

[17] Denry I, Kelly JR. State of the art of zirconia for dental applications. Dent Mater 2008;24:299–307.

[18] Di Febo G, Carnevale G, Sterrantino SF. Treatment of a case of advanced periodontitis: clinical procedures utilizing the "combined preparation" technique. Int J Periodontics Restorative Dent 1985;5:52–62.

[19] Garberoglio R, Brännström M. Scanning electron microscopic investigation of human dentinal tubules. Arch Oral Biol 1976;21:355–362.

[20] Gardner FM. Margins of complete crowns – literature review. J Prosthet Dent 1982;48:396–400.

[21] Goodacre CJ, Campagni WV, Aquilino SA. Tooth preparations for complete crowns: an art form based on scientific principles. J Prosthet Dent 2001;85:363–376.

[22] Goodacre CJ. Designing tooth preparations for optimal success. Dent Clin North Am 2004;48:359–385.

[23] Hegdahl T, Silness J. Preparation areas resisting displacement of artificial crowns. J Oral Rehabil 1977;4:201–207.

[24] Ingber JS, Rose LF, Coslet JG. The "biologic width" – a concept in periodontics and restorative dentistry. Alpha Omegan 1977;70:62–65.

[25] Jameson LM, Malone WF. Crown contours and gingival response. J Prosthet Dent 1982;47:620–624.

[26] Johnston JF, Phillips RW, Dykema RW. Modern Practice in Crown and Bridge Prosthodontics, ed 3. Saunders: Philadelphia, 1971.

[27] Komine F, Iwai T, Kobayashi K, Matsumura H. Marginal and internal adaptation of zirconium dioxide ceramic copings and crowns with different finish line designs. Dent Mater J 2007;26:659–664.

[28] Kumbuloglu O, Lassila LV, User A, Vallittu PK. A study of the physical and chemical properties of four resin composite luting cements. Int J Prosthodont 2004;17:357–363.

[29] Lewis RM, Owen MM. A mathematical solution of a problem in full crown construction. J Am Dent Assoc 1959;59:943–947.

[30] Limkangwalmongkol P, Kee E, Chiche GJ, Blatz MB. Comparison of marginal fit between all-porcelain margin versus alumina-supported margin on Procera Alumina crowns. J Prosthodont 2009;18:162–166.

[31] Magne P, Magne M. Using additional wax-up and intraoral mockup for the preservation of enamel in porcelain laminate veneers [in Portuguese]. Int J Braz Dent 2007;1:24–31.

[32] Martignoni M, Schönenberger A. Precisão em prótese fixa. São Paulo: Santos, 1998.

[33] McLean JW, Hughes TH. The reinforcement of dental porcelain with ceramic oxides. Br Dent J 1965;119:251–267.

[34] Mezzomo E, Suzuki RM. Reabilitação oral contemporânea. São Paulo: Santos, 2006.

[35] Miller IF, Belsky MW. The full shoulder preparation for periodontal health. Dent Clin North Am 1965;23:83–102.

[36] Mondelli J. Fundamentos de dentística operatória, ed 2. São Paulo: Santos, 2006.

[37] Mou SH, Chai T, Wang JS, Shiau YY. Influence of different convergence angles and tooth preparation heights on the internal adaptation of Cerec crowns. J Prosthet Dent 2002;87:248–255.

[38] Murray PE, Hafez AA, Smith AJ, Cox CF. Hierarchy of pulp capping and repair activities responsible for dentin bridge formation. Am J Dent 2002;15:236–243.

[39] Newcomb GM. The relationship between the location of subgingival crown margins and gingival inflammation. J Periodontol 1974;45:151–154.

[40] Nicholls JI. Crown retention. I. Stress analysis of symmetric restorations. J Prosthet Dent 1974;31:179–184.

[41] Padbury A Jr, Eber R, Wang HL. Interactions between the gingiva and the margin of restorations. J Clin Periodontol 2003;30:379–385.

[42] Pagani C, Rocha DM, Saavedra GSFA, Carvalho RF. Previsibilidade e Estética: A utilização do ensaio restaurador (Mock-up) na construção da beleza do sorriso. In: Callegari A, Dias RB (eds). Especialidade em foco: beleza do sorriso. Nova Odessa: Napoleão, 2013:114–145.

[43] Pameijer CH, Stanley HR, Ecker G. Biocompatibility of a glass ionomer luting agent. 2. Crown cementation. Am J Dent 1991;4:134–141.

[44] Parker MH, Calverley MJ, Gardner FM, Gunderson RB. New guidelines for preparation taper. J Prosthodont 1993;2:61–66.

[45] Pegoraro LF. Prótese fixa. Porto Alegre: Artes Médicas, 2004.

[46] Pera P, Gilodi S, Bassi F, Carossa S. In vitro marginal adaptation of porcelain ceramic crowns. J Prosthet Dent 1994;72:585–590.

[47] Pigozzo MN, Laganá DC, Mori M, Gil C, Mantelli AG. Preparos dentais com fi nalidade protética: uma revisão da literatura. Rev Odontol Univ Cid São Paulo 2009;21:48–55.

[48] Quintas AF, Oliveira F, Bottino MA. Vertical marginal discrepancy of ceramic copings with different ceramic materials, finish lines, and luting agents: an in vitro evaluation. J Prosthet Dent 2004;92:250–257.

[49] Raigrodski AJ. Contemporary materials and technologies for all-ceramic fixed partial dentures: a review of the literature. J Prosthet Dent 2004;92:557–562.

[50] Reeves WG. Restorative margin placement and periodontal health. J Prosthet Dent 1991;66:733–736.

[51] Ritter AV, Swift EJ Jr. Current restorative concepts of pulp protection. Endod Topics 2003;5:41–48.

[52] Rosner D. Function, placement and reproduction of bevels for gold castings. J Prosthet Dent 1963;13:1160–1166.

[53] Saito T. Preparos dentais funcionais em prótese fixa, ed 2. São Paulo: Santos, 1999.

[54] Shillingburg HT, Hobo S, Whitsett LD. Fundamentos de prótese fixa, ed 4. São Paulo: Quintessence, 2007.

[55] Silness J. Periodontal conditions in patients treated with dental bridges. 3. The relationship between the location of the crown margin and the periodontal condition. J Periodontal Res 1970;5:225–229.

[56] Smith CT, Gary JJ, Conkin JE, Franks HL. Effective taper criterion for the full veneer crown preparation in preclinical prosthodontics. J Prosthodont 1999;8:196–200.

[57] Smulson MH, Sieraski SM. Histopathology and diseases of the dental pulp. In: Weine FS (ed). Endodontic therapy, ed 5. St. Louis: Mosby, 1996:84–165.

[58] Stanley HR. Dental iatrogenesis, Part 2. Dent Today 1995;14:76–81.

[59] Suárez MJ, González de Villaumbrosia P, Pradíes G, Lozano JF. Comparison of the marginal fit of Procera AllCeram crowns with two finish lines. Int J Prosthodont 2003;16:229–232.

[60] Tan PL, Gratton DG, Diaz-Arnold AM, Holmes DC. An in vitro comparison of vertical margins gaps of CAD/CAM titanium and conventional cast restorations. J Prosthodont 2008;17:378–383.

[61] Touati B, Miara P, Nathanson D. Inlays e Onlays cerâmicas. In: Odontologia estética e restaurações cerâmicas. São Paulo: Santos, 2000:259–291.

[62] Tylman SD, Malone WFP. Tylman's Theory and Practice of Fixed Prosthodontics, ed 7. St. Louis: Mosby, 1978.

[63] Vieira GF. Atlas de anatomia de dentes permanentes: coroa dental. São Paulo: Santos, 2006.

[64] Vigolo P, Fonzi F. An in vitro evaluation of fit of zirconium-oxide-based ceramic four-unit fixed partial dentures, generated with three different CAD/CAM systems, before and after porcelain firing cycles and after glaze cycles. J Prosthodont 2008;17:621–626.

[65] Wilson AH Jr, Chan DC. The relationship between preparation convergence and retention of extracoronal retainers. J Prosthodont 1994;3:74–78.

[66] Yu C, Abbott PV. An overview of the dental pulp: its functions and responses to injury. Aust Dent J 2007;52(suppl 1):S4–S16.

[67] Zach L, Cohen G. Pulp response to externally applied heat. Oral Surg Oral Med Oral Pathol 1965;19:515–530.

[68] Zöllner A, Gaengler P. Pulp reactions to different preparation techniques on teeth exhibiting periodontal disease. J Oral Rehabil 2000;27:93–102.

[69] Zuckerman GR. Resistance form for the complete veneer crown: principles of design and analysis. Int J Prosthodont 1988;1:302–307.

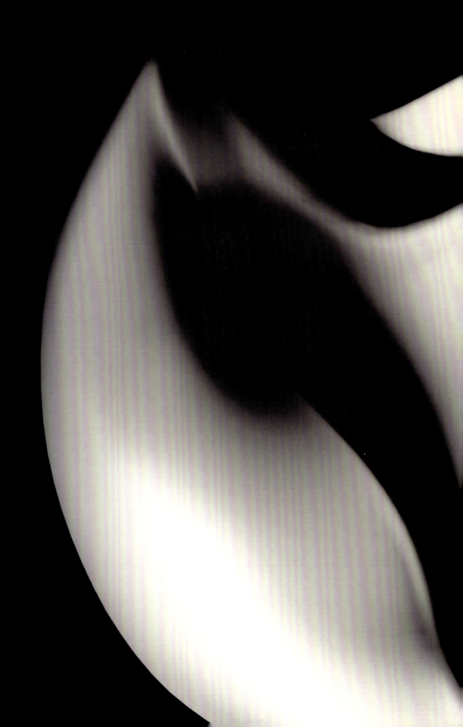

第4章

INTRACORONAL
RESTORATIONS
冠内修复体

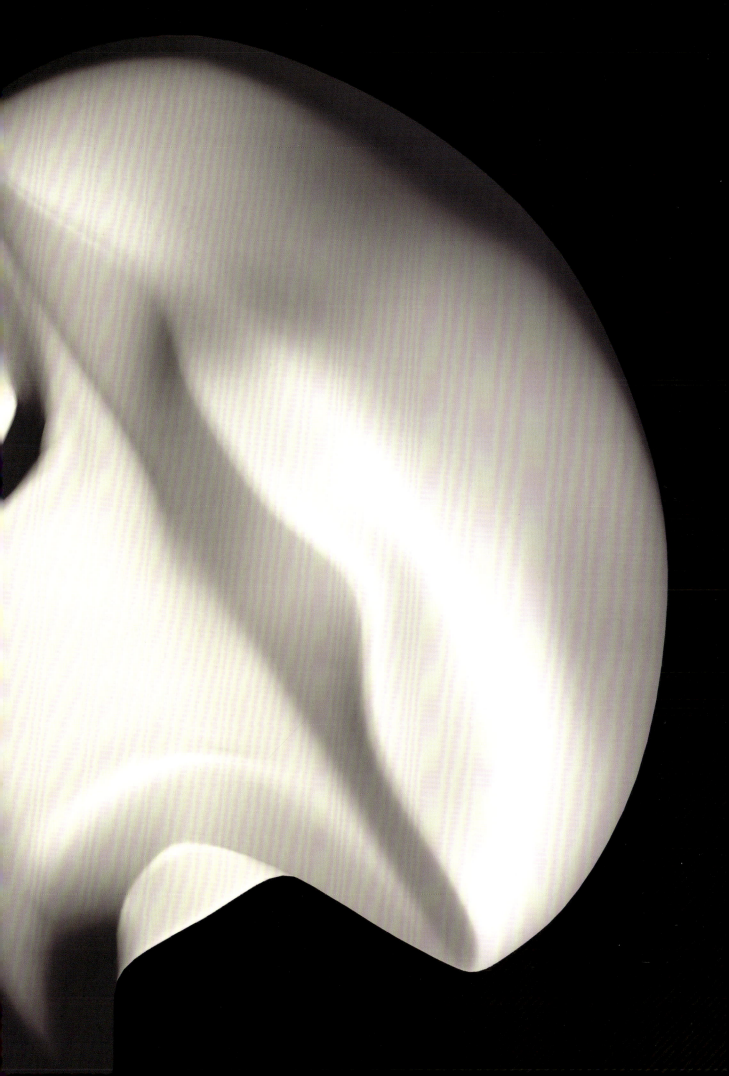

不同类型的预备体

临床上，牙体缺损的常见原因有龋齿、牙折或其他相关因素。缺损范围可累及牙尖或至整个冠部的牙体组织。治疗计划的制订是依据详细而全面的临床检查，检查内容包括评估缺损牙体组织的多少、是否累及牙髓组织、与其他牙齿的相互关系、牙周条件、咬合等。

所谓牙体制备，不仅仅只是简单地切削牙体组织，而是以修复或治疗牙体缺损的结果为导向，根据临床具体情况，按照一定操作策略或原则磨除牙体组织。

Shillinburg等总结了牙体制备的基本原则：保存剩余牙体组织，具有固位型和抗力型，满足修复体结构持久耐用，满足修复体的边缘完整性以及保护牙周组织。虽然我们临床操作要根据这些原则进行，但有些时候并不能完全兼顾之。

此时，Black教授提出的经典洞型制备原则或直接修复的洞型制备就不完全适用了。间接修复牙体制备的不同之处在于，我们需要在预备体上制备出固位型。

冠内修复体的主要类型有：
- 嵌体 —— 制备范围完全在临床冠内，不涉及牙尖和牙齿颊舌面。
- 高嵌体 —— 制备范围涉及部分牙尖。
- 覆盖嵌体 —— 制备范围涉及所有牙尖，覆盖至牙齿颊舌面的中1/3。

牙体制备所采用的车针会在本章116页和117页讨论。

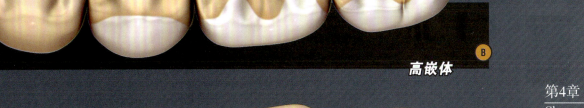

嵌体 Ⓐ

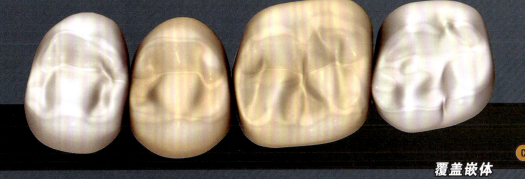

高嵌体 Ⓑ

覆盖嵌体 Ⓒ

车针类型

钨钢球钻

小直径的金刚砂球钻

大直径的金刚砂球钻

中等颗粒度的梨状金刚砂车针

精细颗粒度的梨状金刚砂车针

中等颗粒度的火焰状金刚砂车针

粗细颗粒度的火焰状金刚砂车针

中等颗粒度的尖头锥度金刚砂车针

精细颗粒度的尖头锥度金刚砂车针

中等颗粒度的圆头锥度金刚砂车针（中等直径）

精细颗粒度的圆头锥度金刚砂车针

中等颗粒度的轮状金刚砂车针

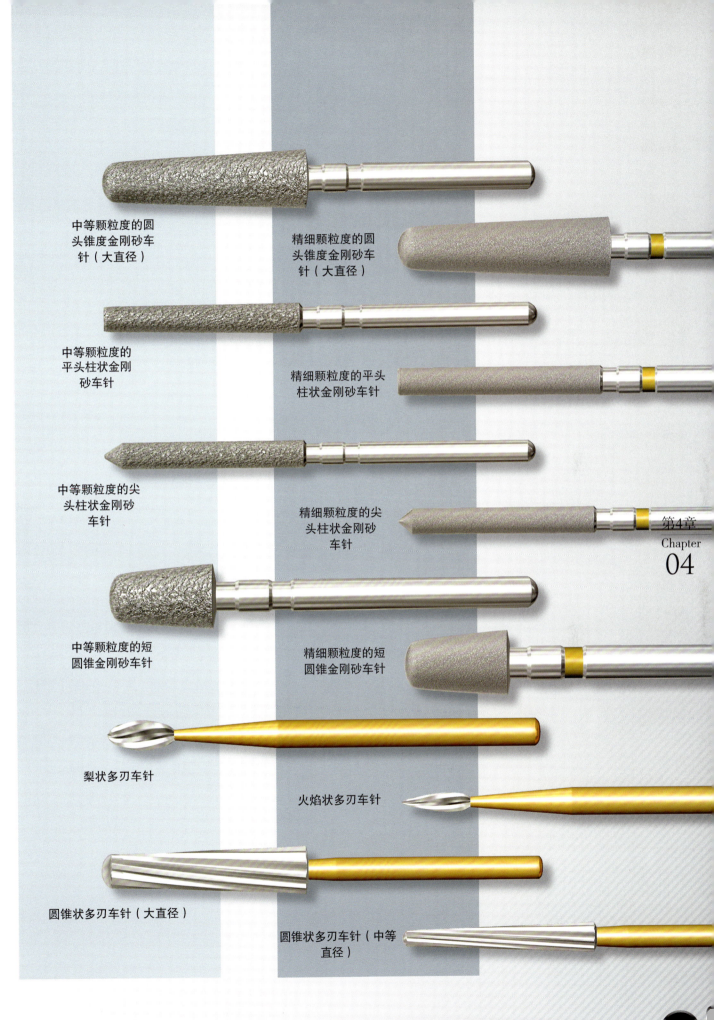

中等颗粒度的圆
头锥度金刚砂车
针（大直径）

精细颗粒度的圆
头锥度金刚砂车
针（大直径）

中等颗粒度的
平头柱状金刚
砂车针

精细颗粒度的平头
柱状金刚砂车针

中等颗粒度的尖
头柱状金刚砂
车针

精细颗粒度的尖
头柱状金刚砂
车针

中等颗粒度的短
圆锥金刚砂车针

精细颗粒度的短
圆锥金刚砂车针

梨状多刃车针

火焰状多刃车针

圆锥状多刃车针（大直径）

圆锥状多刃车针（中等
直径）

金属修复体

适应证

金属修复体因为美观性的问题，已逐渐被其他材料取而代之，但在有些临床情况下仍有其适用价值。了解金属修复体的原则，有利于我们更好地理解和应用牙科修复中的基本理念。

金属修复体最大的优势之一是它的生物相容性。适用于：恢复牙体组织的大面积缺损，在邻接触区可避免引发牙周问题；保护经牙体牙髓治疗的患牙和承受较大咬合力区域的剩余牙体组织；作为固定修复的固位体，牙周夹板，取代不良修复体；患牙的对颌也是金属修复体；为局部活动义齿提供支持；需要咬合重建的情况。

金属冠内修复体的主要类型

金属铸造的冠内修复体可用于近中𬌗（MO），近远中𬌗（MOD）以及远中𬌗（DO）的牙体组织缺损。它们可以是简单的箱状，也可以覆盖一个或多个牙尖。

嵌体

根据嵌体制备的范围是否涉及邻面，临床操作原则也会有所不同。比如，当我们在制备MO或DO洞型时，要注意尽可能保留边缘嵴（图4-1~图4-4）。𬌗面洞型制备范围是，𬌗面中1/3的主要窝沟，深度是冠部高度的1/3，洞壁外展3°~5°。邻面制备时，在磨除邻接触区要注意使用金属成型片保护邻牙；龈壁深度大约在冠部高度的2/3。𬌗面和邻面洞型的内侧线角要圆钝，且两者之间要连续。

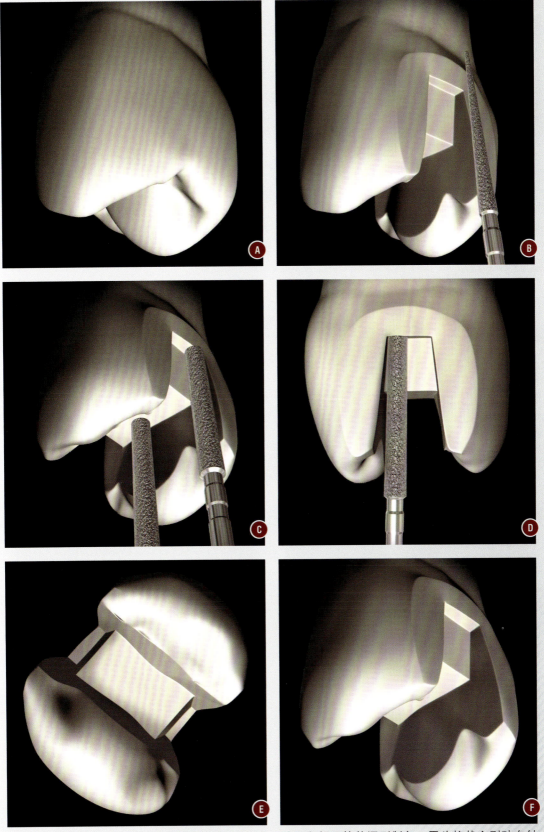

图4-1 上颌前磨牙（A）。磨除邻接触区（B）。殆面和邻面箱状洞型制备，平头柱状金刚砂车针（C）。邻面洞型底平壁直，洞壁在殆方略微外展（D）。预备体最终完成的形态（E和F）。

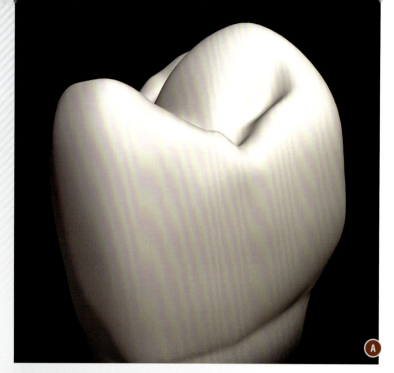

A

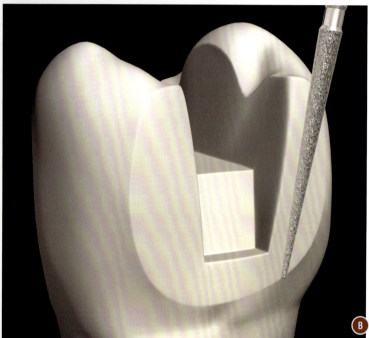

B

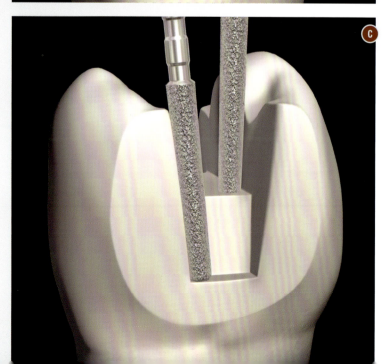

C

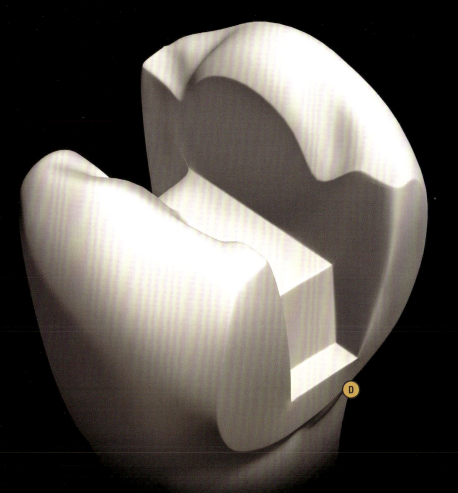

图 4-2　下颌前磨牙（A）。磨除邻面接触区（B）。平头柱状金刚砂车针制备殆面和邻面的箱状洞型，线角明显（C）。预备体最终完成的形态（D和E）。

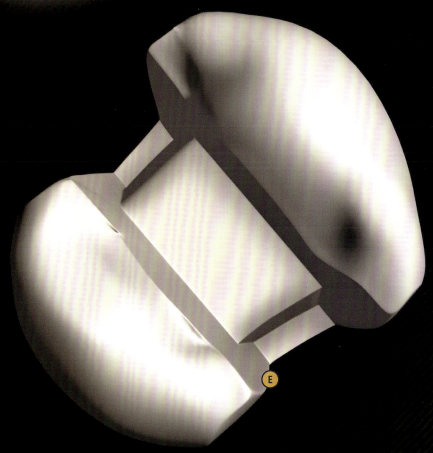

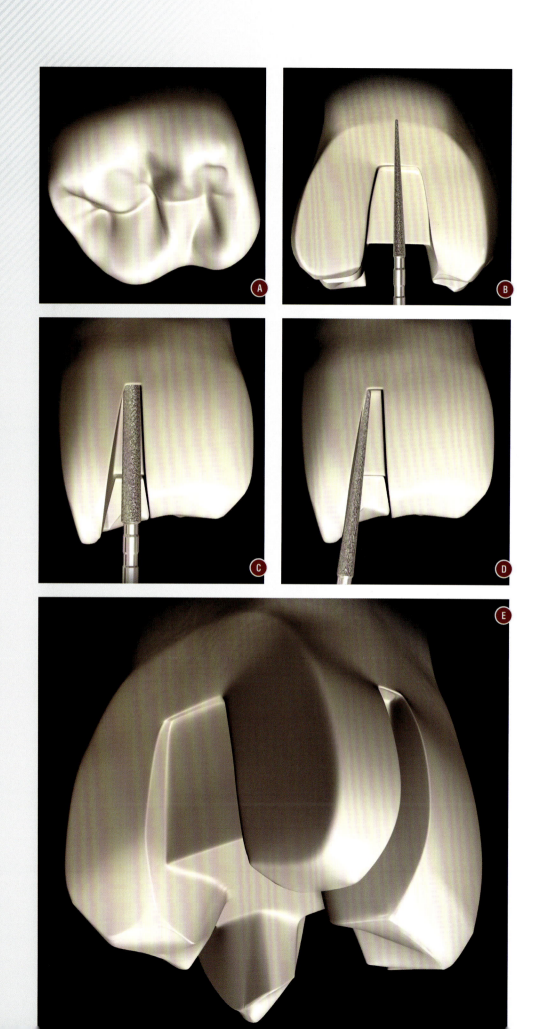

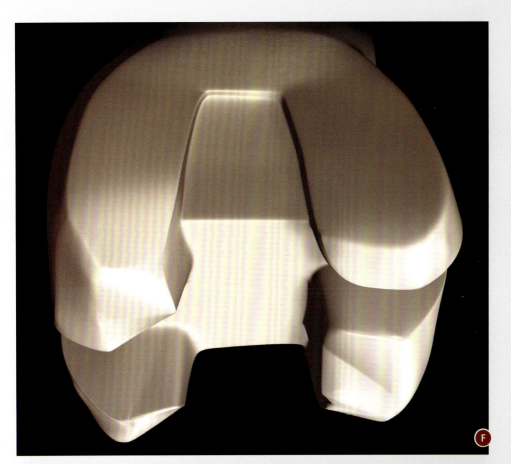

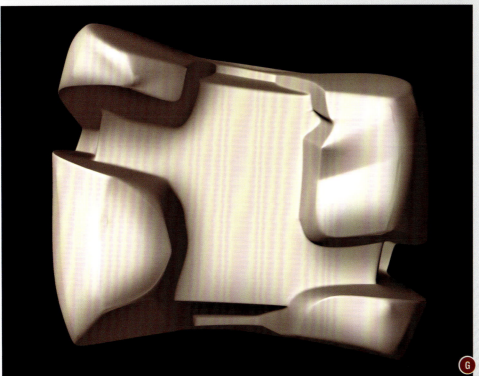

图4-3 上颌磨牙（A）。尖头锥度金刚砂车针分离邻面（B）。颊舌面和邻面的洞型制备
（C）。利用金刚砂车针的锥度制备洞壁的船向外展角度（D）。预备体最终完成的形态
（E~G）。

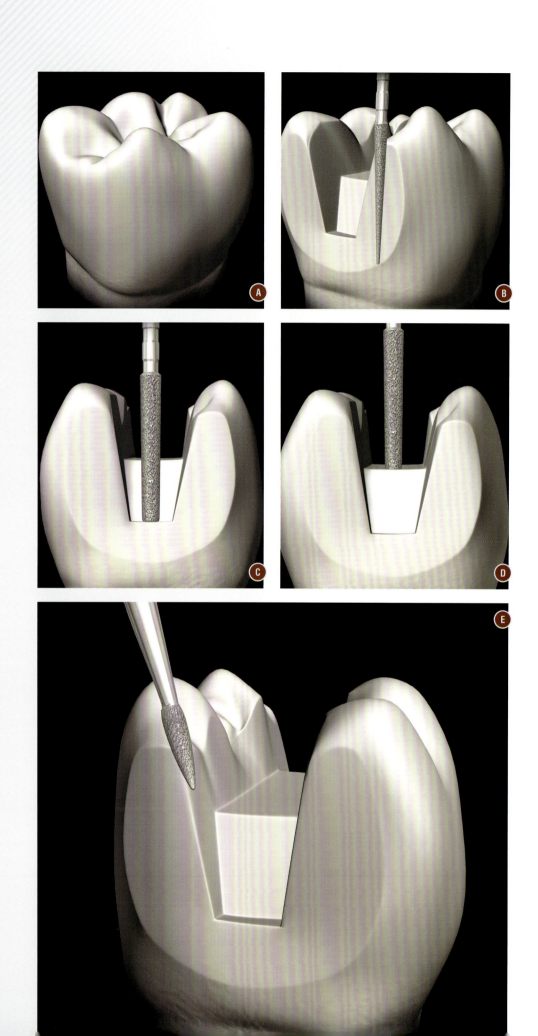

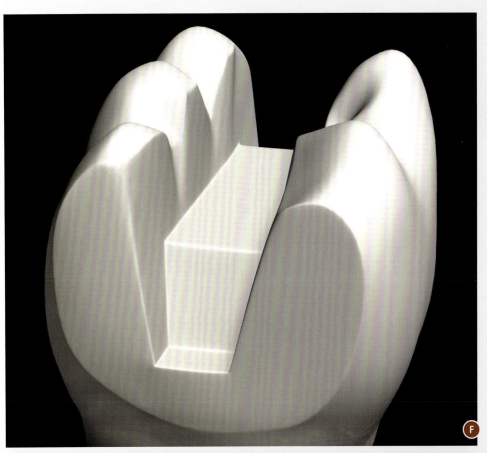

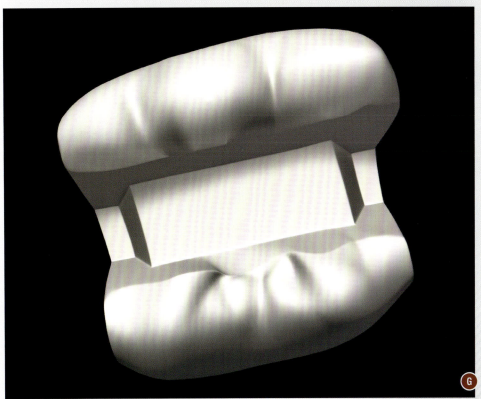

图4-4 下颌磨牙（A）。分离邻面接触区（B）。邻面箱状洞型（C）。𬌗面箱状洞型（D）。内侧线角圆钝（E）。预备体最终完成的形态（F和G）。

上颌高嵌体

与嵌体的制备原则大体上类似。上颌牙齿高嵌体的制备范围包括腭尖（图4-5）。在𬌗面制备时，首先要根据牙体解剖外形制作定深沟。非功能尖（颊尖）降低1.0mm，功能尖（腭尖）降低1.5mm。完成牙体磨除后，有必要检查一下，制备的空间是否满足修复材料的最低厚度要求。这一步保证了修复体可以有足够的强度，避免其发生挠曲形变和移位。

制备邻面洞型，是通过增加体积的方式来提高修复体的抗力。在颊舌面制备有斜面边缘的终止线，是为了修复体有更好的边缘密合度（图4-6）。

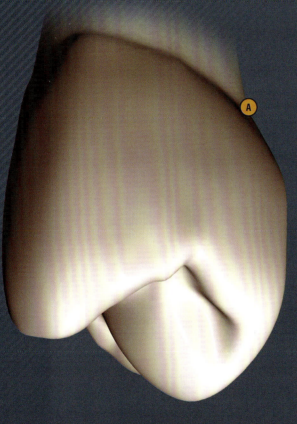
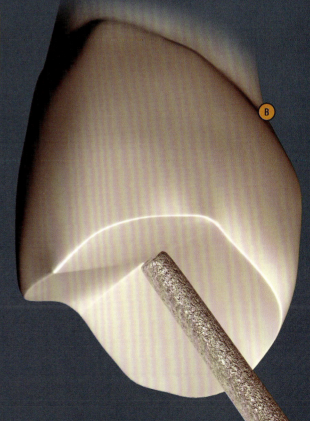

图4-5 上颌前磨牙（A）。𬌗面的制备（B）。腭尖的制备（C）。𬌗面箱状洞型制备，平头柱状金刚砂车针（D）。邻面洞型的制备，平头柱状金刚砂车针（E）。

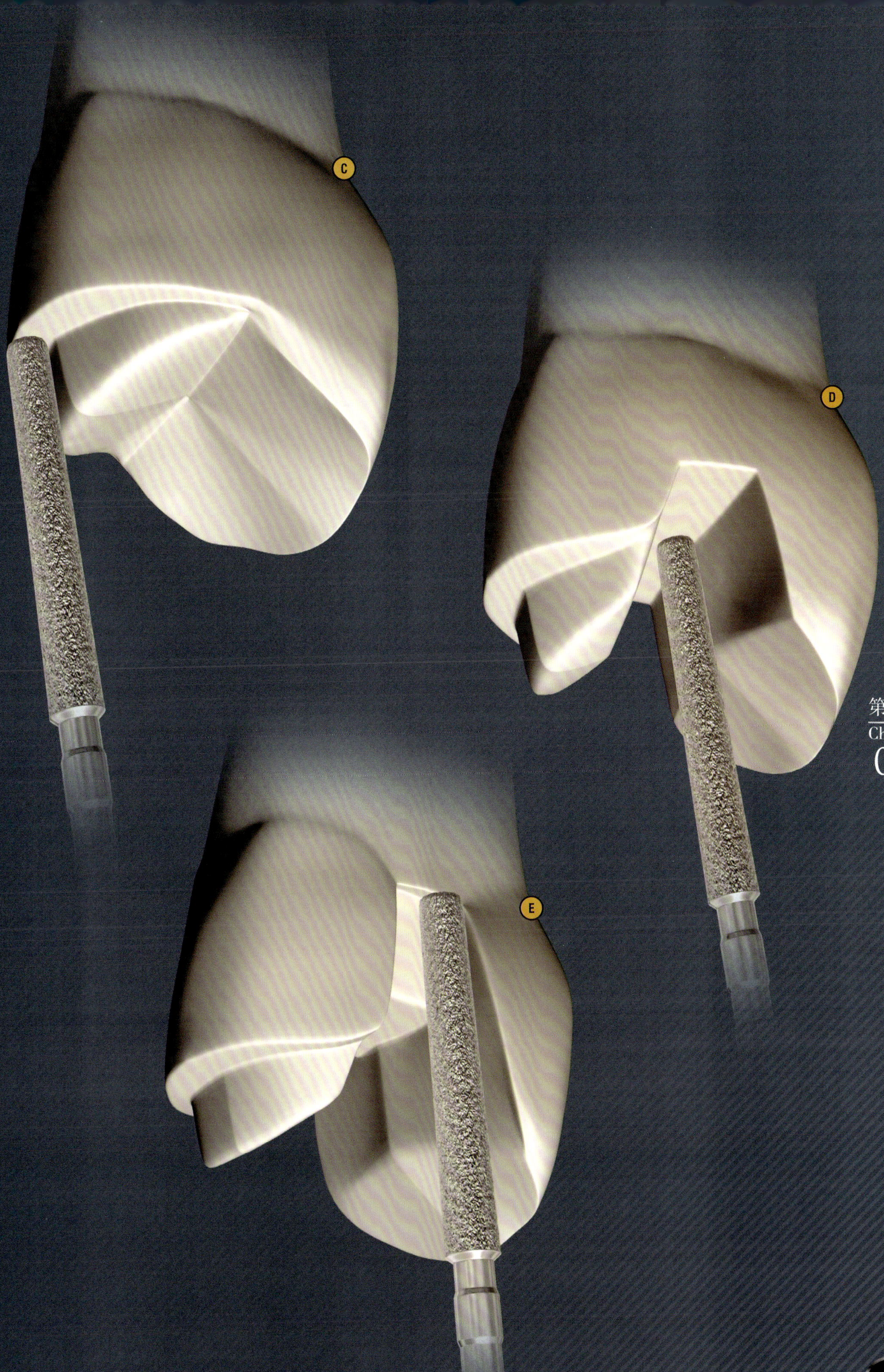
C
D
E

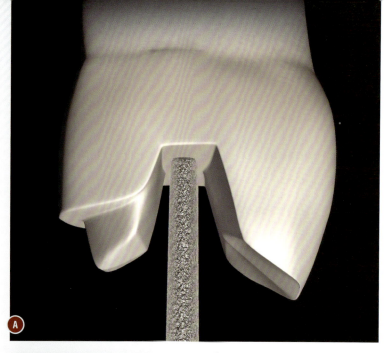

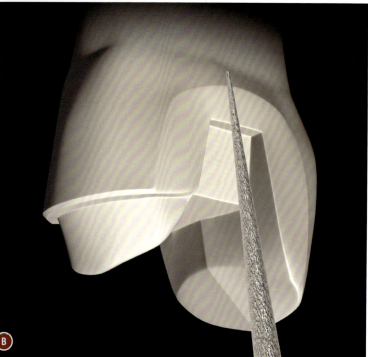

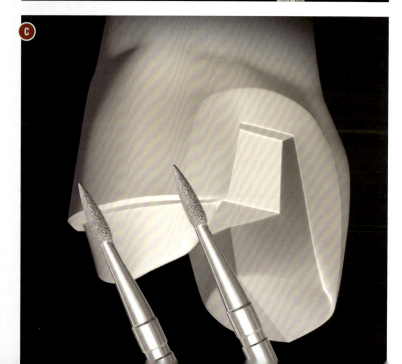

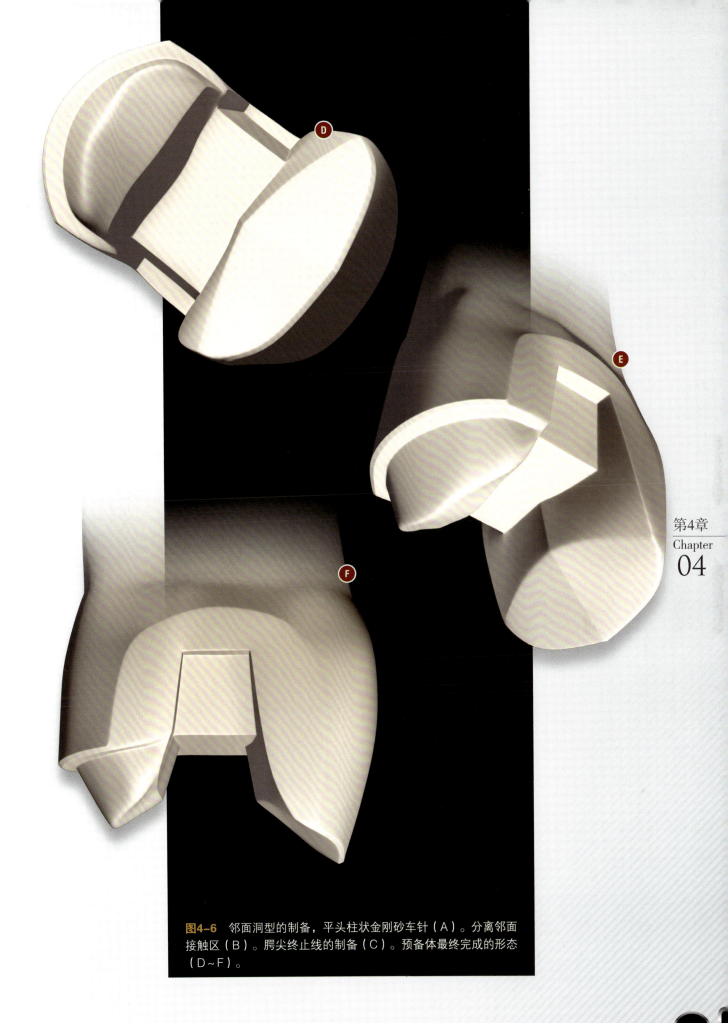

图4-6 邻面洞型的制备，平头柱状金刚砂车针（A）。分离邻面接触区（B）。腭尖终止线的制备（C）。预备体最终完成的形态（D~F）。

下颌高嵌体

　　下颌高嵌体的制备范围包括颊尖（图4-7）。殆面制备时，首先要根据牙体解剖外形制备定深沟。非功能尖（舌尖）降低1.0mm，功能尖（颊尖）降低1.5mm。完成牙体组织磨除后，有必要在口内检查殆面空间是否已足够满足修复材料的强度要求。

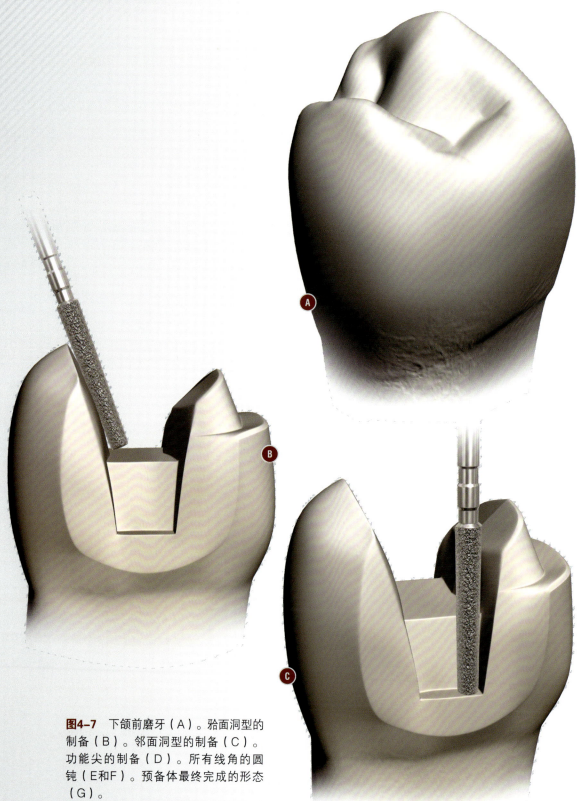

图4-7 下颌前磨牙（A）。殆面洞型的制备（B）。邻面洞型的制备（C）。功能尖的制备（D）。所有线角的圆钝（E和F）。预备体最终完成的形态（G）。

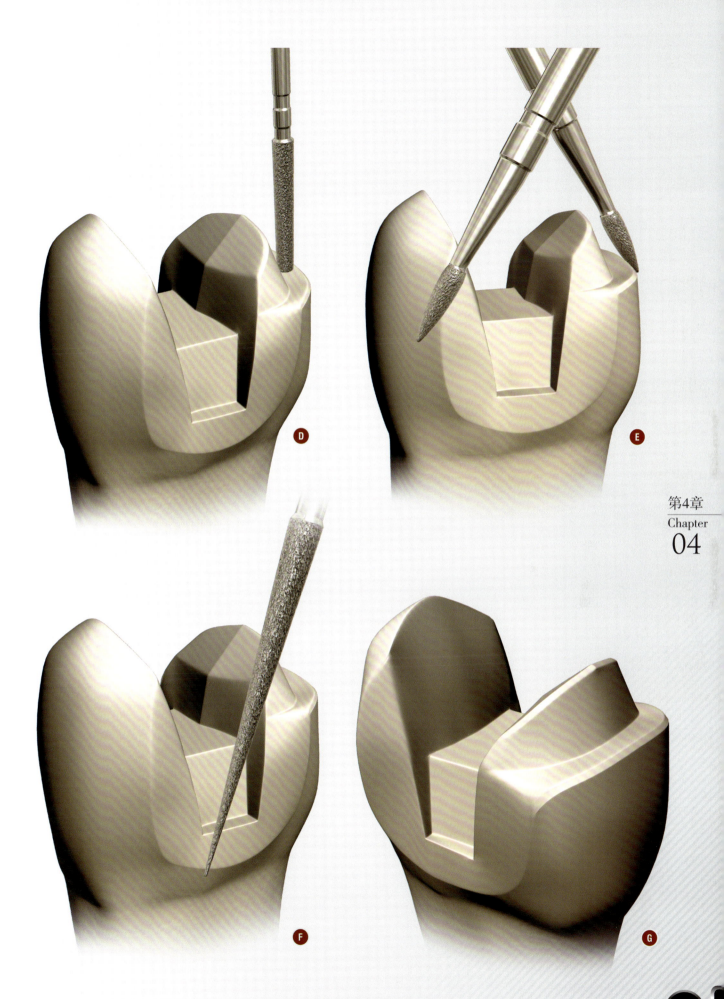

覆盖嵌体

　　与高嵌体的制备原则大体上类似。区别在于，覆盖嵌体的殆面制备量更大，同时覆盖了功能尖及非功能尖。完成牙体磨除后，有必要在口内检查确认，殆面空间是否足够满足修复材料强度的要求。图4-8和图4-9分别为上下颌后牙覆盖嵌体的制备过程。

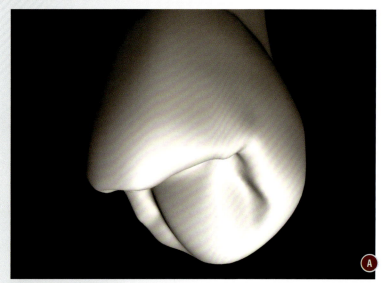

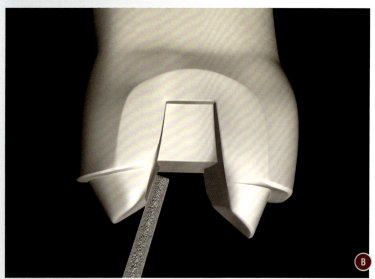

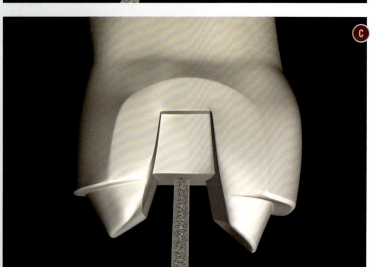

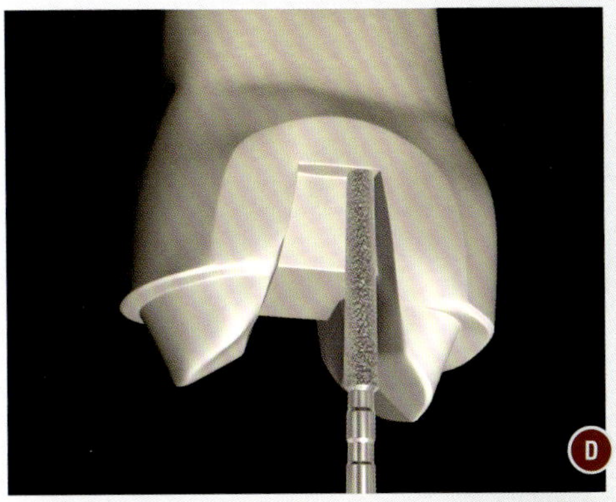

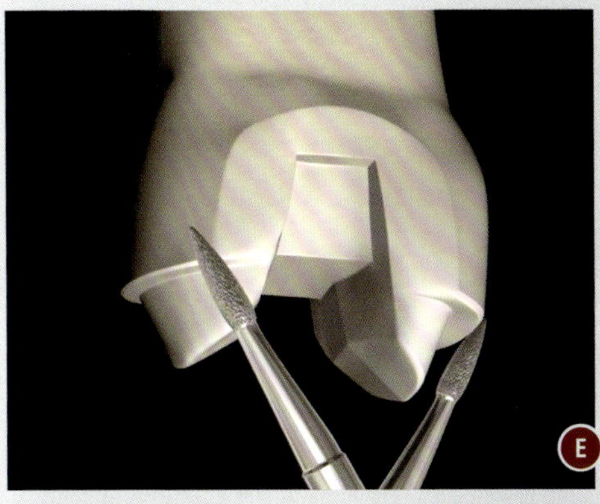

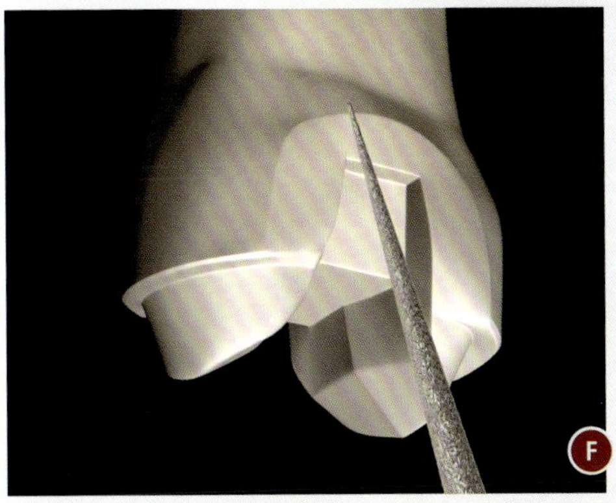

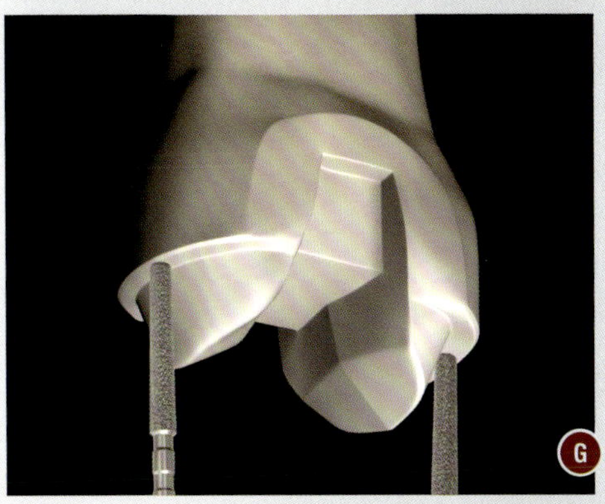

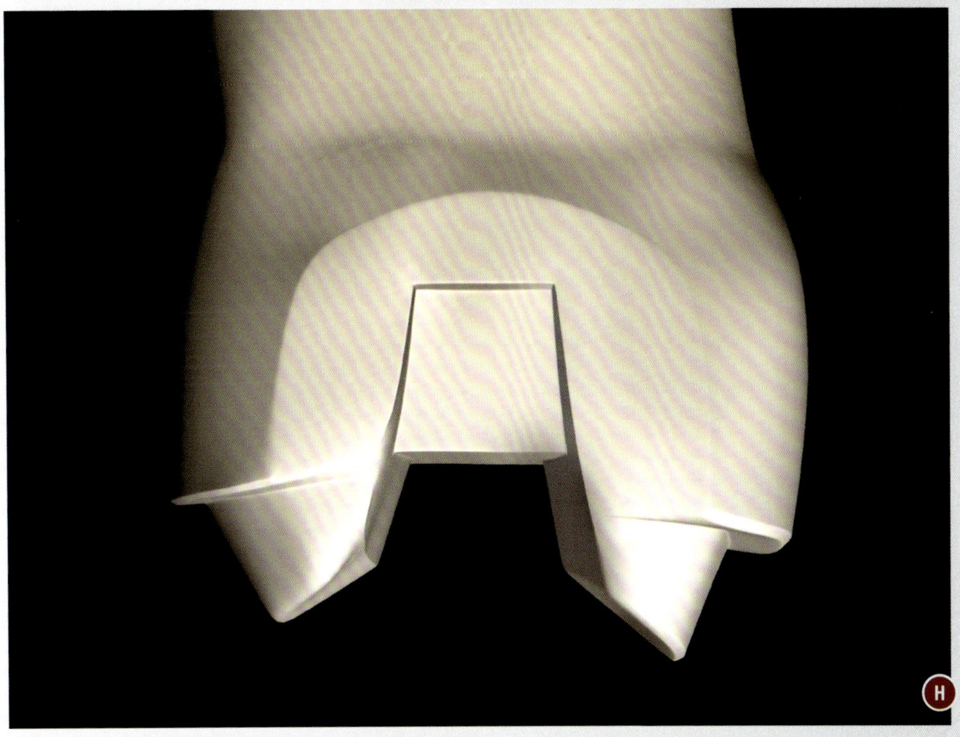

图4-8 上颌前磨牙（A）。𬌗面洞型的制备（B）。𬌗面洞型的制备，平头柱状金刚砂车针（C）。邻面洞型的制备，平头柱状金刚砂车针（D）。终止线的边缘斜面制备（E）。分离邻面接触区（F）。牙尖颊舌面终止线的制备（G）。预备体最终完成的形态（H）。

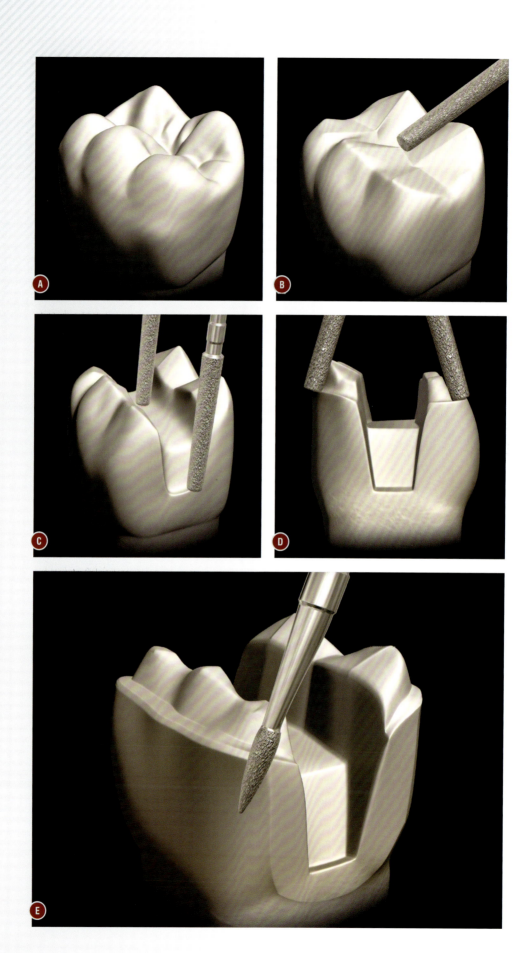

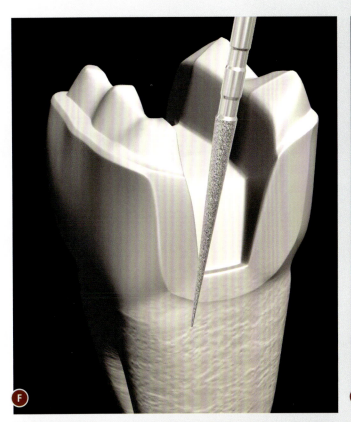

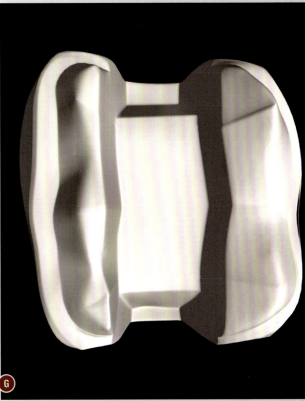

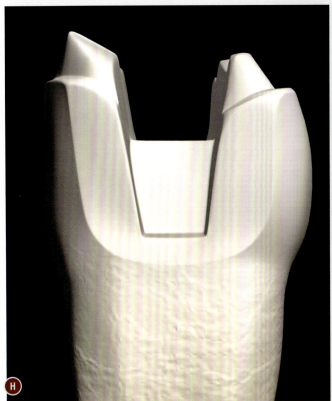

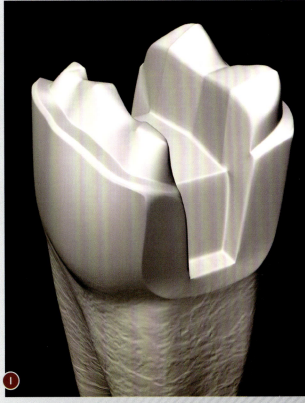

图4-9 下颌磨牙（A）。𬌗面的制备（B）。平头柱状金刚砂车针制备𬌗面及邻面洞型（C）。牙尖颊舌面终止线的制备（D）。火焰状金刚砂车针制备终止线的边缘斜面（E）。分离邻面接触区（F）。预备体最终完成的形态（G～I）。

非金属修复体

适应证

非金属修复理念以及首例非金属修复体的出现可以追溯到20世纪末期。随着粘接技术的发展，间接修复体的牙体制备也随之简化，可在保留更多牙体组织的同时又能满足修复体的固位和稳定。

非金属修复体最大的优势之一是它良好的美观性，可模拟出天然牙的特性。适用于：存在龋齿或外伤的牙齿，患牙的对颌也是全瓷修复体，无法制备出固位型的牙齿，有美观需求，唇倾或低位的牙，取代不良修复体，发育性缺损或畸形牙，恢复牙体邻面缺损又可避免引发牙周问题，保护经牙体牙髓治疗的患牙，作为固定修复的固位体，关闭前牙缝隙，活髓牙伴有广泛牙体组织缺损，患牙临床冠短小。

非金属冠内修复体的主要类型

非金属冠内修复体可用于近中𬌗（MO）、近远中𬌗（MOD）和远中𬌗（DO）的牙体组织缺损。它们可以是简单的箱状，也可以覆盖一个或多个牙尖。

嵌体

图4-10和图4-11分别为上下颌后牙嵌体的制备过程。瓷嵌体制备时，根据是否涉及邻面，操作原则会有所不同。当我们制备MO或DO洞型时，要注意的是，除非必要，否则尽量保留边缘嵴。𬌗面制备时，范围是𬌗面中1/3的主要窝沟，深度是冠部高度的1/3，洞壁外展7°～12°。邻面制备时，在磨除邻接触区要使用金属成型片保护邻牙；龈壁深度大约在冠部高度的2/3。峡部宽度至少2mm，以保证修复体的抗力。

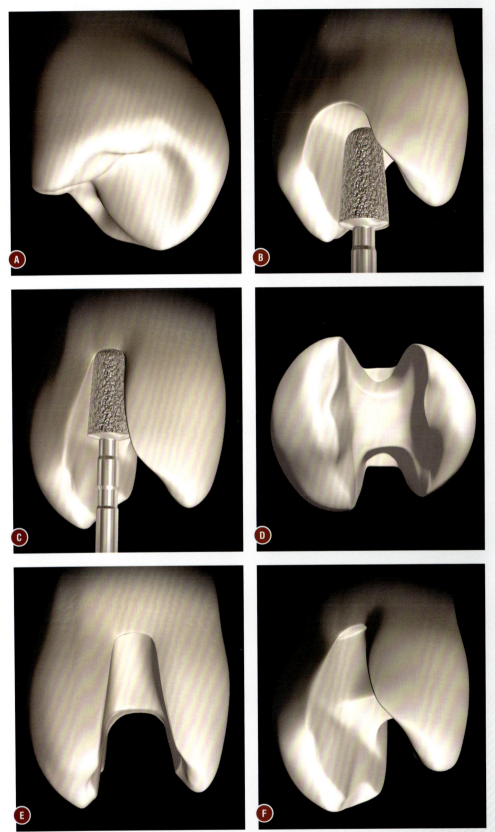

图4-10 上颌前磨牙（A）。 面箱状洞型制备，圆头锥度金刚砂车针（B）。邻面箱状洞型，圆头锥度金刚砂车针（C）。预备体完成的最终形态（D~F）。

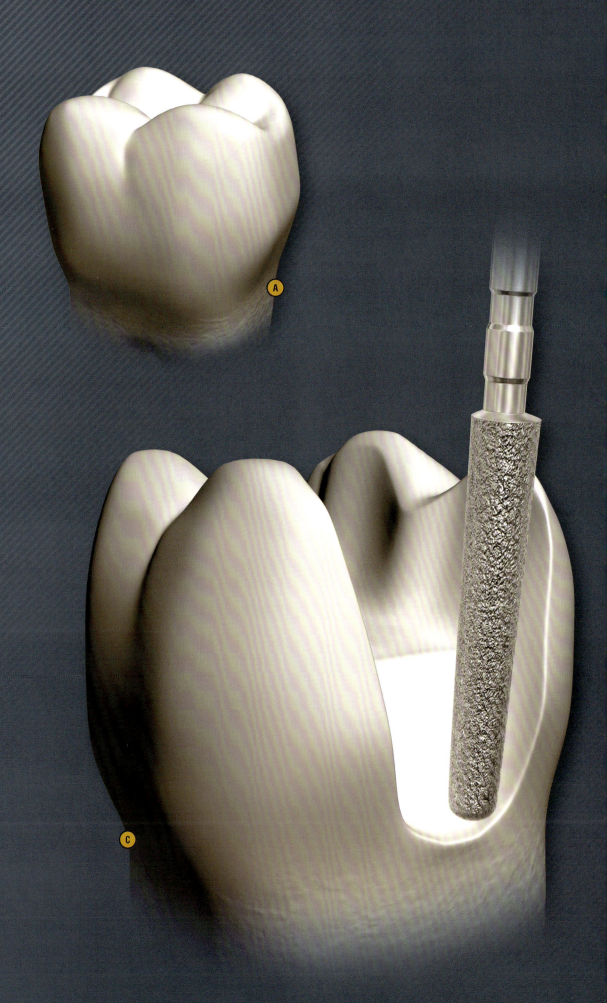

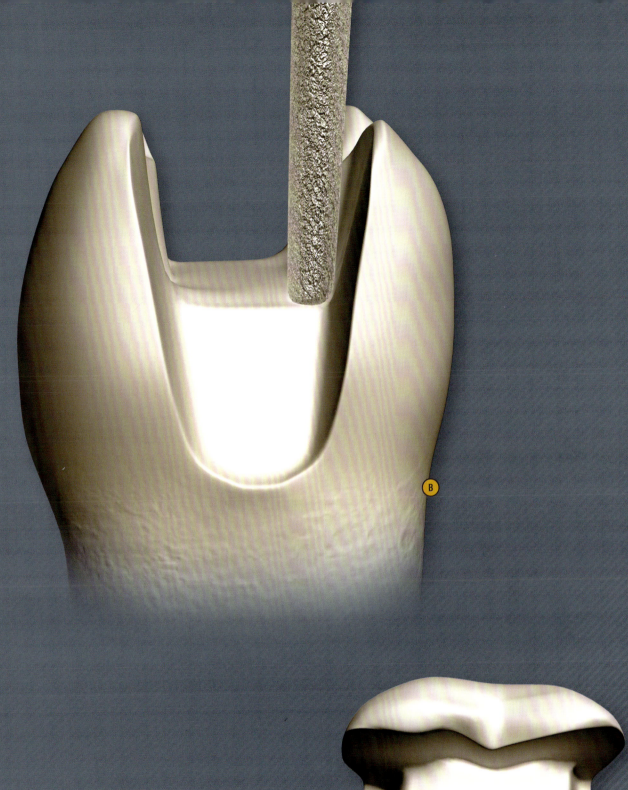

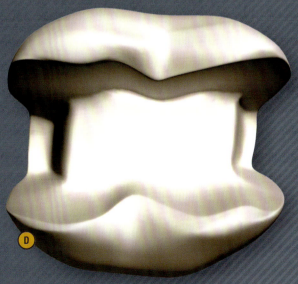

图4-11　下颌磨牙（A）。圆头锥度金刚砂车针制备殆面箱状洞型（B）。邻面箱状洞型，圆头锥度金刚砂车针（C）。预备体完成的最终形态（D）。

上颌高嵌体

与嵌体制备原则大体上类似。图4-12为上颌前磨牙高嵌体制备过程。图4-13和图4-14为上颌磨牙的高嵌体制备过程。上颌高嵌体制备范围包括腭尖。𬌗面制备时，首先需要根据牙体解剖外形制备定深沟。非功能尖（颊尖）磨除

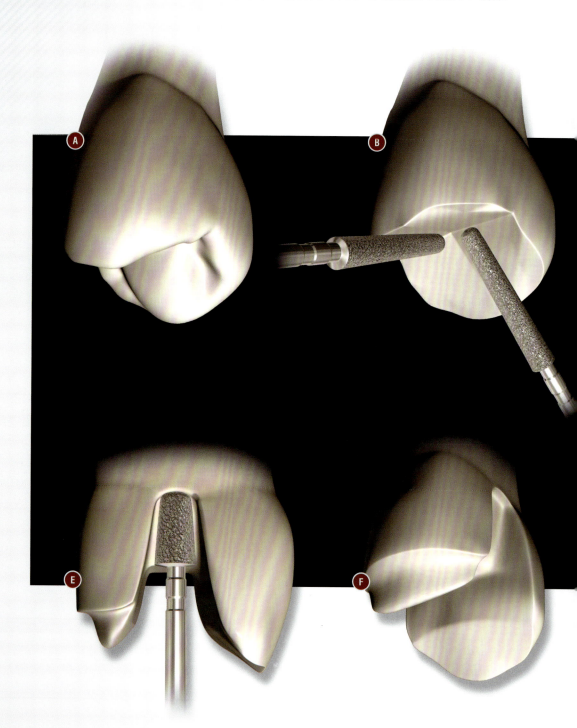

2.0mm，功能尖（腭尖）磨除2.5mm。完成牙体磨除后，我们需要检查殆面是否制备出了满足修复材料要求的空间。这一步可保证瓷修复体有足够的强度，尽可能减小折裂或破损的风险。要特别注意的是，洞型线角要圆钝。

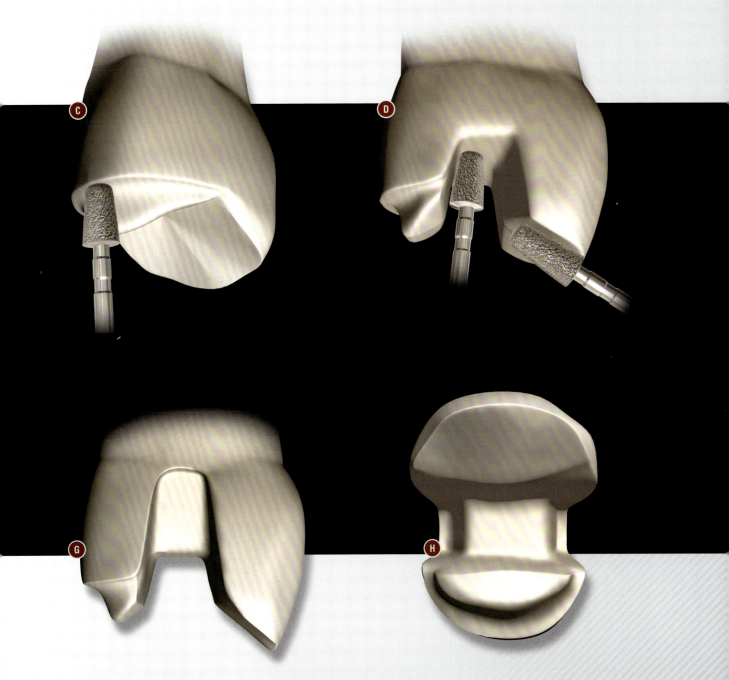

图4-12 上颌前磨牙（A）。殆面制备（B）。腭尖终止线的制备（C）。殆面箱状洞型以及颊尖制备，短圆锥金刚砂车针（D）。邻面箱状洞型制备，短圆锥金刚砂车针（E）。预备体最终完成的形态（F~H）。

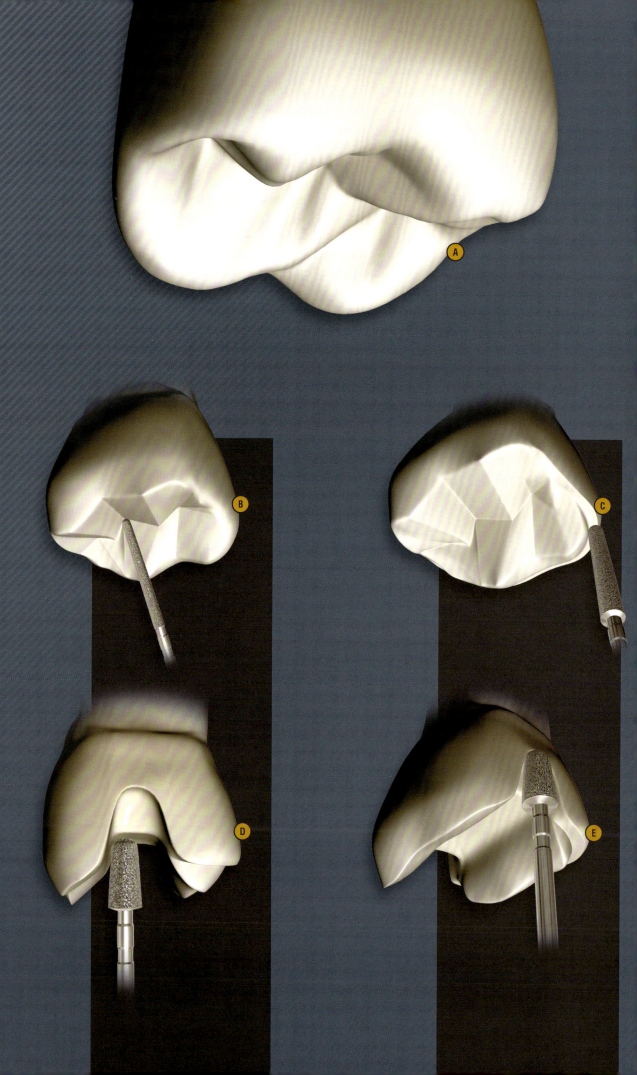

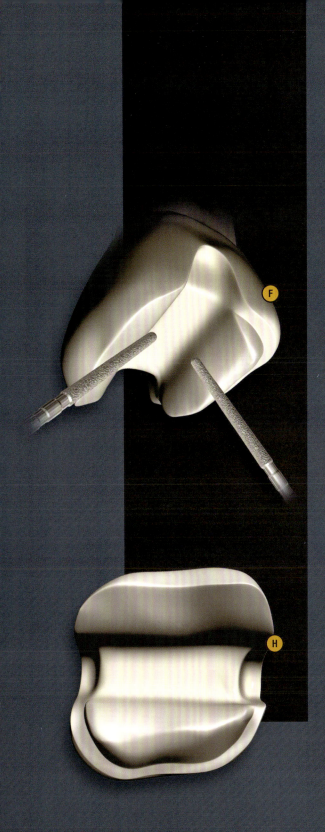
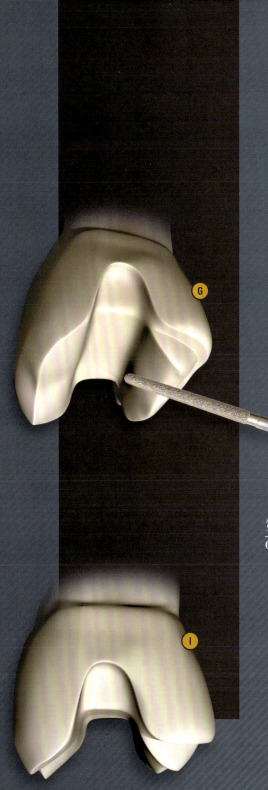

图4-13　上颌磨牙（A）。骀面制备（B）。腭尖终止线的制备，圆头锥度金刚砂车针（C）。骀面箱状洞型制备，短圆锥金刚砂车针（D）。邻面洞型制备，短圆锥金刚砂车针（E）。牙尖制备（F）。腭尖制备（G）。预备体最终完成的形态（H和I）。

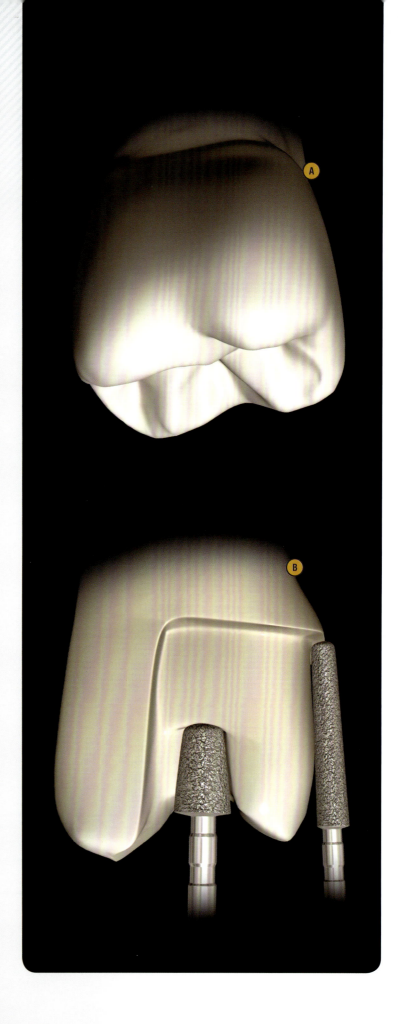

牙 体 制 备 的 科 学 与 艺 术

TOOTH PREPARATIONS SCIENCE & ART

144

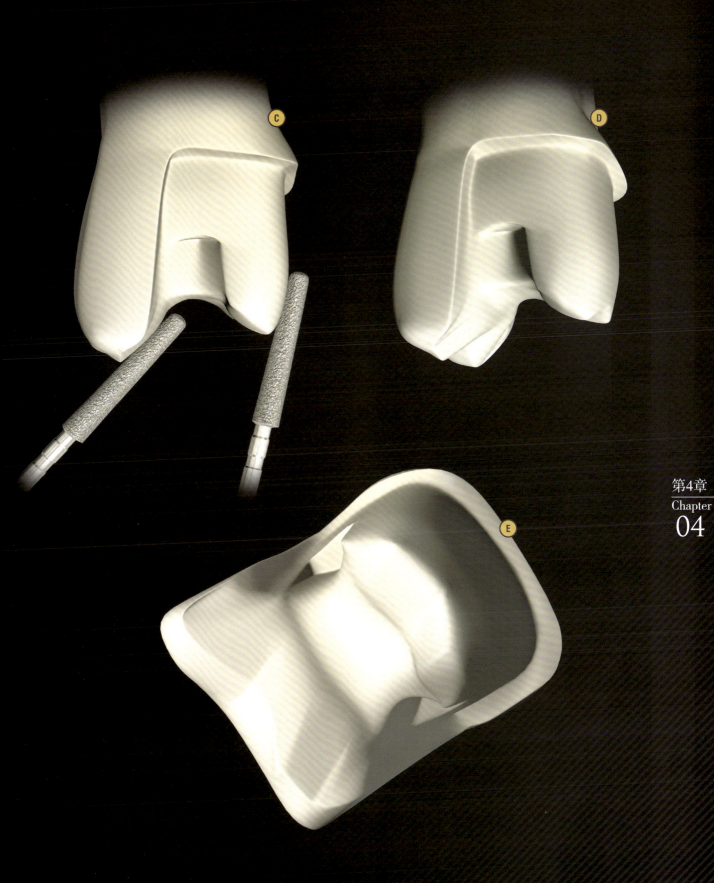

图4-14 上颌磨牙（A）。邻面箱状洞型和腭尖终止线的制备（B）。功能尖和非功能尖的制备（C）。预备体最终完成的形态（D和E）。

下颌高嵌体

下颌高嵌体（图4-15和图4-16）制备范围包括颊尖。殆面制备时，首先要根据牙体解剖外形制作定深沟。舌尖磨除2.0mm，颊尖磨除2.5mm。完成牙体磨除后，有必要检查确认殆面的制备量是否足够满足修复材料强度的要求。

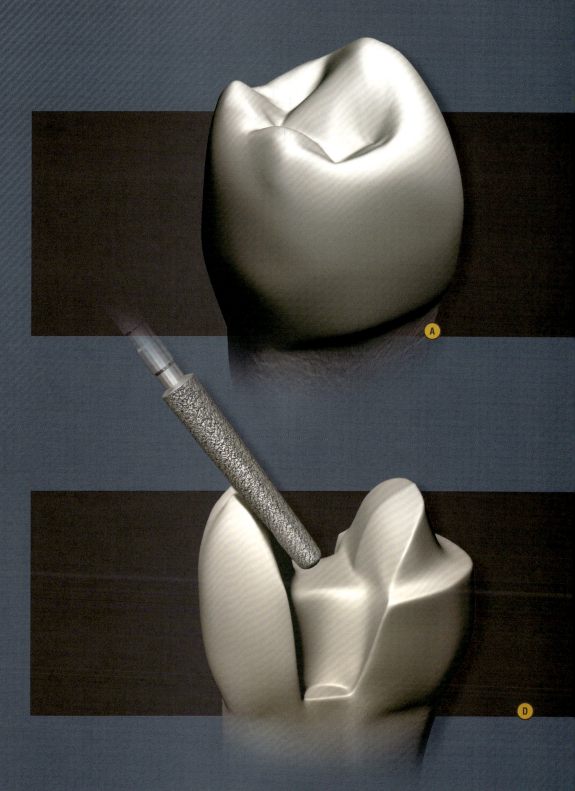

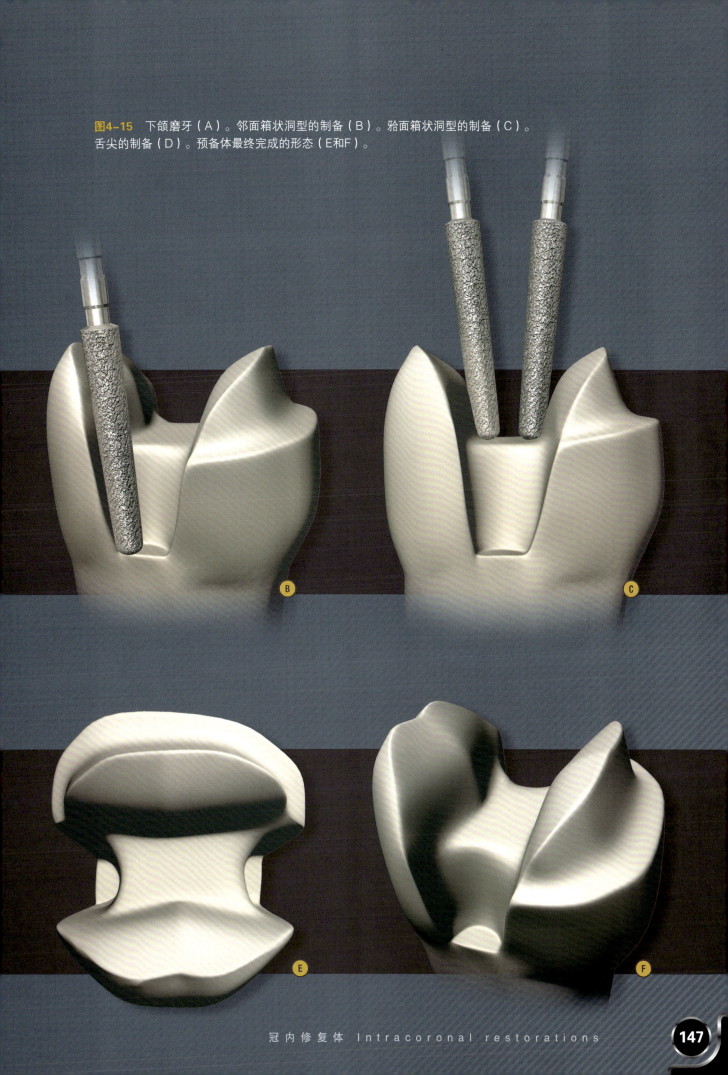

图4-15 下颌磨牙（A）。邻面箱状洞型的制备（B）。粭面箱状洞型的制备（C）。舌尖的制备（D）。预备体最终完成的形态（E和F）。

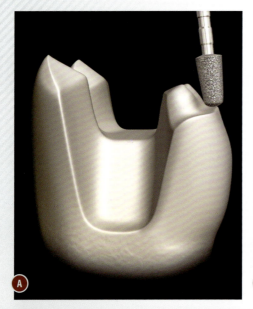

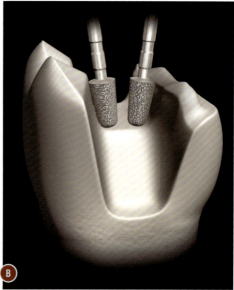

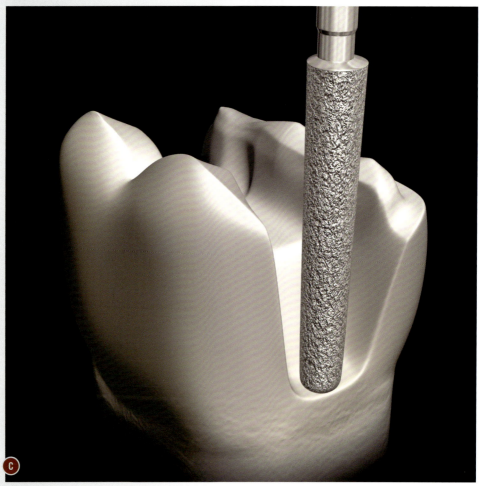

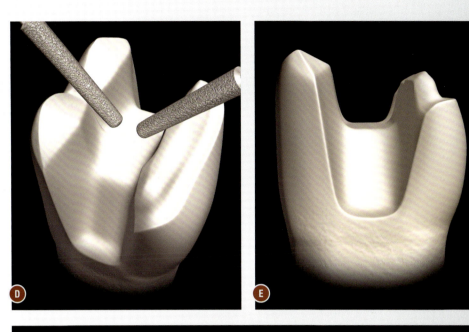

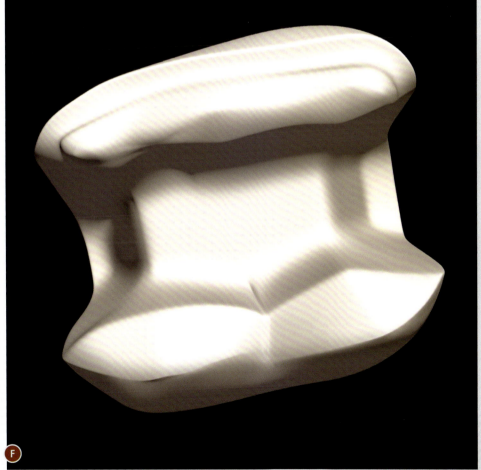

图4-16　颊尖终止线的制备，短圆锥金刚砂车针（A）。骀面箱状洞型的制备，短圆锥金刚砂车针（B）。邻面箱状洞型的制备，圆头锥度金刚砂车针（C）。功能尖和非功能尖牙体组织的磨除（D）。预备体最终完成的形态（E和F）。

覆盖嵌体

与高嵌体制备原则大体相似。区别之处在于，覆盖嵌体的殆面制备量更大，包括了功能尖和非功能尖（颊尖和舌尖）（图4-17～图4-22）。完成牙体磨除后有必要检验殆面的制备量是否足够满足修复材料强度的要求。

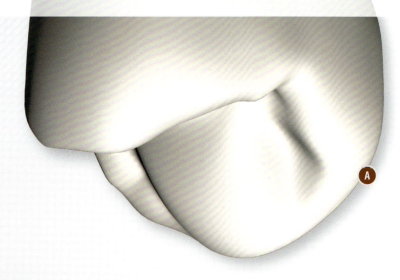

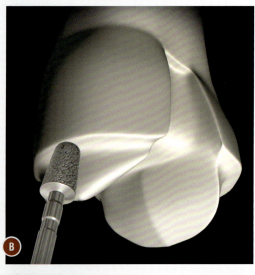

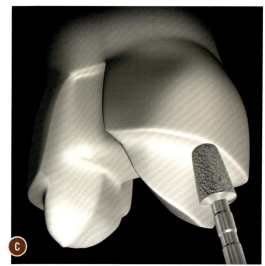

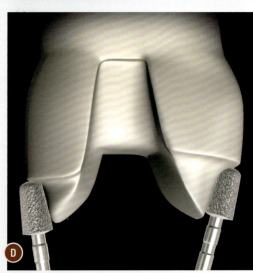

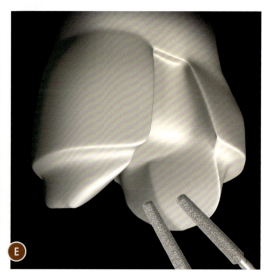

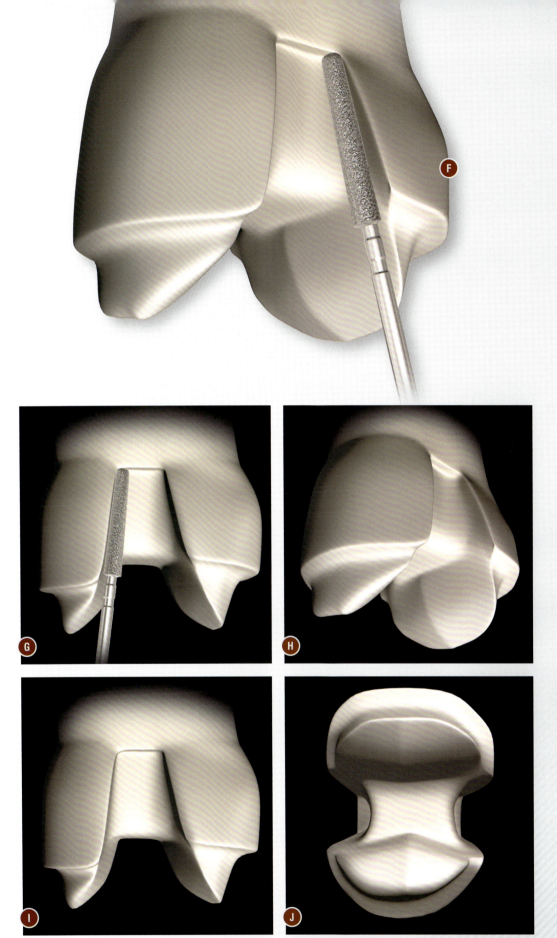

图4-17 上颌前磨牙（A）。颊尖终止线的制备，短圆锥金刚砂车针（B）。腭尖终止线的制备，短圆锥金刚砂车针（C）。覆盖牙尖的颊腭面制备，短圆锥金刚砂车针（D）。功能尖牙体组织的磨除（E）。邻面箱状洞型的制备，圆头锥度金刚砂车针（F和G）。预备体最终完成的形态（H~J）。

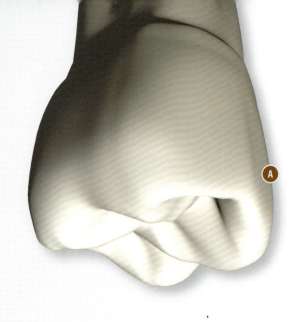

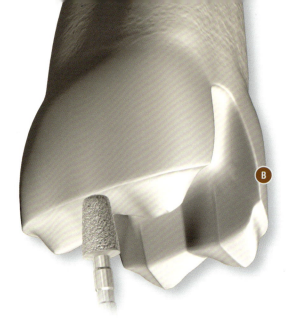

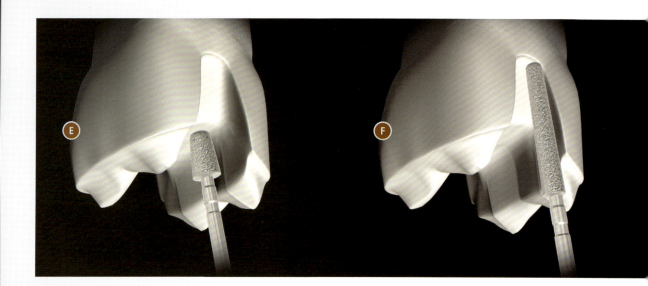

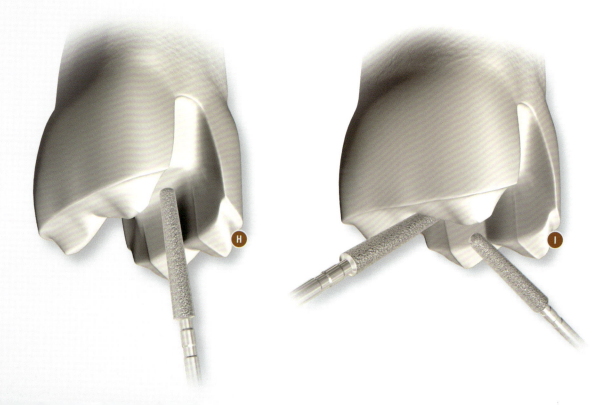

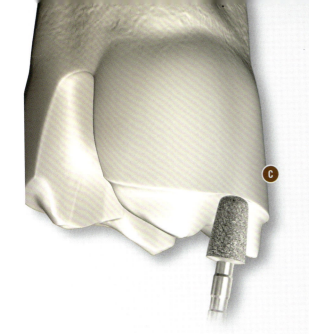

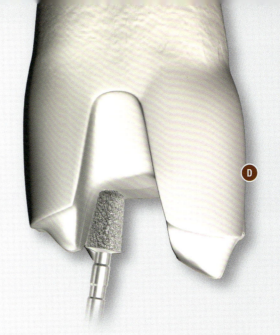

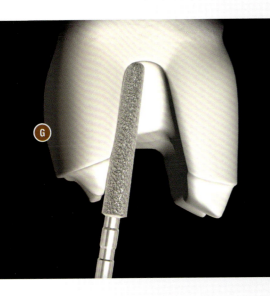

图4-18 上颌磨牙（A）。颊尖终止线的制备，短圆锥金刚砂车针（B）。腭尖终止线的制备，短圆锥金刚砂车针（C）。𬌗面箱状洞型制备（D和E）。邻面箱状洞型制备（F和G）。𬌗面洞型制备，圆头锥度金刚砂车针（H）。功能尖和非功能尖的制备（I）。预备体最终完成的形态（J和K）。

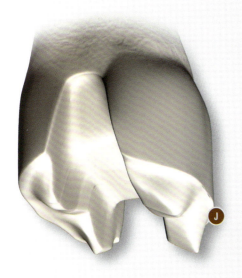

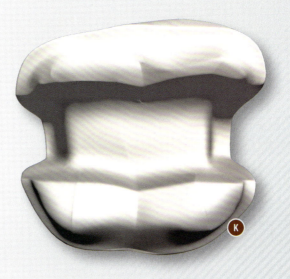

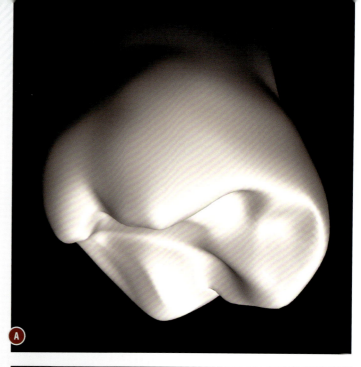

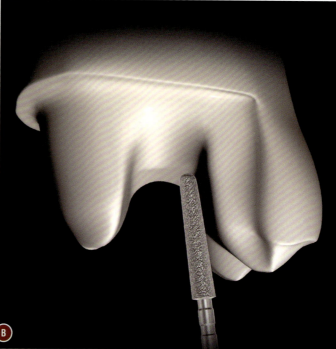

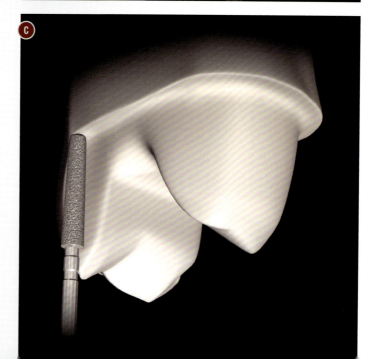

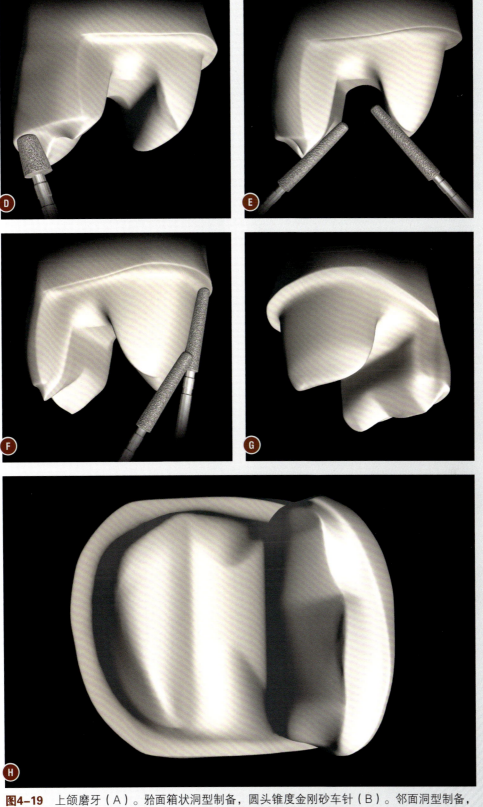

图4-19　上颌磨牙（A）。殆面箱状洞型制备，圆头锥度金刚砂车针（B）。邻面洞型制备，圆头锥度金刚砂车针（C）。颊尖终止线制备，短圆锥金刚砂车针（D）。功能尖和工作尖的制备（E）。腭尖终止线的制备（F）。预备体最终完成的形态（G和H）。

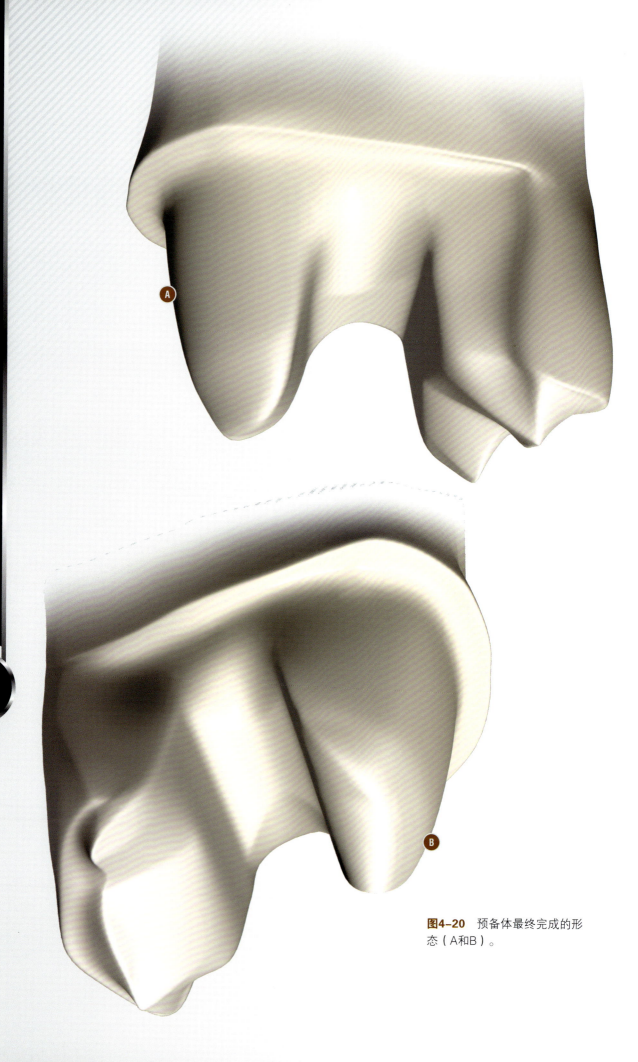

图4-20 预备体最终完成的形态（A和B）。

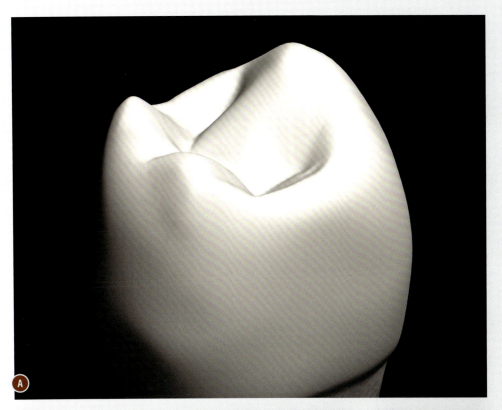

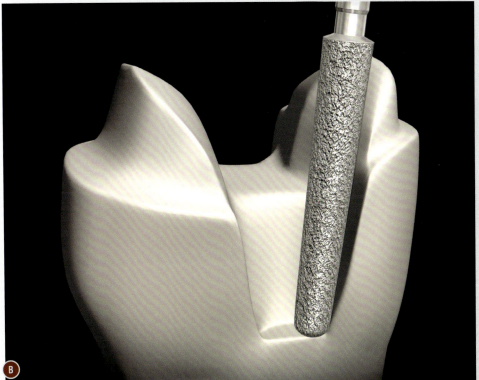

图4-21 下颌前磨牙（A）。邻面箱状洞型的制备，圆头锥度金刚砂车针（B）。

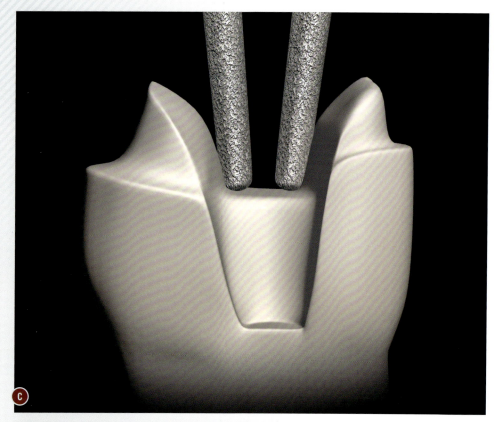

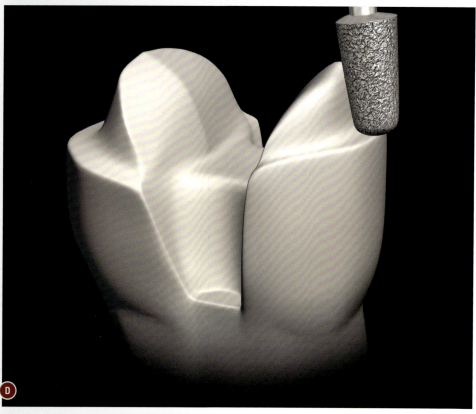

图4-21（续） 𬌗面箱状洞型的制备，圆头锥度金刚砂车针（C）。颊尖和腭尖终止线的制备，短圆锥金刚砂车针（D）。

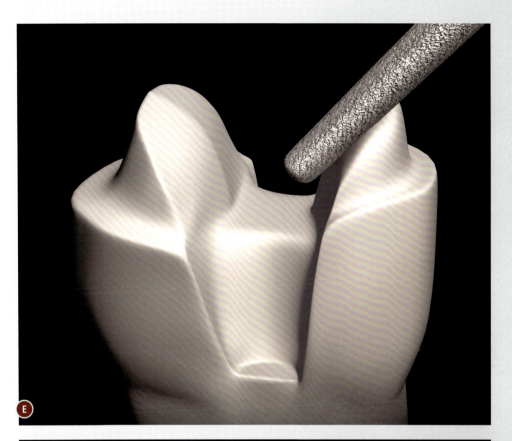

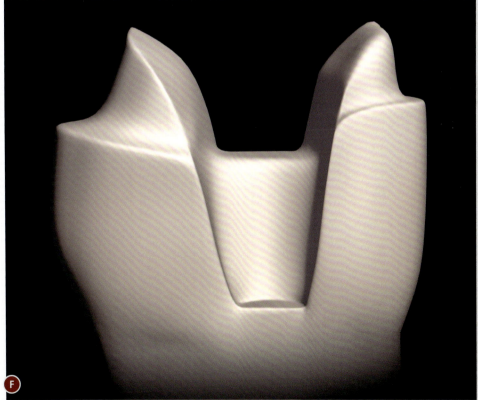

图4-21（续） 功能尖的制备，圆头锥度金刚砂车针（E）。预备体最终完成的形态（F）。

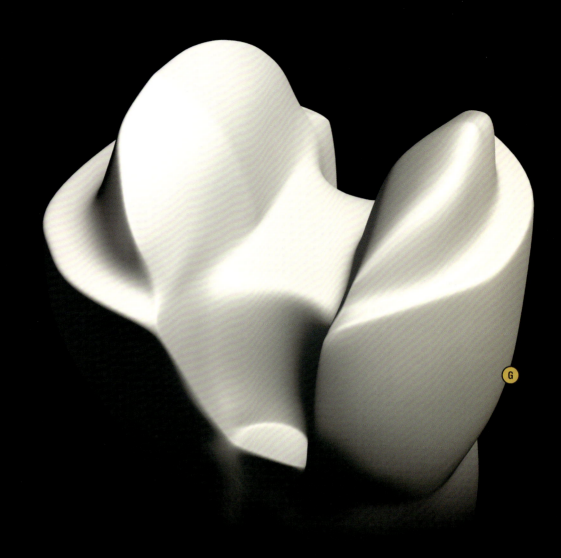

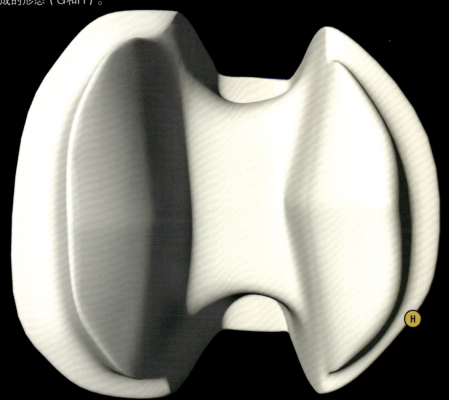

图4-21（续） 预备体最终完成的形态（G和H）。

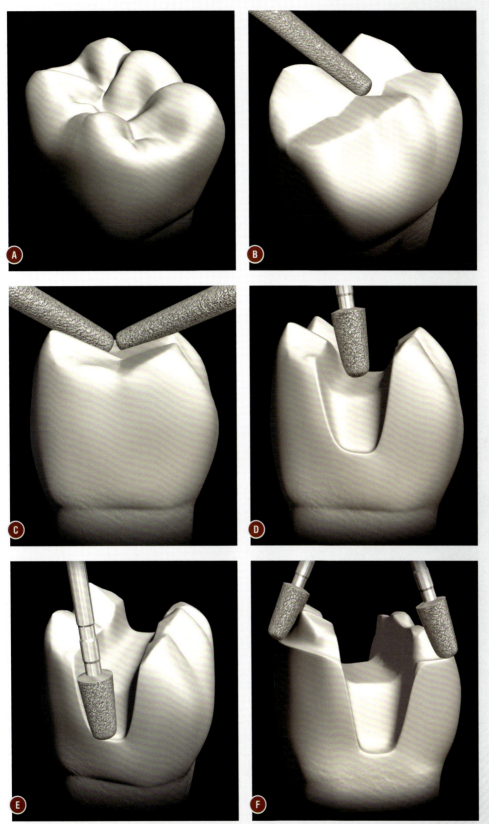

图4-22 下颌磨牙（A）。殆面制备（B）。殆面制备（C）。殆面箱状洞型制备，短圆锥金刚砂车针（D）。邻面箱状洞型制备，短圆锥金刚砂车针（E）。颊舌尖的终止线制备，短圆锥金刚砂车针（F）。

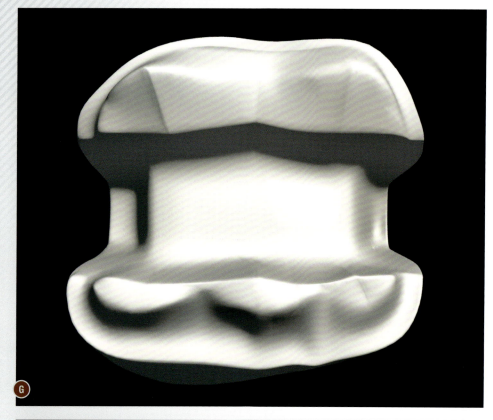

G

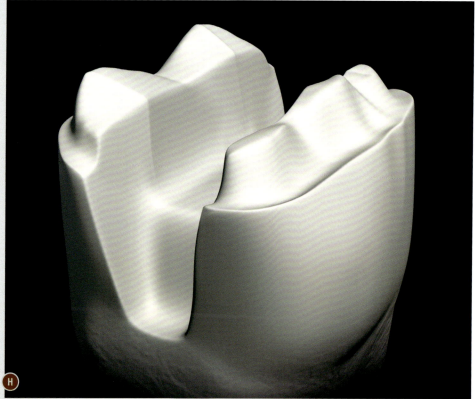

H

图4-22（续） 预备体最终完成的形态（G和H）。

非金属修复预备体的特点

后牙非金属间接修复体的预备体不同于传统的铸造金属修复体的预备体。这是由于在最终粘接前全瓷材料本身存在的脆性。在试戴、调磨以及水门汀粘接时，修复体需要具有一定的抗力。虽然化学粘接修复对预备体的固位型要求不高，但制备的洞型需有一定的外展角度，满足修复体的被动就位。另外，预备体的所有线角要圆钝，避免应力集中。

因此，非金属修复预备体需满足以下要求：拾面磨除1.5~2.0mm，牙尖降低2.0~2.5mm，拾面峡部1.5~3.0mm，龈壁宽度1.0~1.5mm，洞壁外展角度7°~12°，有清晰的洞缘和终止线，边缘对接式或边缘斜面，内侧线角圆钝，釉质的洞缘避开咬合接触点。

参考文献

[1] Baratieri LN, Monteiro Júnior S, Andrada MAC, Vieira LCC, Ritter AV, Cardoso AC. Odontologia Restauradora: fundamentos e possibilidades. São Paulo: Santos, 2001.

[2] Blaser PK, Lund MR, Cochran MA, Potter RH. Effect of designs of Class 2 preparations on resistance of teeth to fracture. Oper Dent 1983;8:6–10.

[3] Bremer BD, Geurtsen W. Molar fracture resistance after adhesive restoration with ceramic inlays or resin-based composites. Am J Dent 2001;14:216–220.

[4] Garber DA, Goldstein RE. Porcelain and composite inlays and onlays: esthetic posterior restorations. Chicago: Quintessence, 1994.

[5] Garone W. Restaurações cerâmicas em dentes posteriores. Estética do sorriso: arte e ciência. São Paulo: Santos, 2003.

[6] Khera SC, Goel VK, Chen RC, Gurusami SA. Parameters of MOD cavity preparations: a 3-D FEM study, Part II. Oper Dent 1991;16:42–54.

[7] Lin CL, Chang CH, Ko CC. Multifactorial analysis of an MOD restored human premolar using auto-mesh finite element approach. J Oral Rehabil 2001;28:576–585.

[8] Martignoni M, Schönenberg A. Precisão em prótese fixa. Tokyo: Quintessence, 1998.

[9] Mezzomo E, Suzuki RM. Reabilitação oral contemporânea. São Paulo: Santos, 2006.

[10] Mondelli J, Sene F, Ramos RP, Benetti AR. Tooth structure and fracture strength of cavities. Braz Dent J 2007;18:134–138.

[11] Robbins JW, Fasbinder DJ, Burgess JO. Posterior inlays and onlays. In: Schwartz RS, Summit JB, Robbins JW (eds). Fundamentals of operative dentistry: a contemporary approach. Chicago: Quintessence, 1996:229–250.

[12] Shillingburg HT, Hobo S, Whitsett LD, Jacobi R, Brackett SE. Fundamentos de prótese fixa, ed 4. São Paulo: Quintessence, 2007.

[13] Soares CJ, Martins LR, Fonseca RB, Correr-Sobrinho L, Fernandes Neto AJ. Influence of cavity preparation design on fracture resistance of posterior Leucite-reinforced ceramic restorations. J Prosthet Dent 2006;95:421–429.

[14] Touati B, Miara P, Nathanson D. Inlays e Onlays cerâmicas. In: Odontologia estética e restaurações cerâmicas. São Paulo: Santos, 2000:259–291.

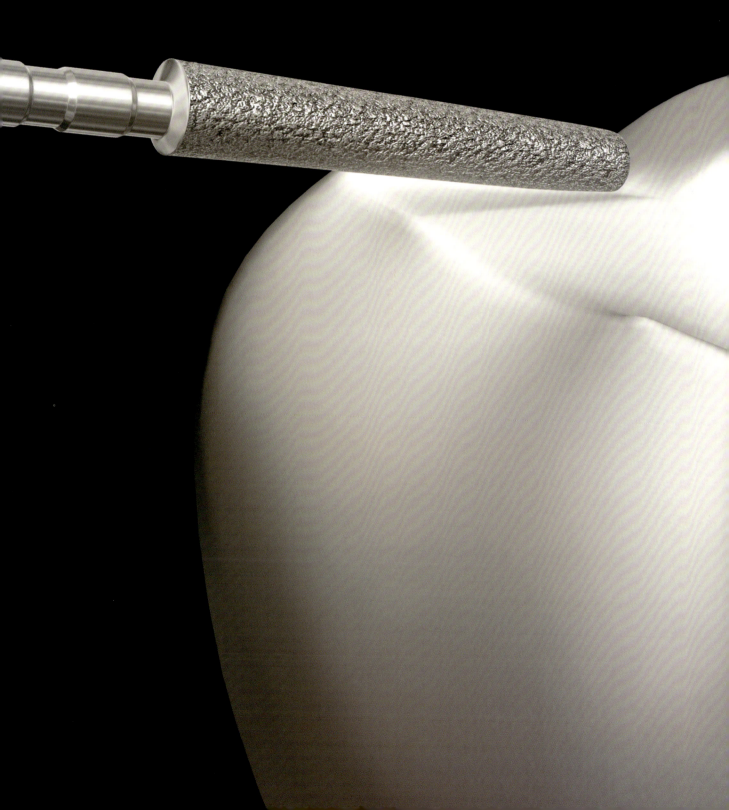

第5章

EXTRACORONAL
RESTORATIONS

冠外修复体

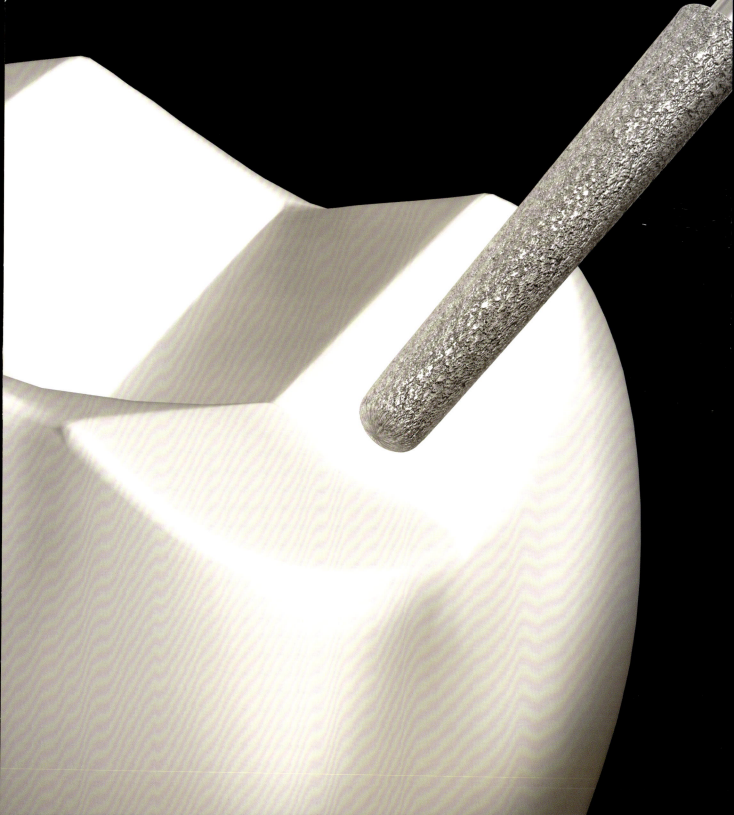

部分冠的牙体制备

预备体需要有足够的固位和抗力，尽可能保存剩余牙体组织，保护牙周健康，保证修复体长久耐用及边缘完整性。Black教授的传统洞型制备方式并不适用于间接修复体。治疗的患牙可能是牙体完整的，亦可能有缺损，又或者是需要二次修复。

部分冠是所有冠外修复体中牙体制备最为保守的类型，牙体组织磨除量非常少。它的适应证是基于这样的一个理念，如若必要，否则就不应过多磨除牙体组织。这类预备体的优势是：很容易观察到修复体的边缘密合度；水门汀粘接时的流动和排溢好；因此修复体就位也更精准。同时，修复体也可以参考剩余牙体组织的解剖外形来制作。

3/4冠

3/4冠避免了颊侧金属暴露的问题，美观性更好。然而，3/4冠的牙体制备对牙医的技术要求更高，操作时间也更久。成功的前牙3/4冠修复始于治疗前审慎地制订计划。根据牙体制备的生物学原则，我们要遵循天然牙解剖外形来磨除牙体组织，同时也要制备出固位型和抗力型。临床冠较短小的患牙制备就相对困难一些。

前牙

制备前牙3/4冠时，需要注意：舌侧的制备量大约是0.7mm，有两个斜面方向，且两个斜面交界处圆钝连续（图5-1和图5-2）。切端制备0.7mm，延伸至近远中边缘，在尖牙是向近远中两个方向延伸，在切牙是直线。邻面制备量不足就会影响到修复体的固位力。邻面沟深度必须达1.0mm，且平行于唇颊面切1/3的中部。有时，因为龋坏或原有的预备体，我们会采用箱状洞型取代邻面沟。切端固位沟是与牙体解剖外形一致的，在尖牙呈倒V形，在前牙就是呈一条直线。

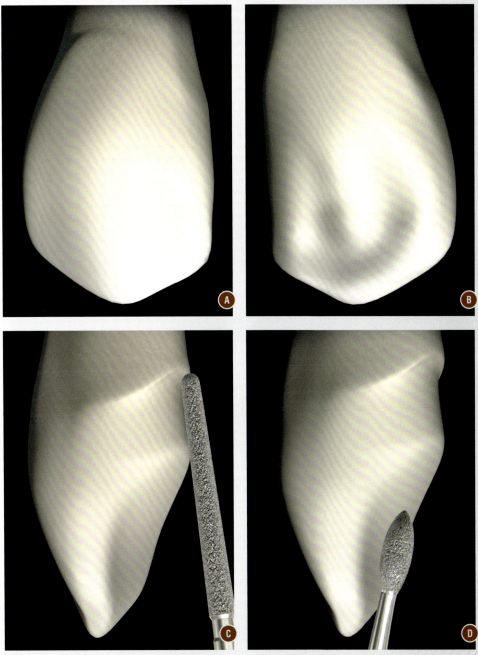

图5-1 上颌尖牙（A和B）。舌侧颈部的制备，锥度金刚砂车针（C）。梨状金刚砂车针制备舌窝（D）。

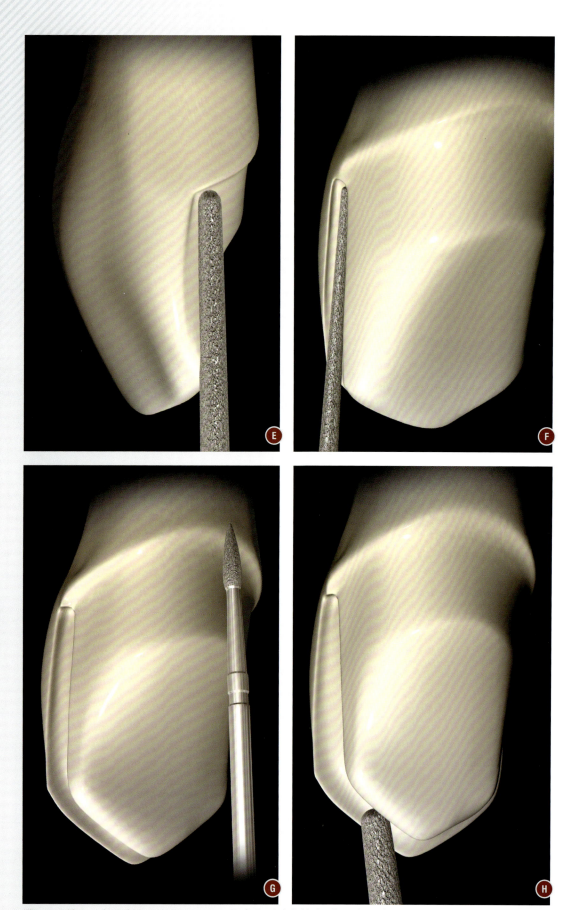

图5-1（续） 邻面制备，保留了唇面，锥度金刚砂车针（E）。邻面沟（F）。颈部终止线的边缘斜面制备（G）。切端固位沟（H）。

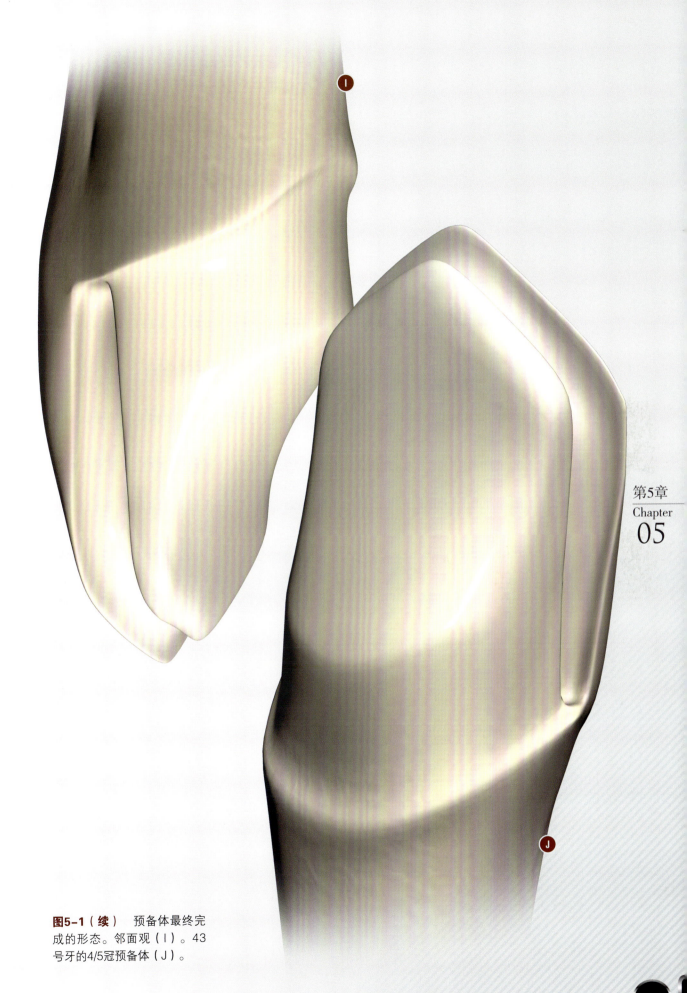

图5-1（续） 预备体最终完成的形态。邻面观（I）。43号牙的4/5冠预备体（J）。

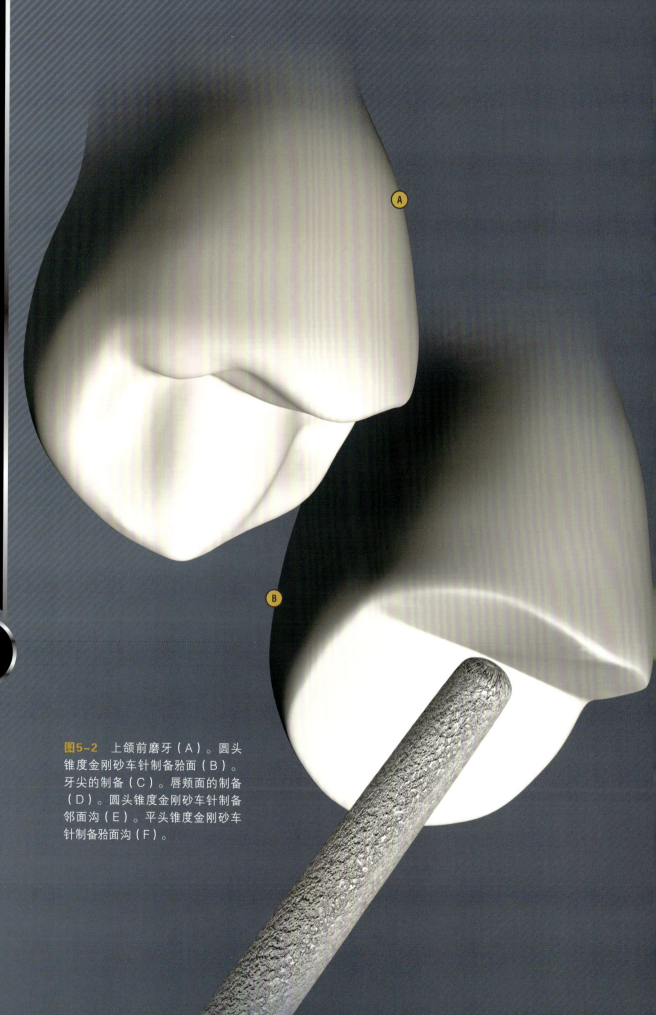

图5-2　上颌前磨牙（A）。圆头锥度金刚砂车针制备殆面（B）。牙尖的制备（C）。唇颊面的制备（D）。圆头锥度金刚砂车针制备邻面沟（E）。平头锥度金刚砂车针制备殆面沟（F）。

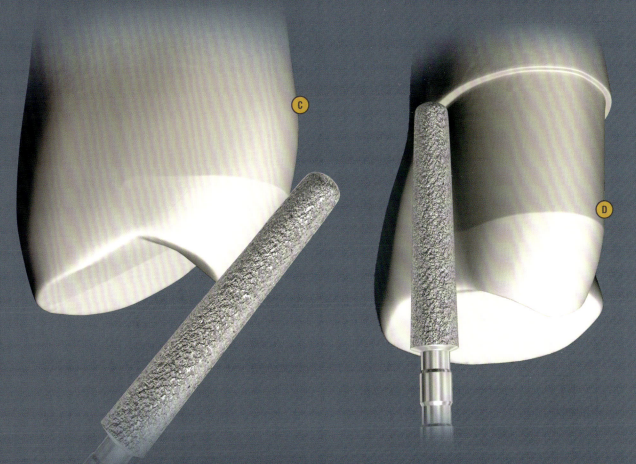

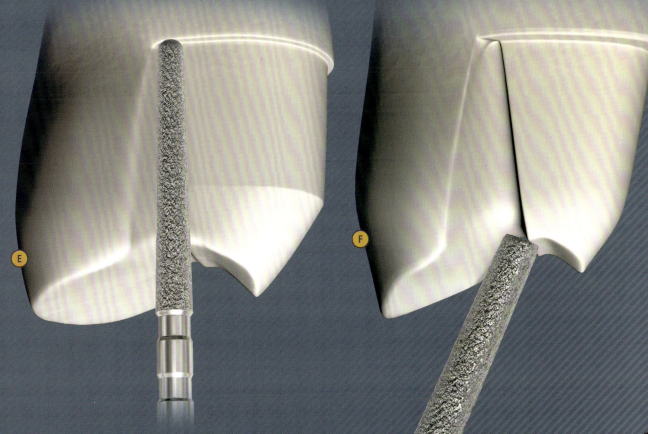

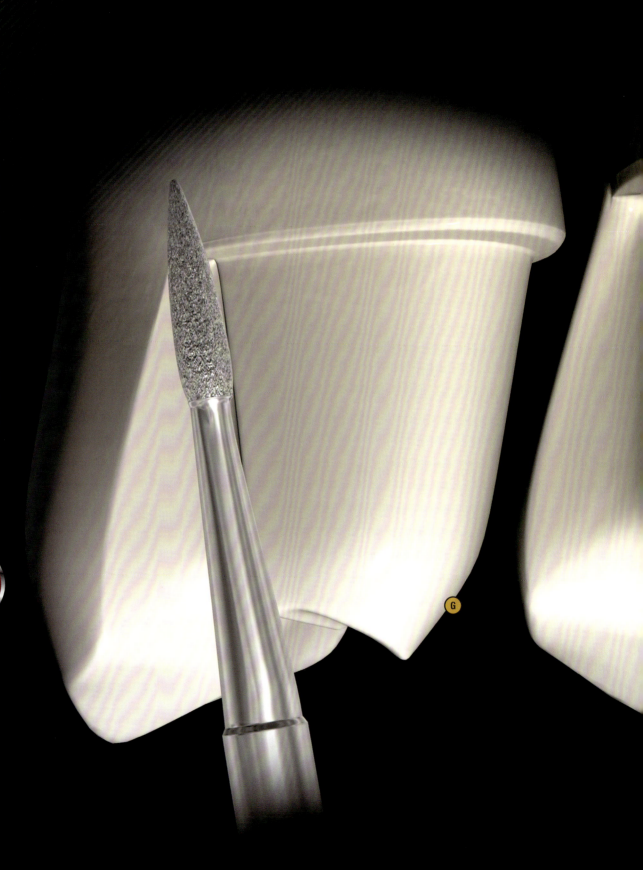

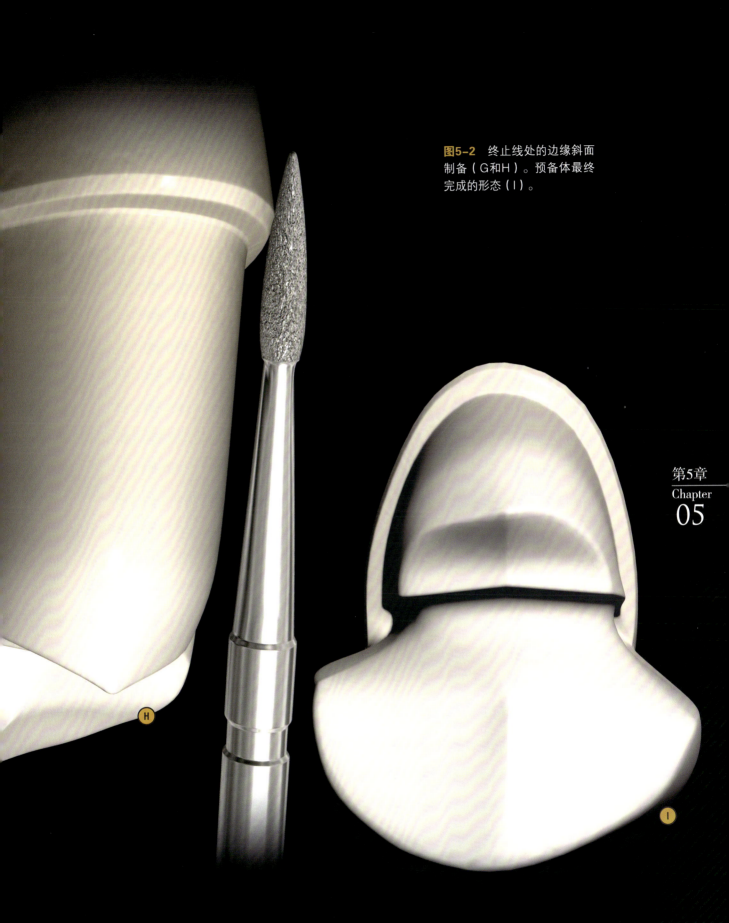

图5-2 终止线处的边缘斜面制备（G和H）。预备体最终完成的形态（Ⅰ）。

4/5部分冠

4/5冠的预备体是相对最为微创的，只磨除很少量的牙体组织。这类预备体采用龈上边缘，粘接水门汀可以充分流动和排溢，修复体也能更好就位。它不适用于牙体组织已有大量的缺损，对固位及美观有更高要求的患牙。

后牙部分冠的牙体制备不同于前牙部分冠，它的就位道方向要平行于牙体长轴。上下颌后牙因为非功能尖不同，预备体也有区别。上颌后牙的预备体不覆盖颊面，但下颌后牙就需要覆盖颊尖且延伸至颊面，因为下颌颊尖是功能尖。

上颌后牙

制备上颌后牙4/5冠时，需要特别注意𬌗面制备量是否足够（图5-3~图5-6）。功能尖（腭尖）的制备量约为1.5mm（图5-3A~D和图5-4B）。为减少金属暴露，轴壁和𬌗面的线角处要磨除0.5mm，工作尖（颊尖）降低1.0mm。轴壁的制备量约0.5mm。邻面沟的深度为1.0mm，且平行于唇颊面的切1/3的中部（图5-3E~G和图5-4C、D）。有时，因为龋齿或原有的预备体，我们会采用箱状取代固位沟（图5-7~图5-9）。𬌗面固位沟要根据牙体解剖走行来制备，倒V形，宽度为1.0mm宽度（图5-3H和图5-5A）。

预备体所有的线角要圆钝，终止线边缘制备斜面，邻面若是箱状洞型需要检查𬌗向外展角度（图5-3I~M，图5-5B和图5-6）。

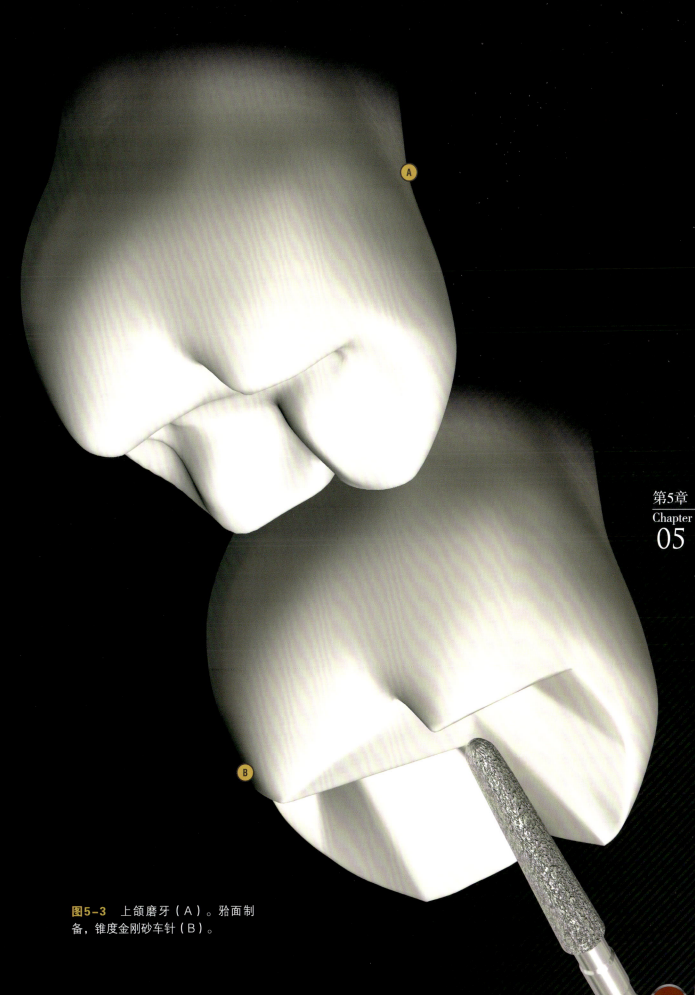

图5-3　上颌磨牙（A）。𬌗面制
备，锥度金刚砂车针（B）。

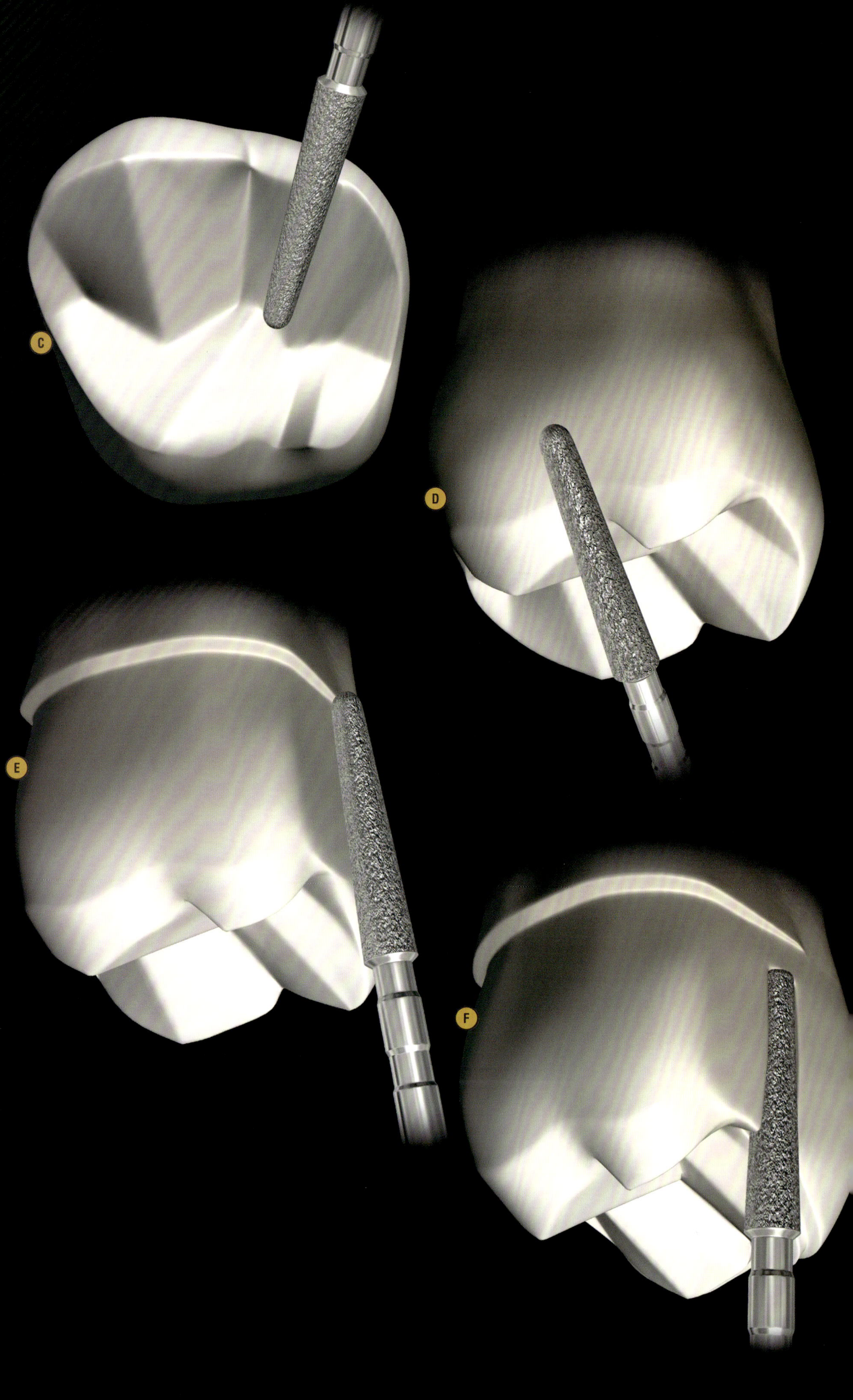
C
D
E
F

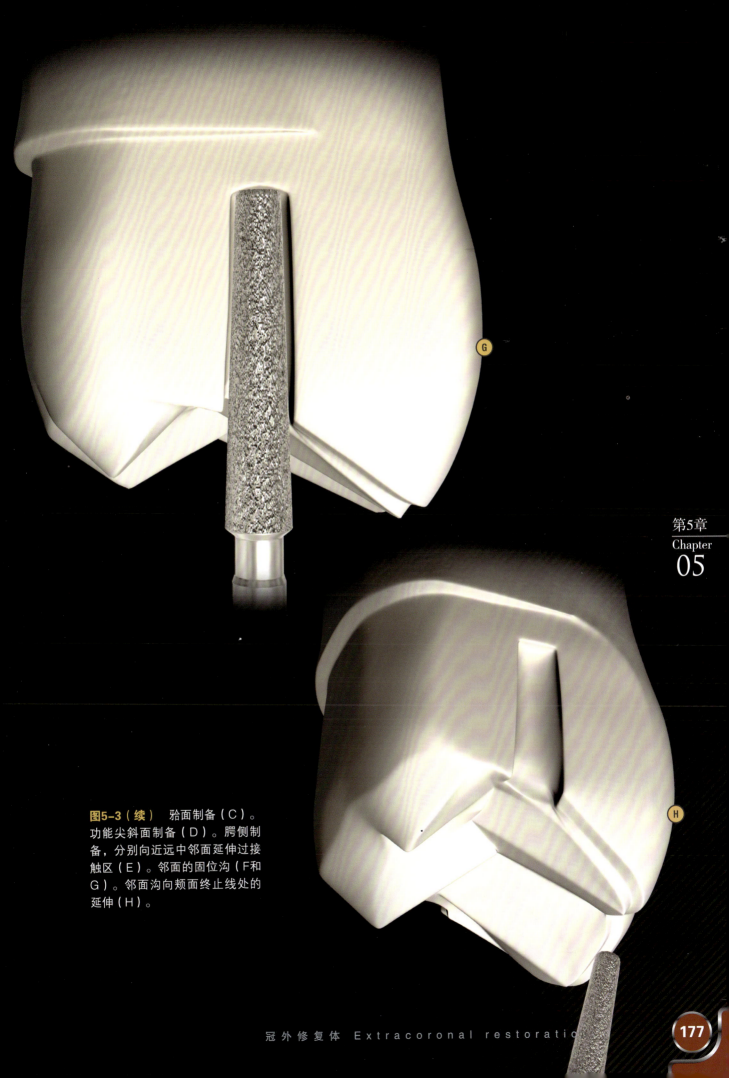

图5-3（续）　拾面制备（C）。功能尖斜面制备（D）。腭侧制备，分别向近远中邻面延伸过接触区（E）。邻面的固位沟（F和G）。邻面沟向颊面终止线处的延伸（H）。

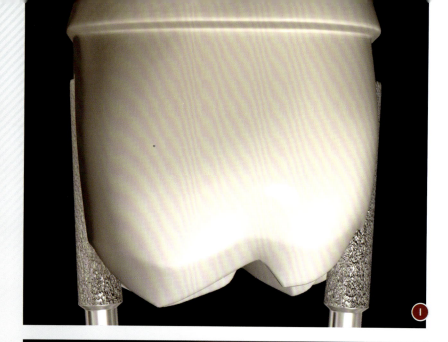

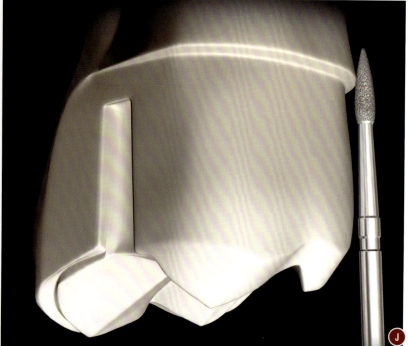

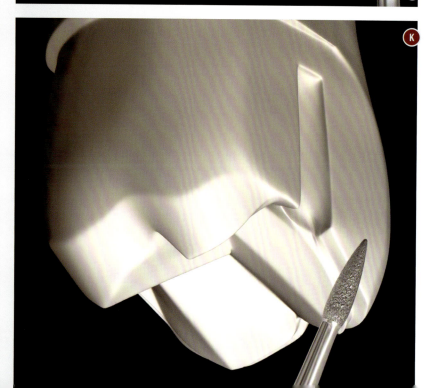

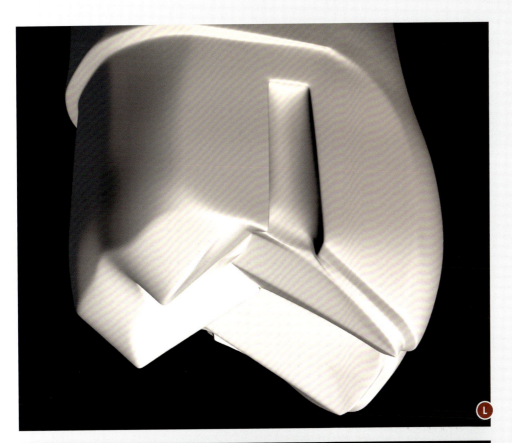

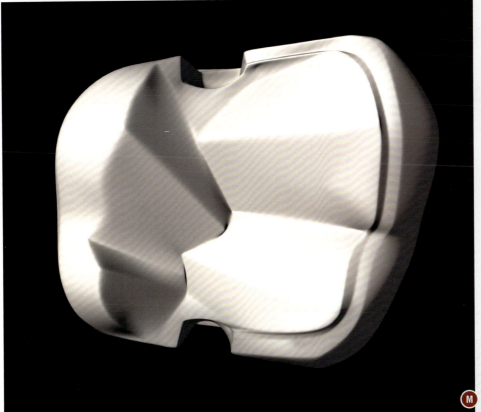

图5-3（续） 邻面沟（I）。颈部终止线的边缘斜面（J）。用火焰状金刚砂车针制备的边缘斜面（K）。预备体最终完成的形态（L和M）。

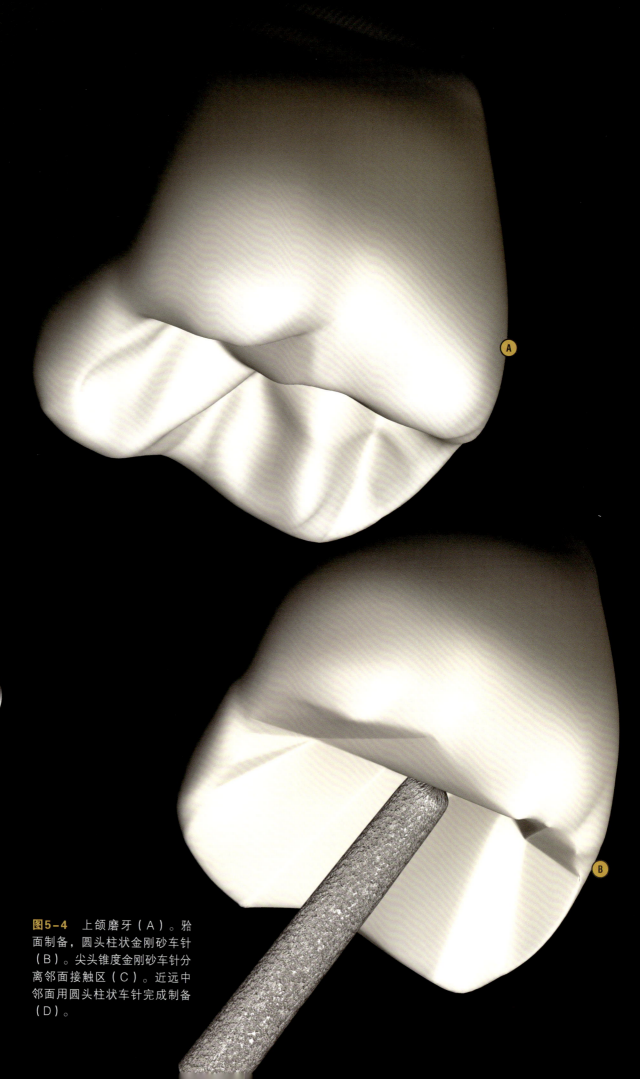

图5-4 上颌磨牙（A）。𬌗面制备，圆头柱状金刚砂车针（B）。尖头锥度金刚砂车针分离邻面接触区（C）。近远中邻面用圆头柱状车针完成制备（D）。

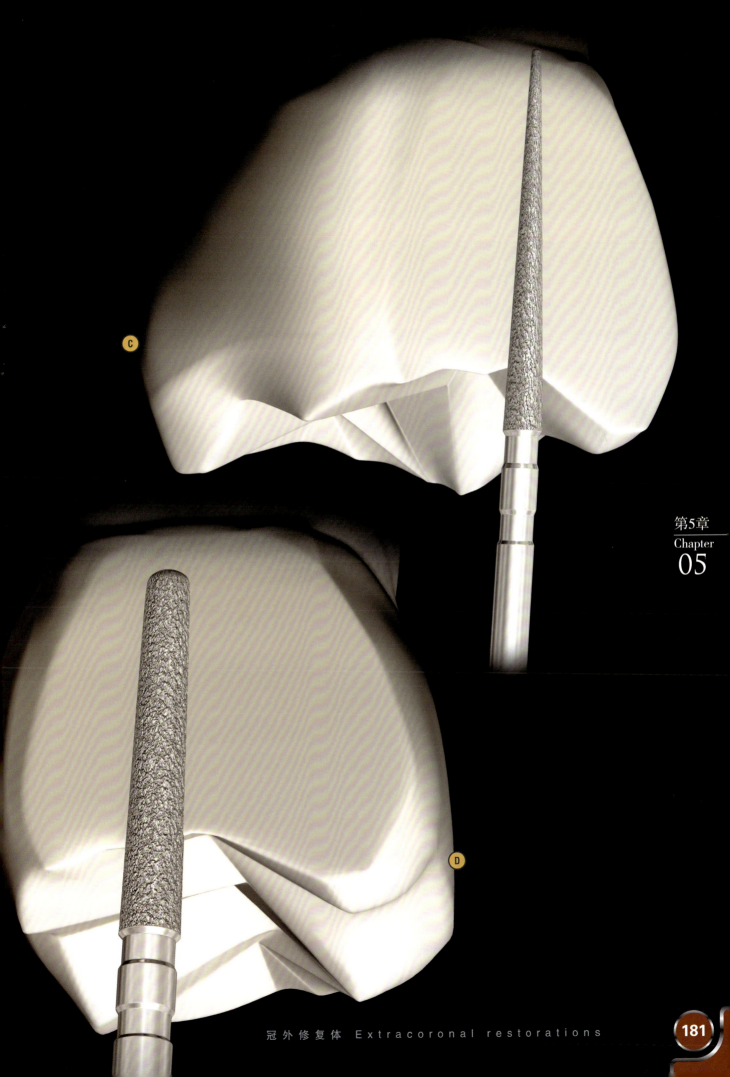

冠 外 修 复 体　Extracoronal restorations

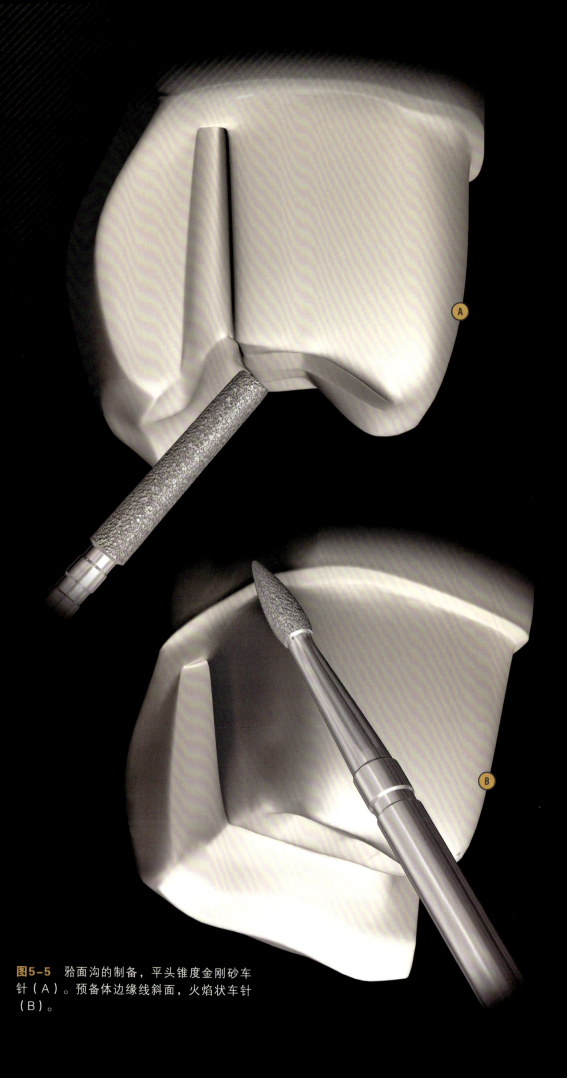

图5-5　𬌗面沟的制备，平头锥度金刚砂车针（A）。预备体边缘线斜面，火焰状车针（B）。

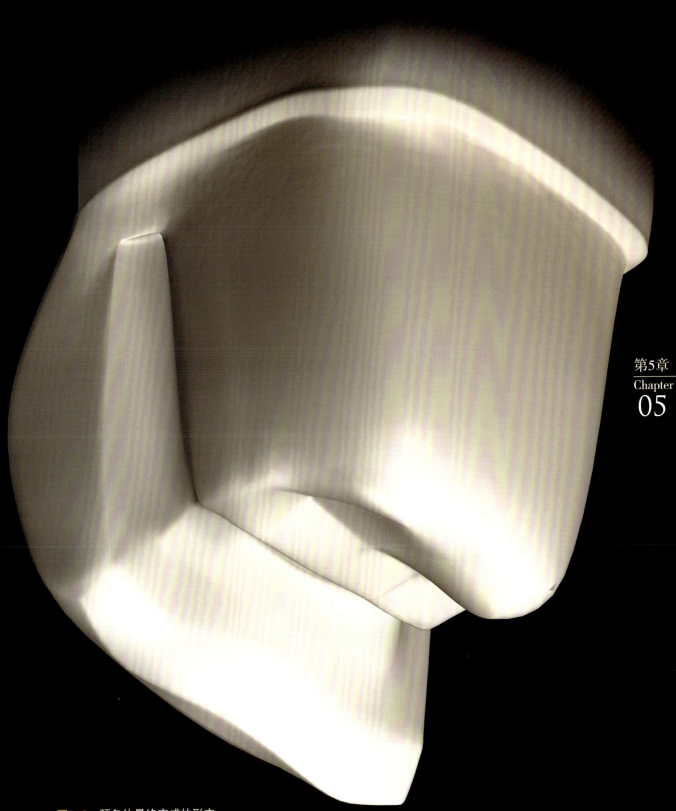

图5-6　预备体最终完成的形态。

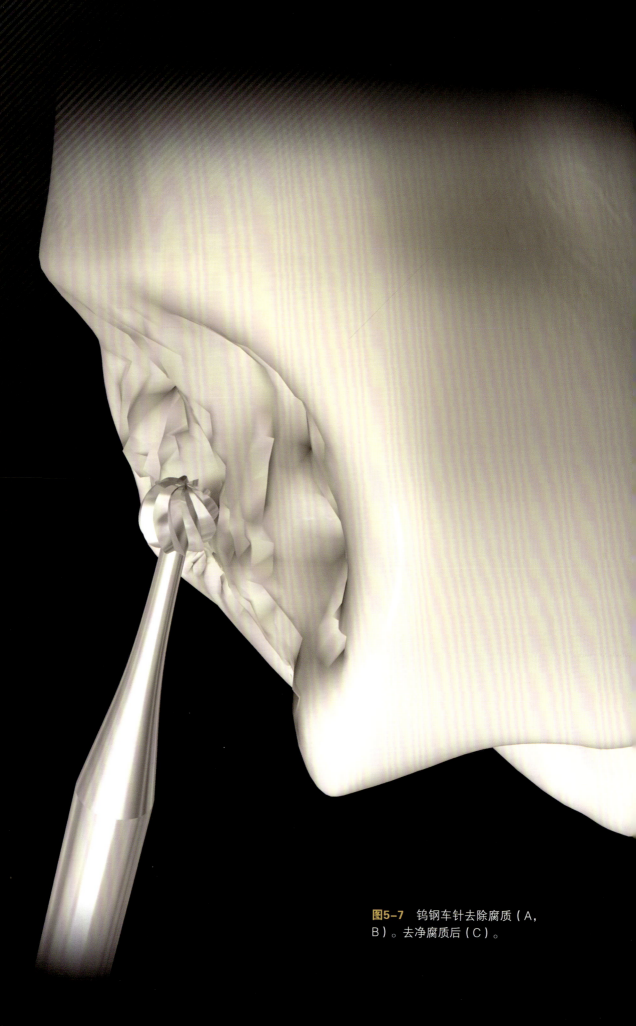

图5-7 钨钢车针去除腐质（A，B）。去净腐质后（C）。

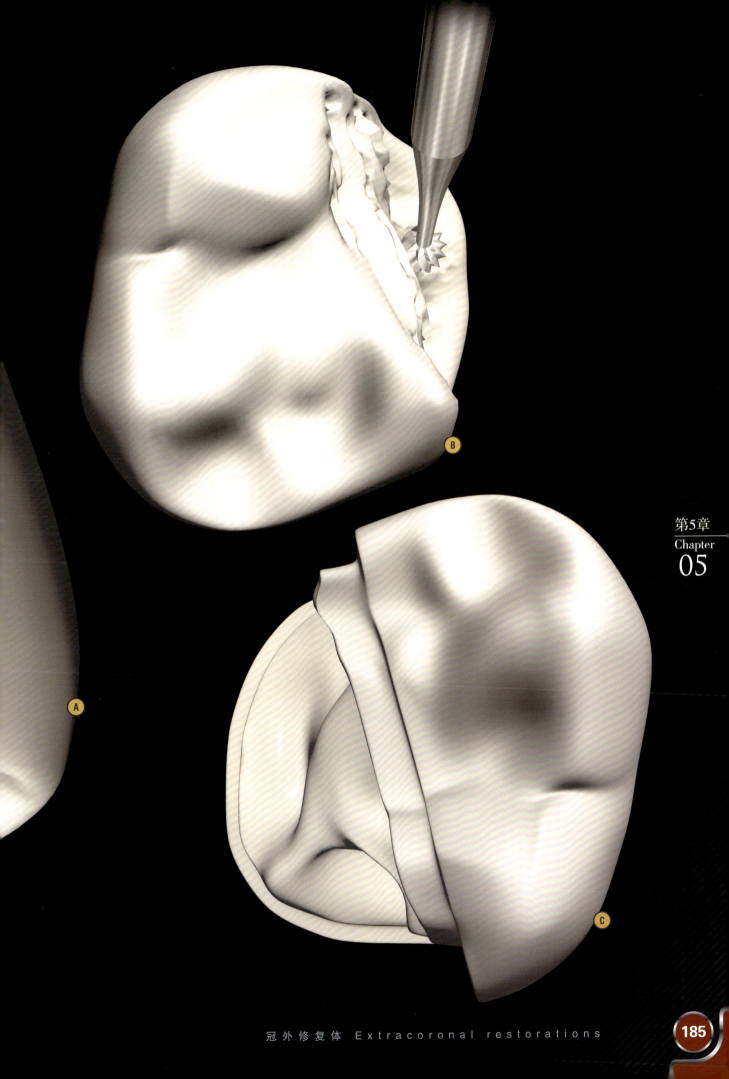

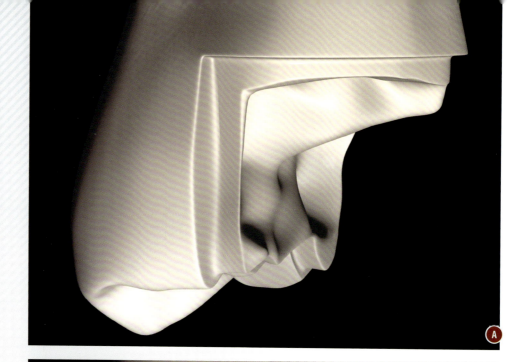

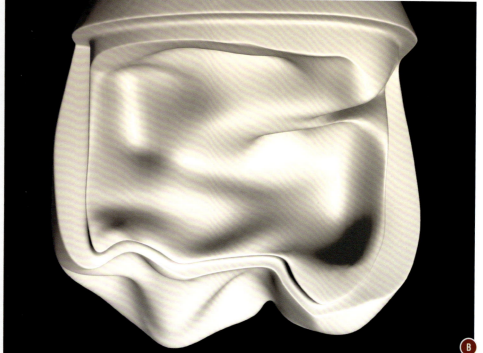

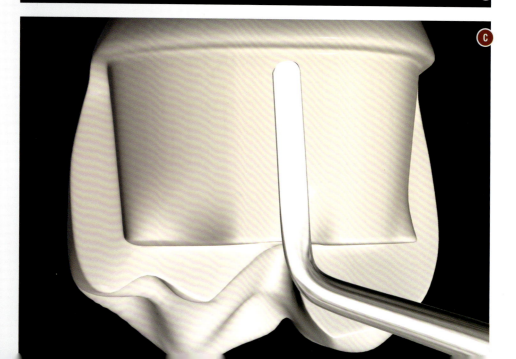

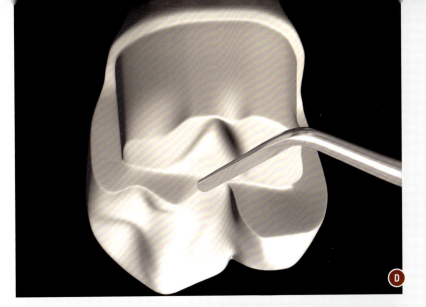

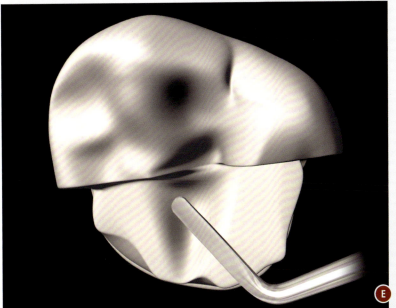

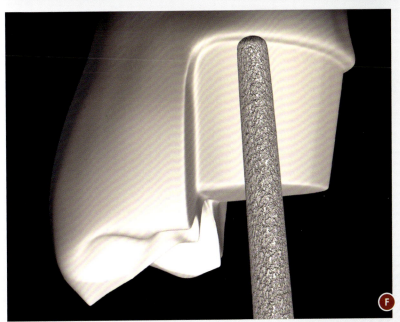

图5-8 去净腐质（A）。充填材料垫底（B~E）。圆头锥度金刚砂车针制备腭侧牙体组织（F）。

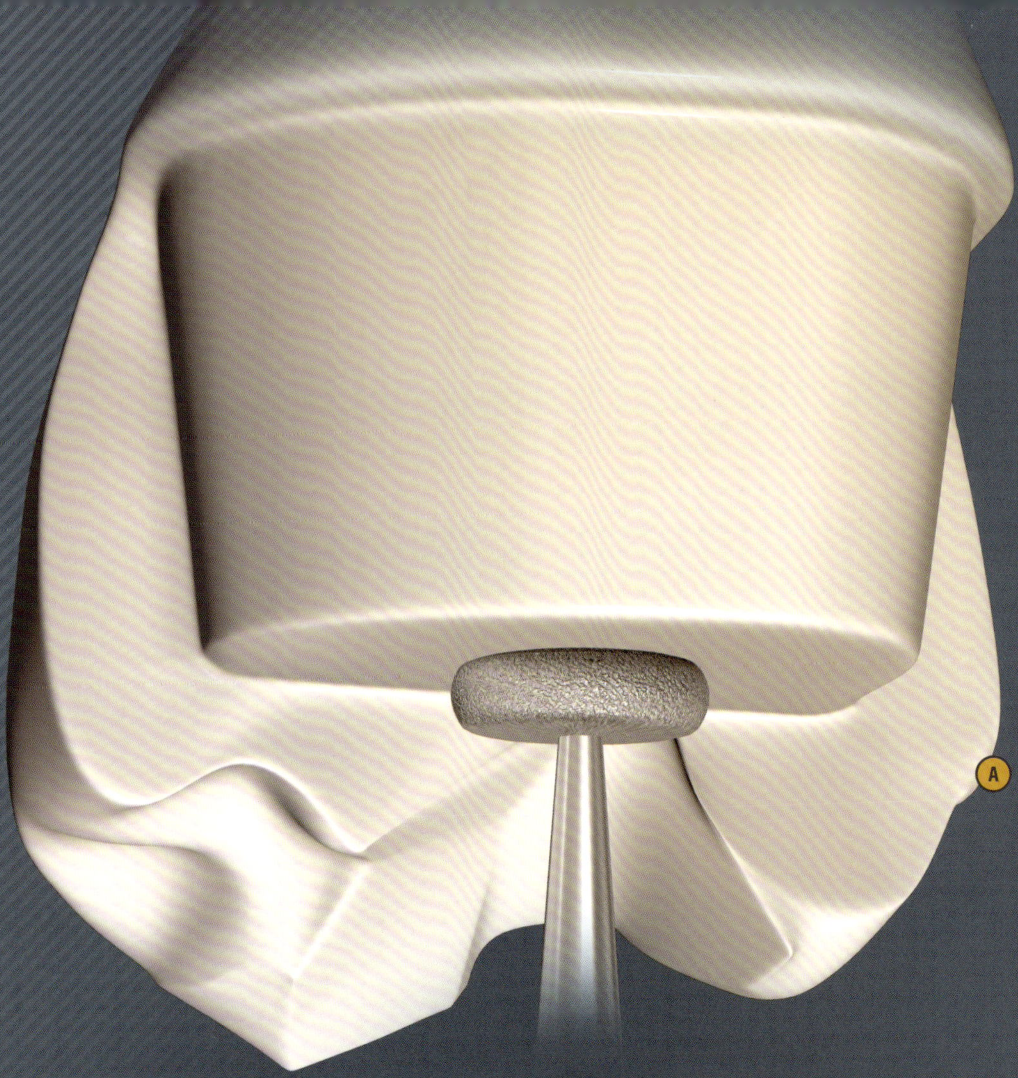
A

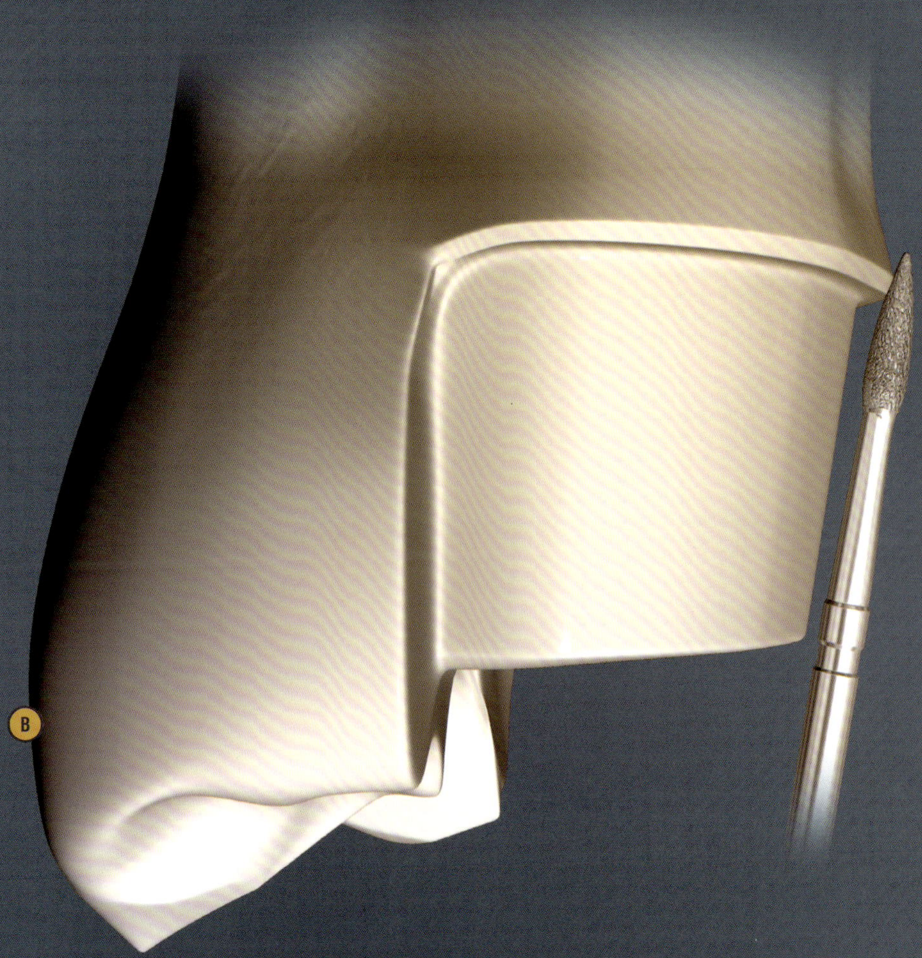
B

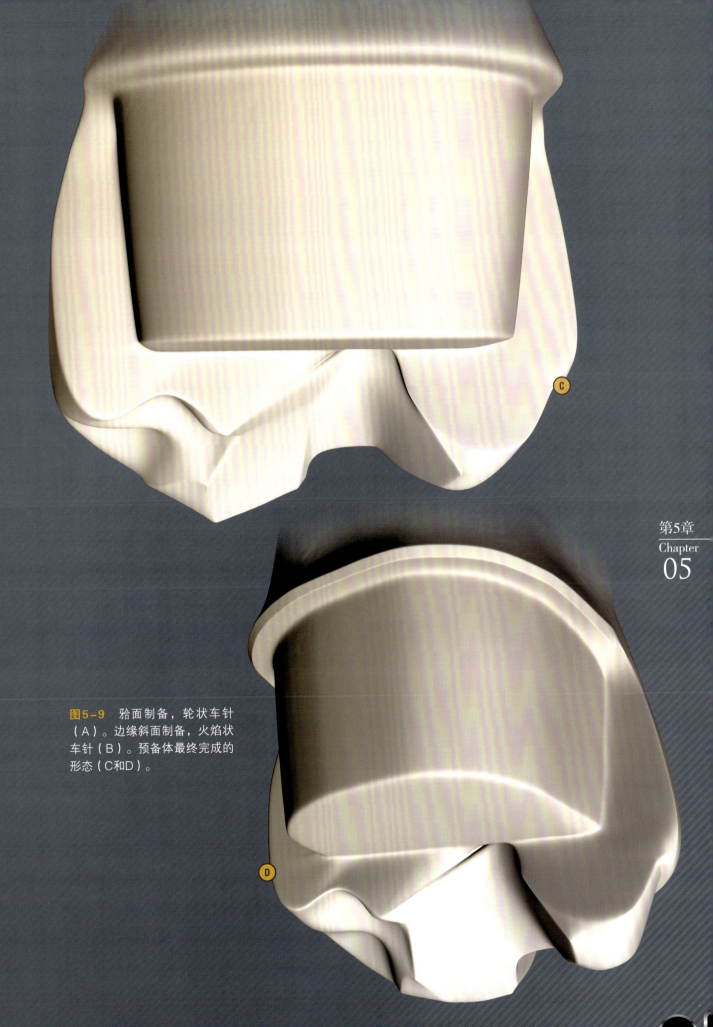

图5-9　殆面制备，轮状车针（A）。边缘斜面制备，火焰状车针（B）。预备体最终完成的形态（C和D）。

下颌后牙

当制备下颌后牙的4/5部分冠时，需要特别注意殆面的制备量是否足够。功能尖的制备量约1.5mm（颊尖），非功能尖（舌尖）的制备量1.0mm。唇殆线角处的制备量1.5mm，且形成1.0mm宽的终止线，为修复体提供足够的抗力（图5–10～图5–12）。轴壁制备量约为0.5mm，邻面沟深度为1.0mm，且平行于唇颊面切1/3的中部。如果有些患牙已存在制备的洞型或龋损，邻面亦可采用箱状洞型。殆面沟要符合牙体解剖外形（倒V形）且宽度为1.0mm（图5–11）。

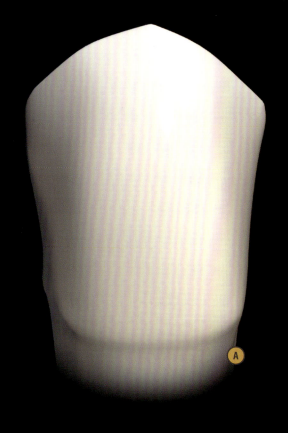

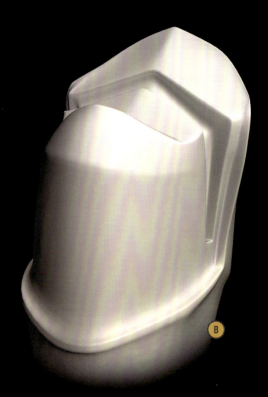

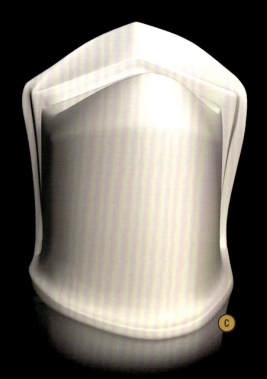

图5–10 下颌前磨牙（A）。预备体最终的形态（B和C）。

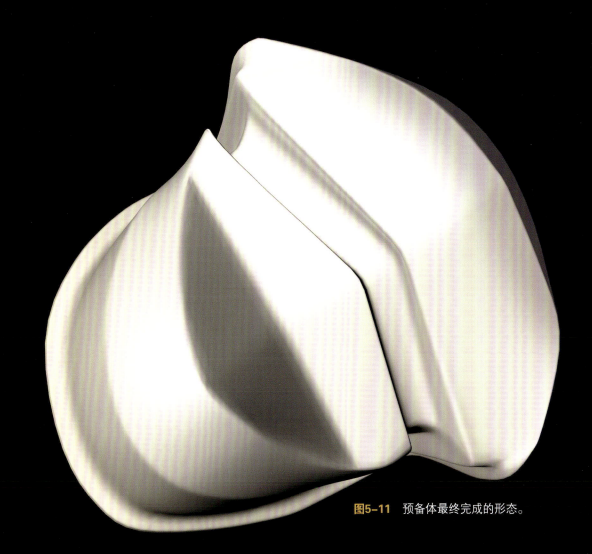

图5-11 预备体最终完成的形态。

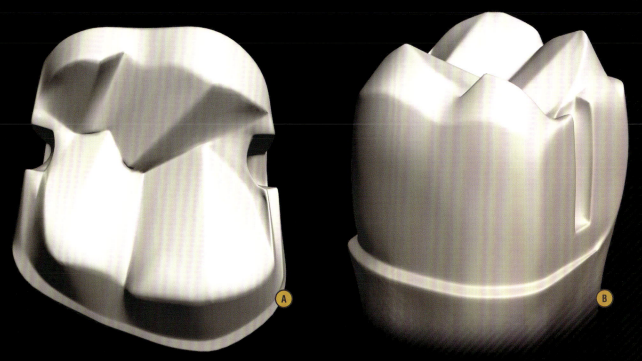

图5-12 预备体最终完成的形态。𬌗面观（A），颊面观（B）。

7/8部分冠

　　7/8冠的制备形式由4/5冠衍生而来，适用于修复近颊尖完整保留的上下颌后牙。这是一种较为保守的制备方式，起初它是用于第一前磨牙，以避免全冠制备。7/8冠延伸至患牙颊面，故比4/5部分冠有更好的固位力和稳定。临床冠短小的患牙可采用这种修复方式。

后牙

　　牙体制备时，尤其需要注意𬌗面制备量是否足够。在功能尖，制备量大约是1.5mm。为减少金属暴露，颊𬌗线角要降低0.5mm。非功能尖的制备量为1.0mm。轴壁的制备量大约为0.5mm。邻面固位沟的深度约1.0mm且与颊面切1/3中部平行（图5–13B～D）。有时候，根据剩余牙体组织的形态，不采用邻面固位沟，而是箱状洞型。𬌗面沟要根据解剖外形制备（倒V形），宽度为1.0mm（图5–13F、G）。

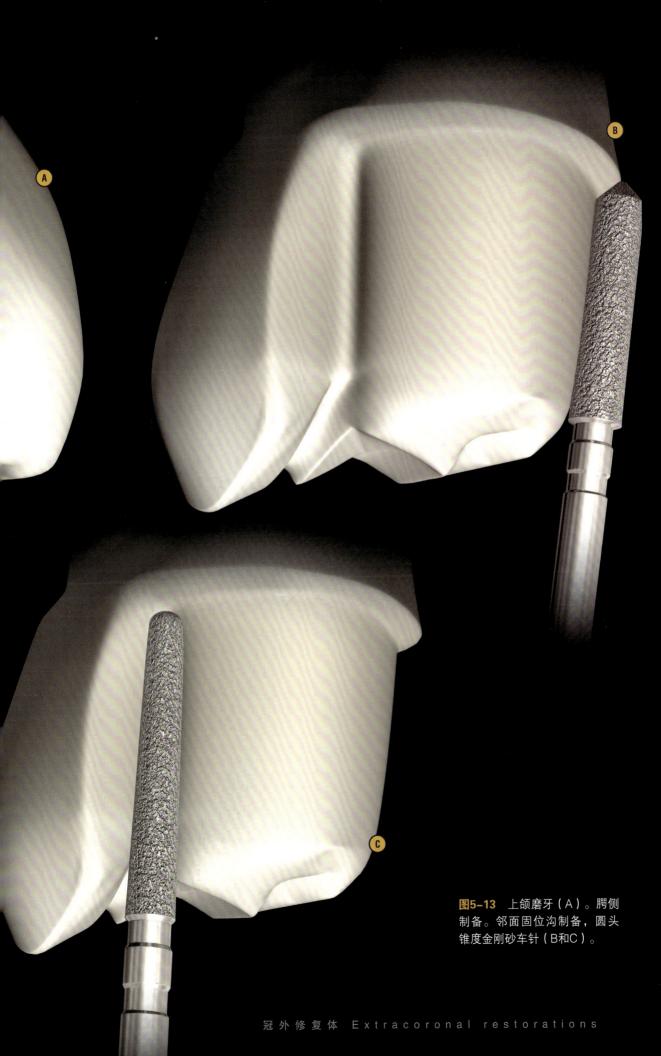

图5-13　上颌磨牙（A）。腭侧制备。邻面固位沟制备，圆头锥度金刚砂车针（B和C）。

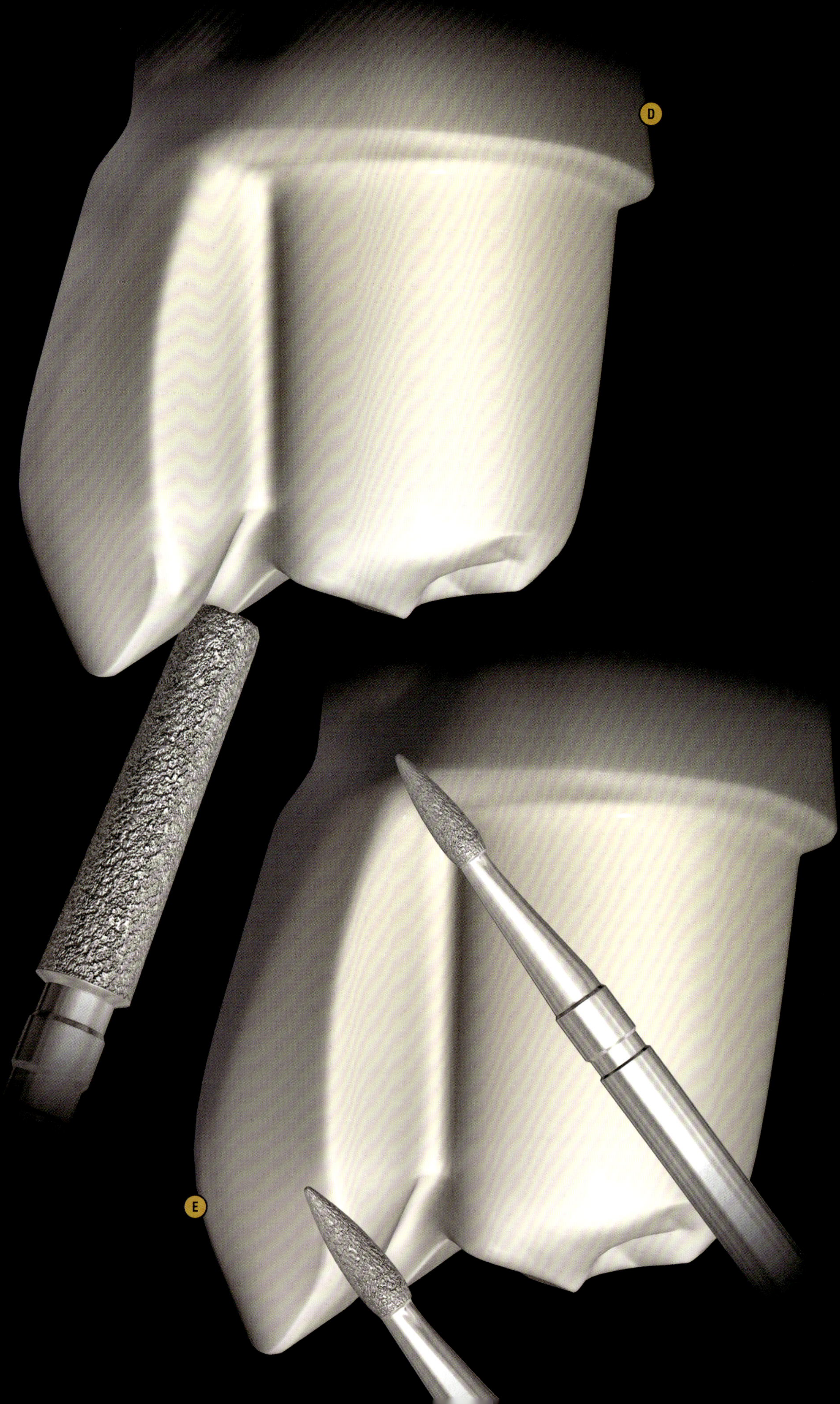
D
E

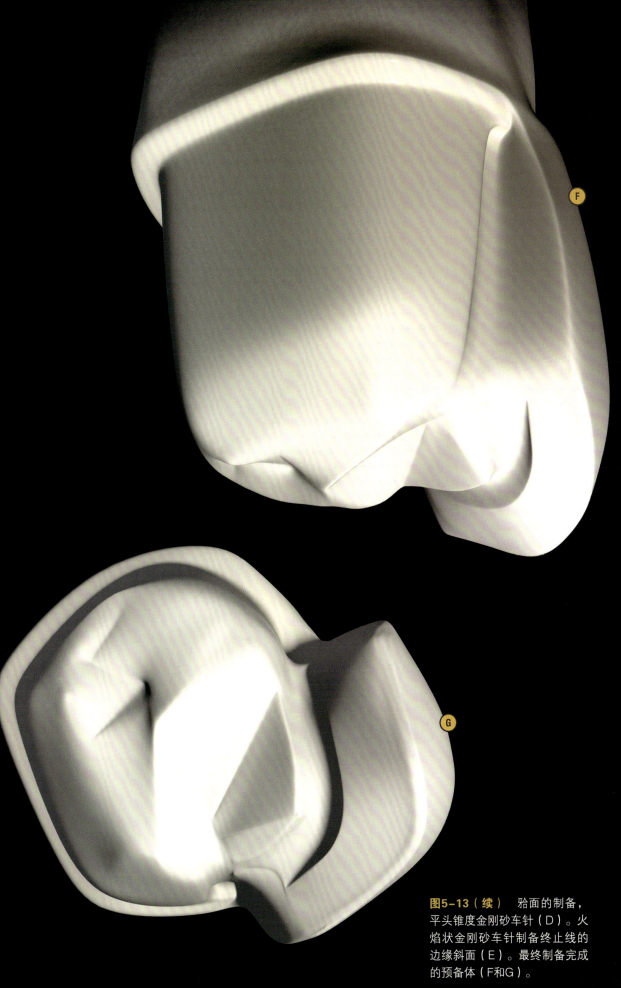

图5-13（续） 𬌗面的制备，平头锥度金刚砂车针（D）。火焰状金刚砂车针制备终止线的边缘斜面（E）。最终制备完成的预备体（F和G）。

全冠的牙体制备

全冠修复体在临床应用广泛，它的制备范围包括了整个冠部牙体组织，特点是固位力非常好。因此，适用于修复大面积牙体缺损，固定桥的固位体，以及临床冠短小的患牙，改善错位、扭转、伸长或萌出不足的患牙（图5-14~图5-17），有美观需求且微创修复无法改善的患牙。它的不足之处就是牙体组织的制备量比较大。

金属全冠

金属全冠的牙体制备量是所有全冠修复体里最少的。这是因为金属有良好的机械性能，不需很大的制备量即可满足修复体的强度要求（图5-18和图5-19）。但是，考虑到美观性，一般只用于后牙。金属全冠的制备量最小可达0.8mm，还可结合固位沟来辅助修复体的就位和固位力。

后牙

金属冠的𬌗面理想的制备量为1.0~1.5mm。功能尖降低1.5mm，并制备45°功能尖斜面。预备体终止线是浅凹无角肩台，以满足就位和粘接。轴壁的聚合度为6°~12°。如果咬合空间比较小，也可采用辅助固位沟。

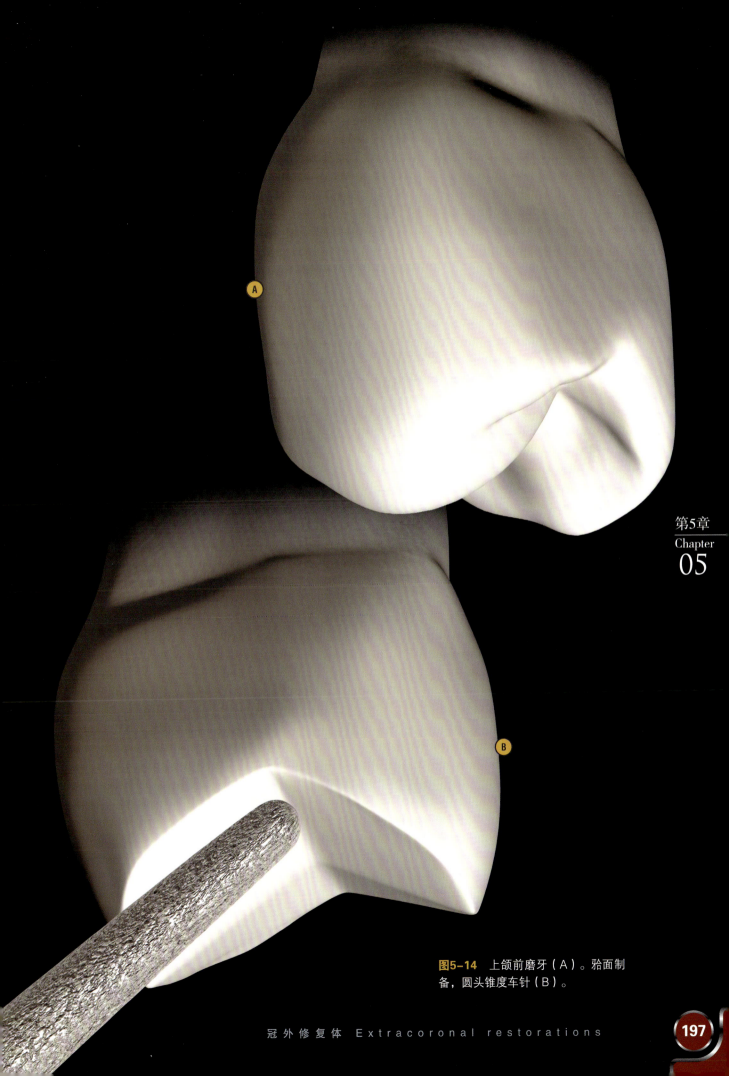

图5-14 上颌前磨牙（A）。𬌗面制备，圆头锥度车针（B）。

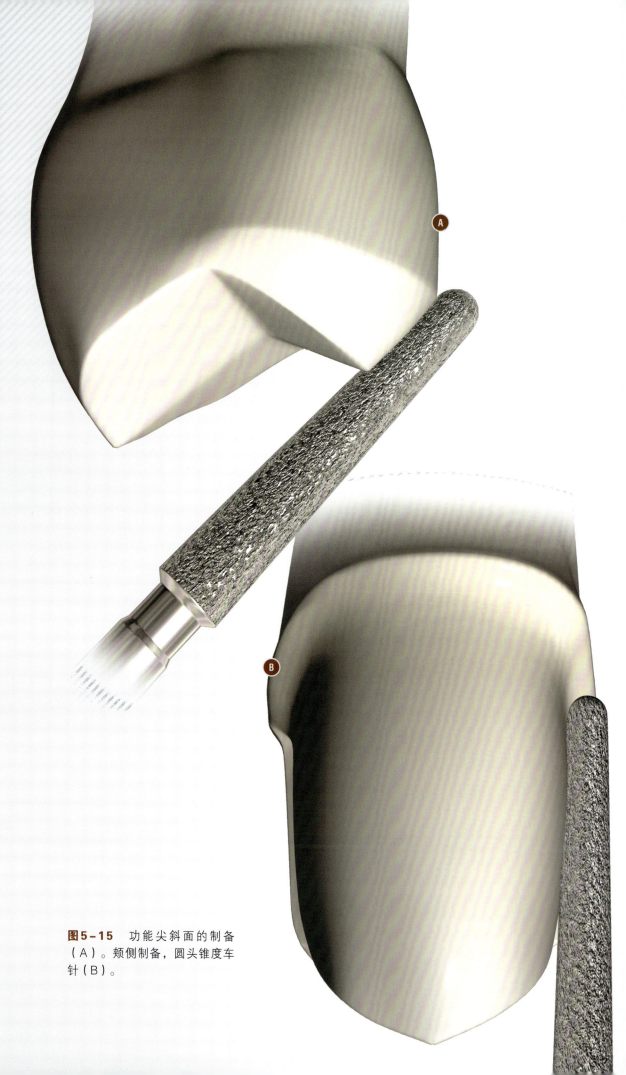

图5-15　功能尖斜面的制备（A）。颊侧制备，圆头锥度车针（B）。

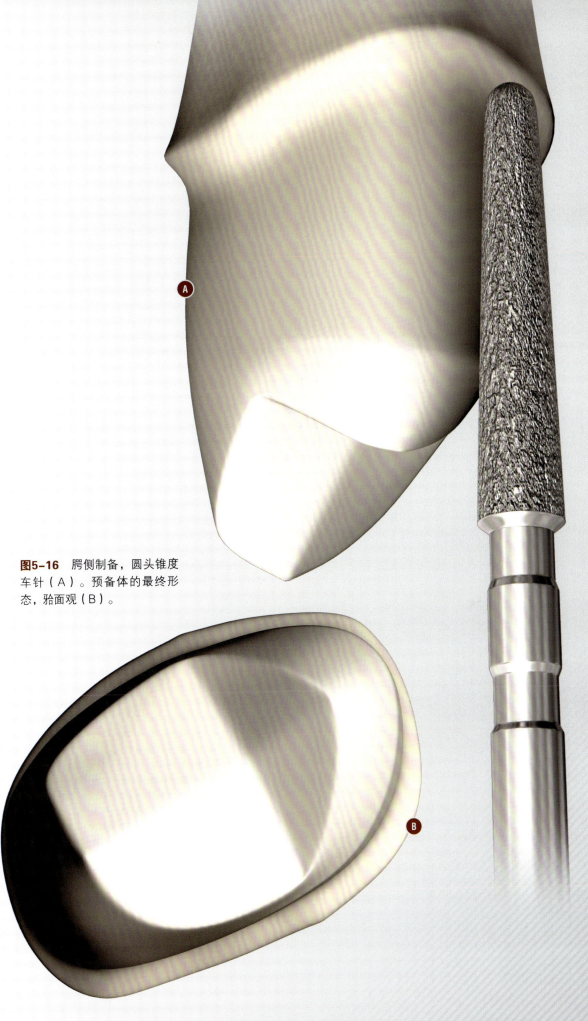

图5-16 腭侧制备，圆头锥度车针（A）。预备体的最终形态，殆面观（B）。

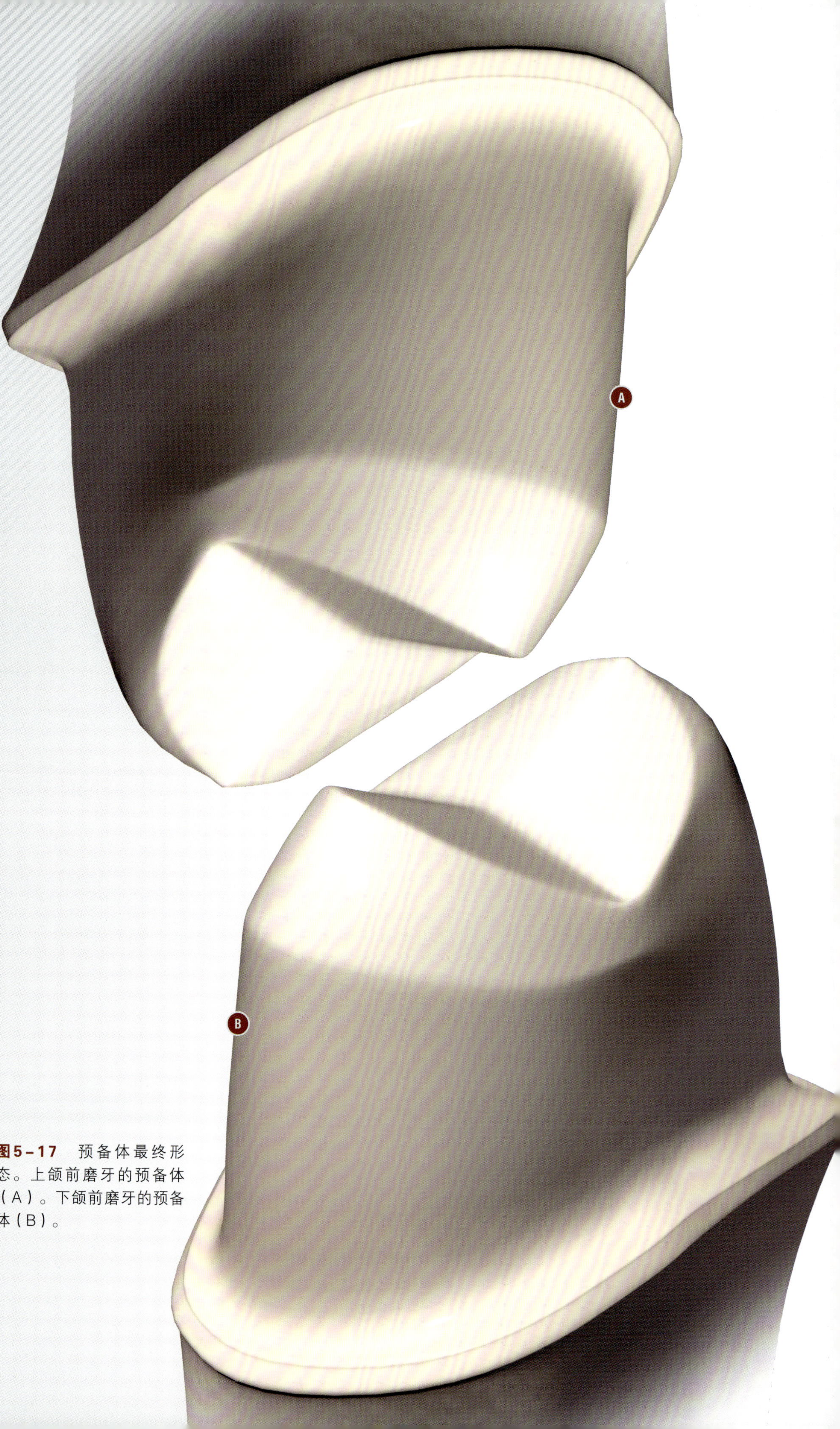

图5-17 预备体最终形态。上颌前磨牙的预备体（A）。下颌前磨牙的预备体（B）。

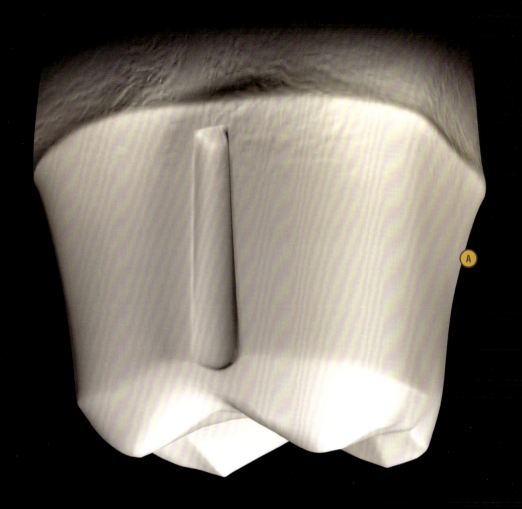

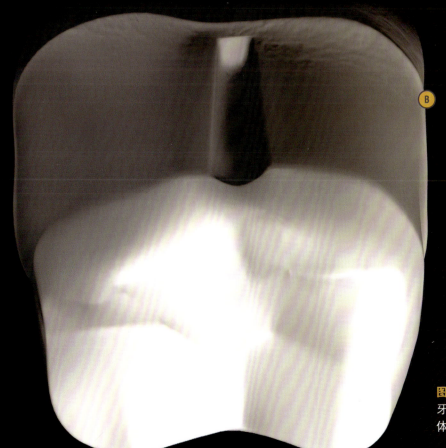

图5-18　上颌磨牙（17号牙）金属全冠的预备体。预备体的最终形态（A和B）。

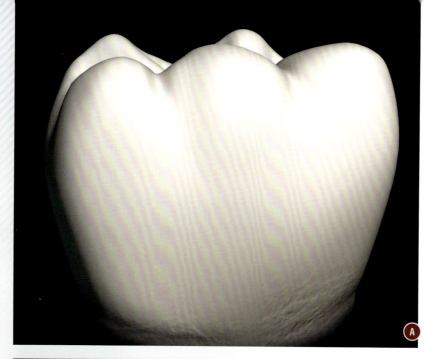

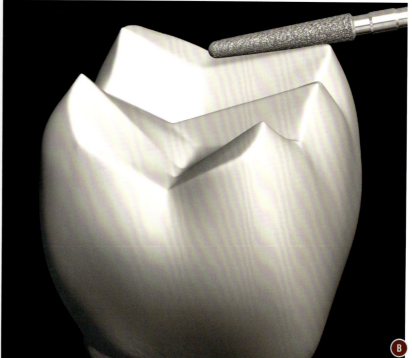

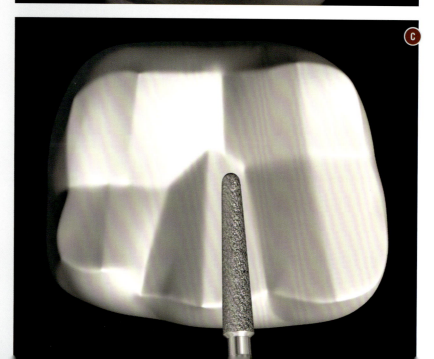

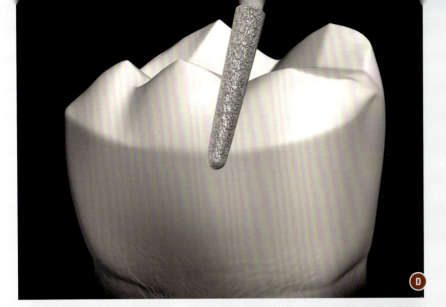

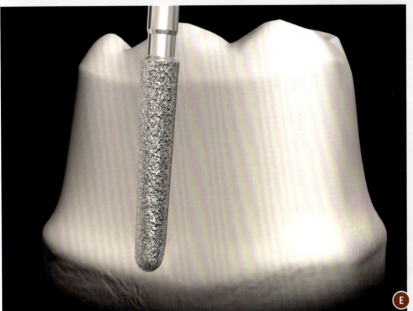

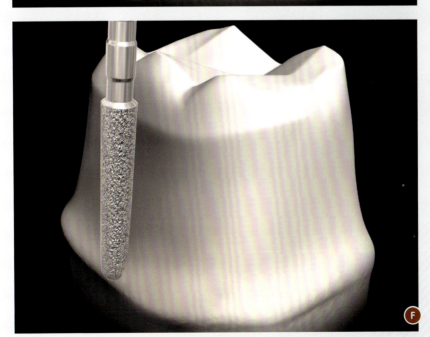

图5-19 下颌磨牙（A）。殆面制备（B和C）。功能尖斜面的制备（D）。颊侧的制备，圆头锥度金刚砂车针（E）。颈部终止线制备，圆头锥度金刚砂车针（F）。

G

H

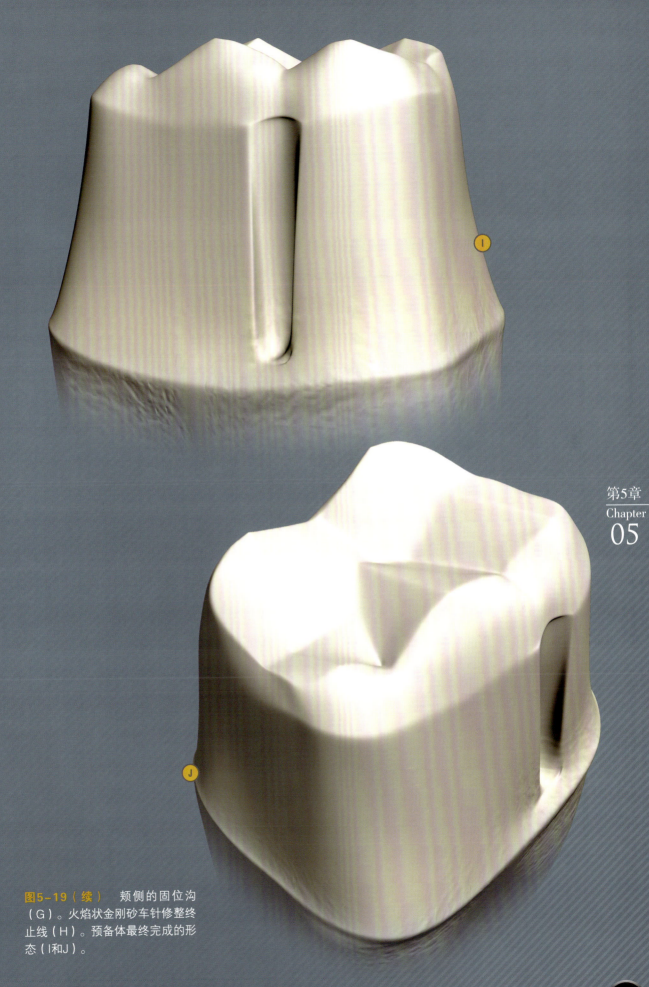

图5-19（续）　颊侧的固位沟
（G）。火焰状金刚砂车针修整终
止线（H）。预备体最终完成的形
态（I和J）。

金属烤瓷全冠

这类修复体是由金属内冠和外层熔附的瓷材料组成的。金属内冠采用贵金属，比如高金合金材料是较为合适的，因为它们密合性好，也不易被氧化。这类修复体的优势是它们兼具了金属的强度和瓷的美观。不足之处在于为了满足金属（0.3~1.0mm）和瓷层（0.8~1.5mm）的空间，牙体制备量较大（1.2~2.0mm）。修复体颈部金属会在龈缘产生灰色光晕。

前牙

在制备前牙金属烤瓷冠时，注意在唇面制备出两个斜面，以保证金属和瓷层的修复空间（图5-20 B，C和E）。如果唇面只按照就位道方向制备一个平面，那么切1/3处的制备量是不足的。若在全瓷冠修复体制备时，这么操作就很可能损伤牙髓。非贵金属烤瓷冠的前牙唇面磨除1.2mm，切端磨除2.0mm（图5-20D和图5-21F）。贵金属烤瓷冠的制备量略大一些。切端制备要形成45°斜面（图5-20D）。如果舌侧仅为金属面，磨除量0.7mm（图5-20I~K，图5-21D）。如果舌侧金属面需要覆盖瓷层，磨除量则接近1.4mm。预备体终止线是浅凹无角肩台，以利于修复体的就位和粘接。

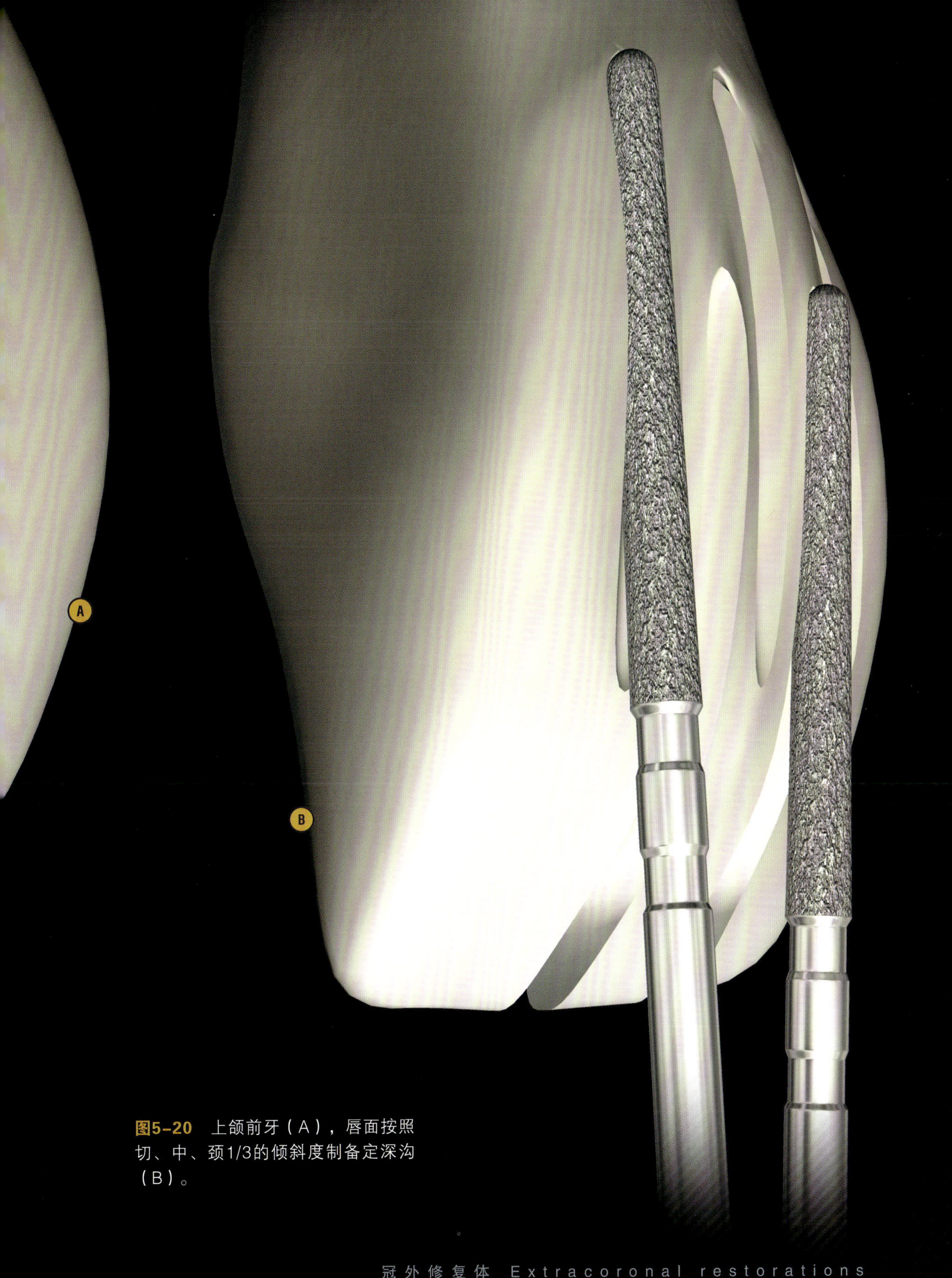

图5-20　上颌前牙（A），唇面按照
切、中、颈1/3的倾斜度制备定深沟
（B）。

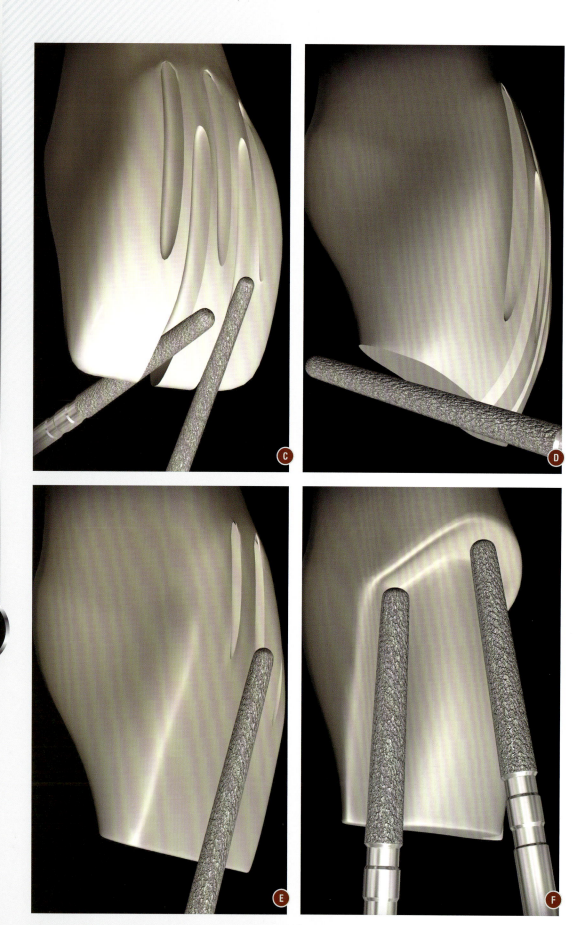

图5-20（续） 切端定深沟（C）。切端制备45°斜面（D）。圆头锥度的金刚砂车针磨除定深沟之间的牙体组织（E）。圆头锥度金刚砂车针制备唇面（F）。尖头锥度金刚砂车针制备邻面（G和H）。

牙体制备的科学与艺术 TOOTH PREPARATIONS SCIENCE & ART

208

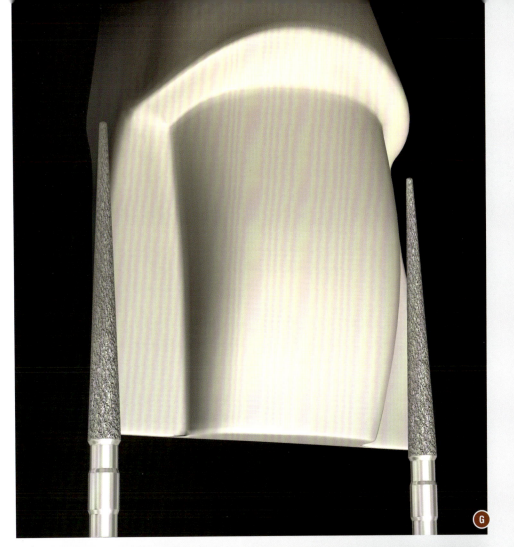

G

H

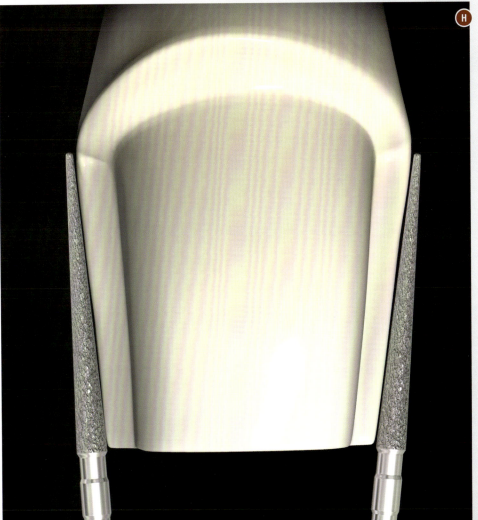

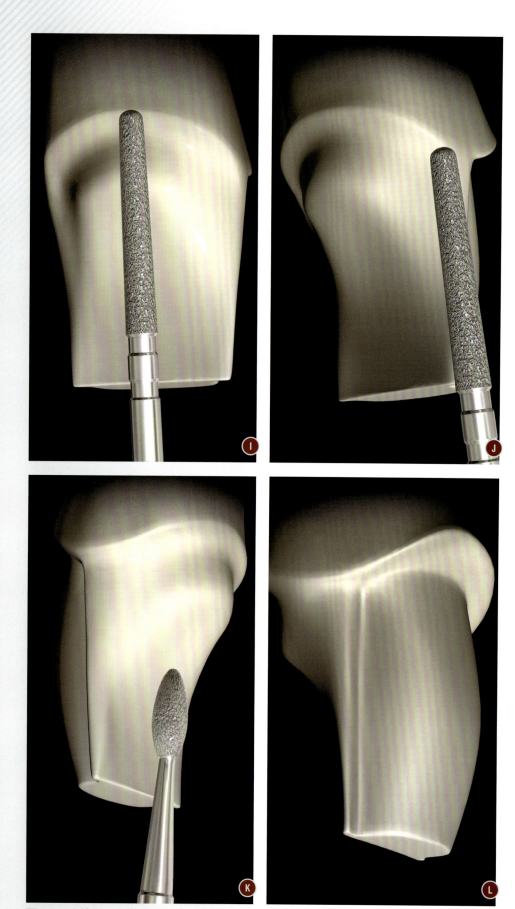

图5-20（续） 牙体腭侧颈部的制备（I）。邻面制备（J）。梨状金刚砂车针制备舌窝（K）。预备体最终完成的形态（L）。

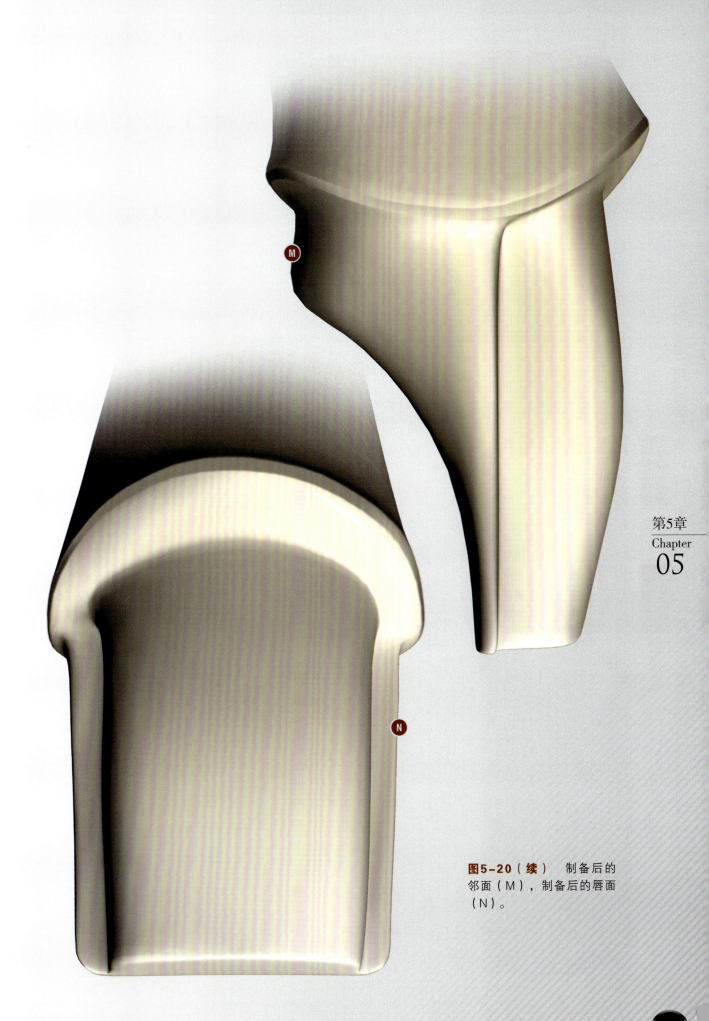

图5-20（续）　制备后的
邻面（M），制备后的唇面
（N）。

A

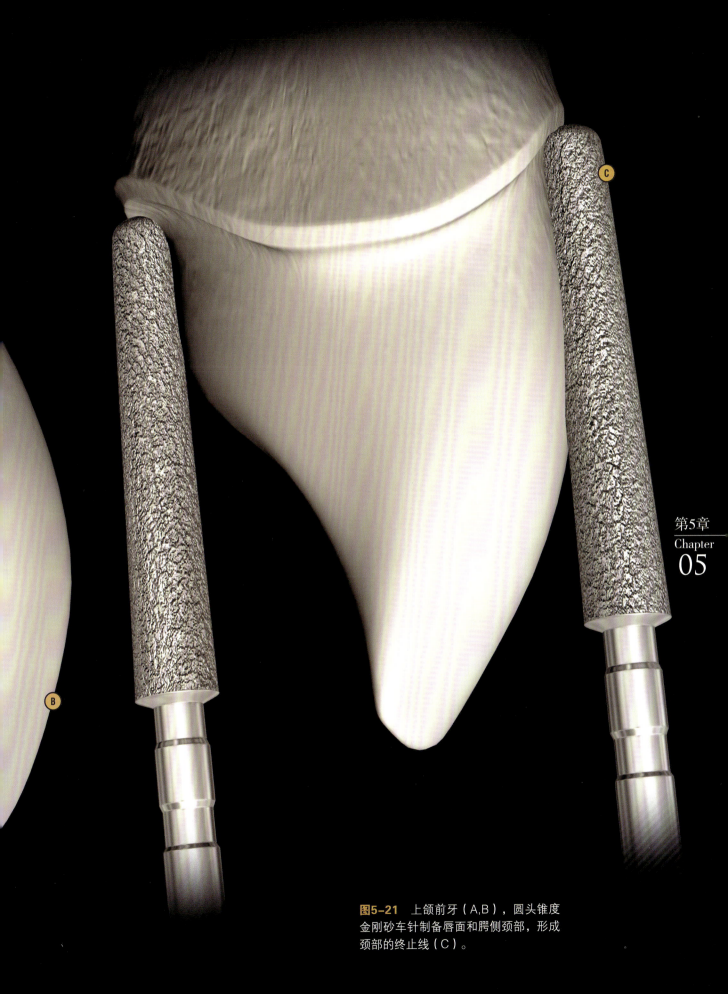

图5-21　上颌前牙（A,B），圆头锥度金刚砂车针制备唇面和腭侧颈部，形成颈部的终止线（C）。

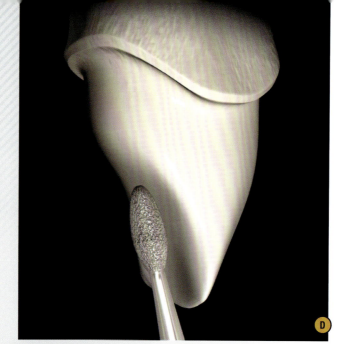

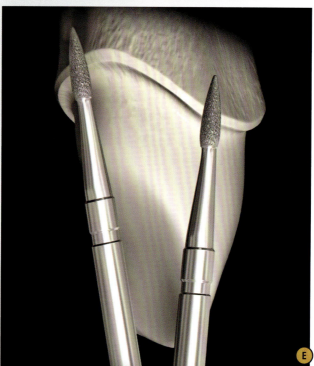

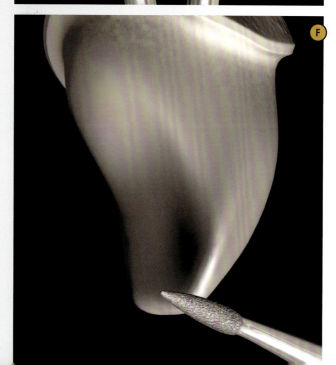

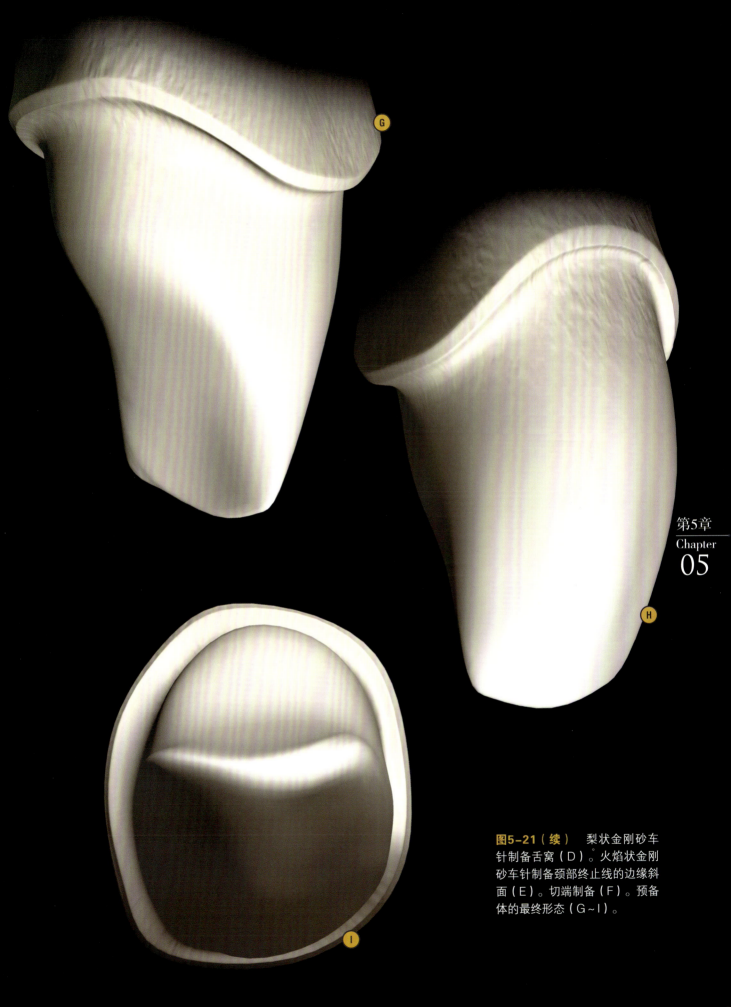

图5-21（续） 梨状金刚砂车针制备舌窝（D）。火焰状金刚砂车针制备颈部终止线的边缘斜面（E）。切端制备（F）。预备体的最终形态（G～I）。

后牙

如果是金属全冠修复体，那么功能尖的磨除量是1.5mm；而如果是金属烤瓷修复体，功能尖的磨除量是2.0mm。贵金属的磨除量略大一点。舌侧如果仅是金属，那么磨除量为0.7mm；如果是金属和瓷层，那么磨除量是1.4mm（图5-23）。终止线是浅凹无角肩台，满足修复体就位和粘接的要求（图5-22）。

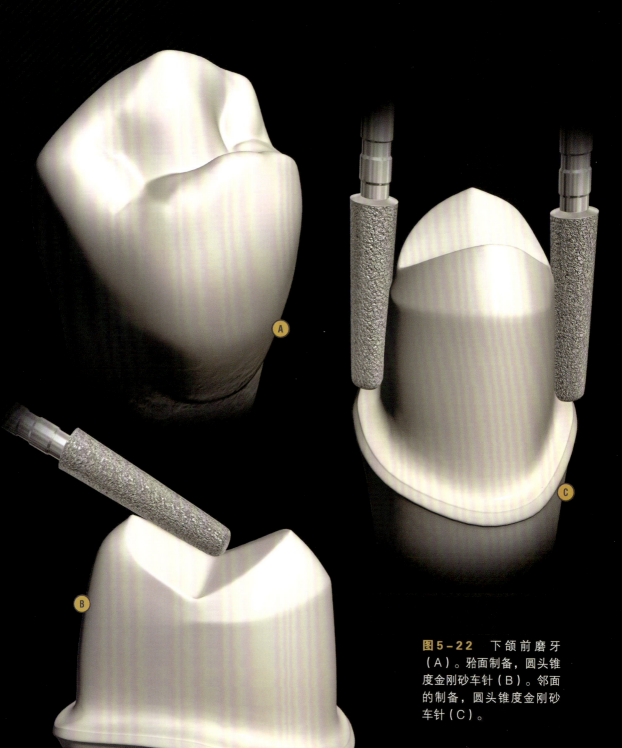

图5-22 下颌前磨牙（A）。𬌗面制备，圆头锥度金刚砂车针（B）。邻面的制备，圆头锥度金刚砂车针（C）。

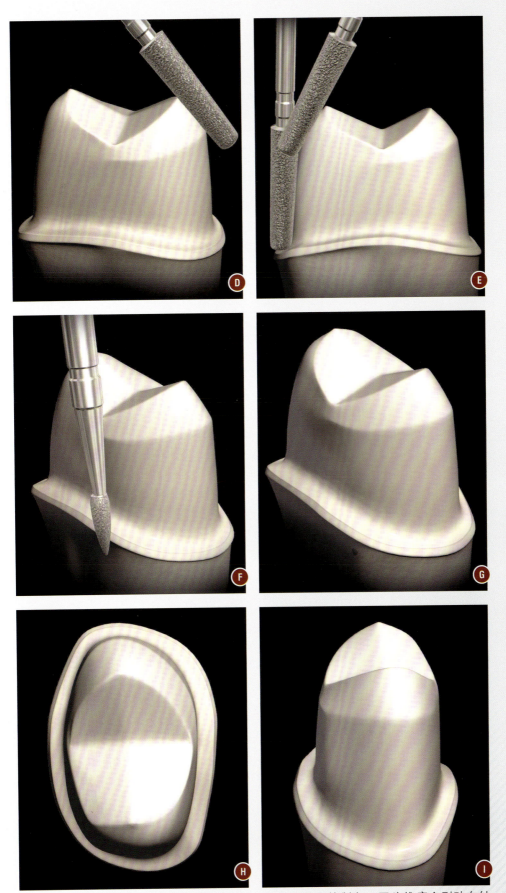

图5-22（续） 功能尖斜面的制备（D）。舌尖及舌面的制备，圆头锥度金刚砂车针（E）。边缘斜面的制备，火焰状金刚砂车针（F）。预备体的最终形态（G~I）。

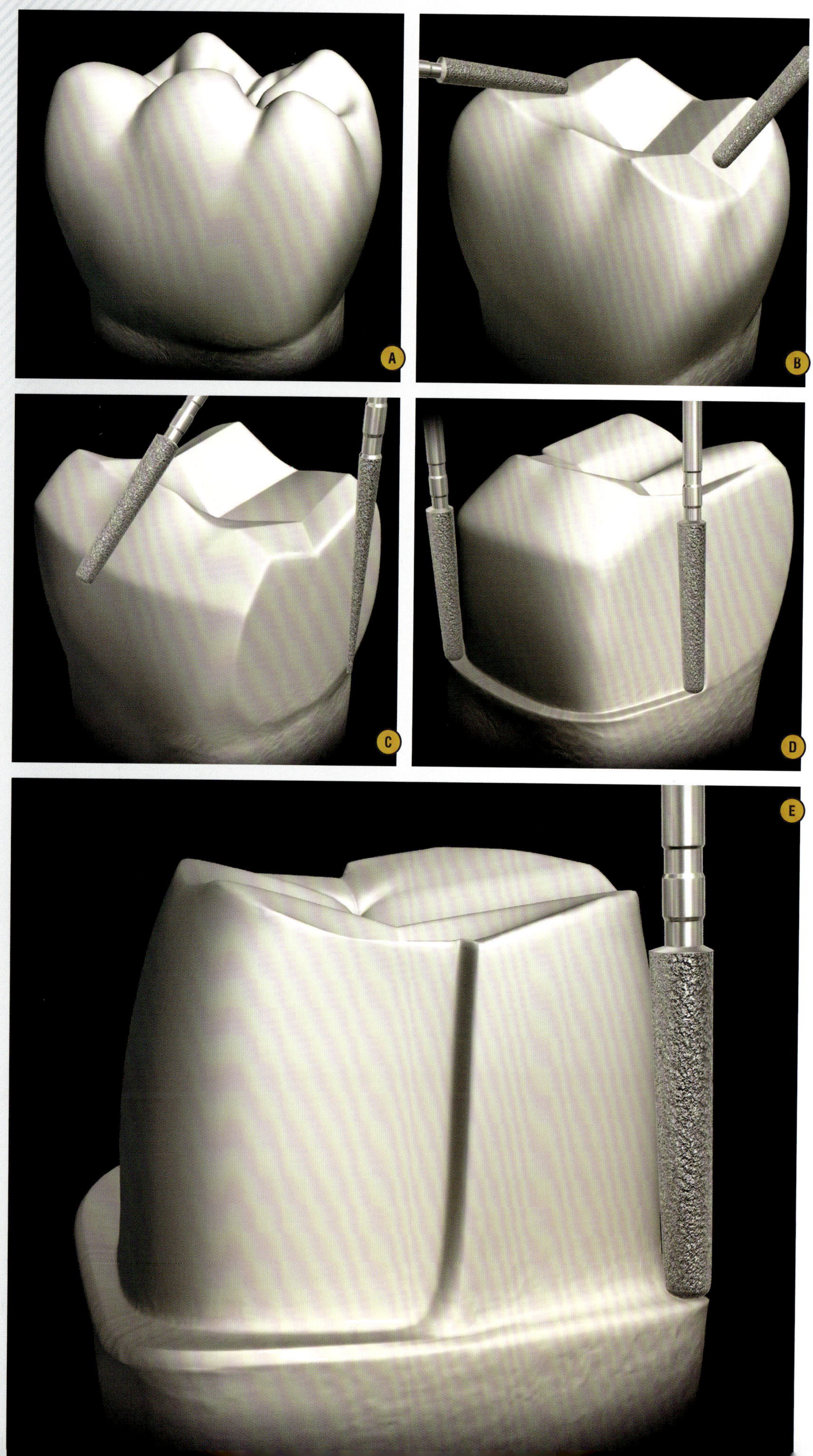
A
B
C
D
E

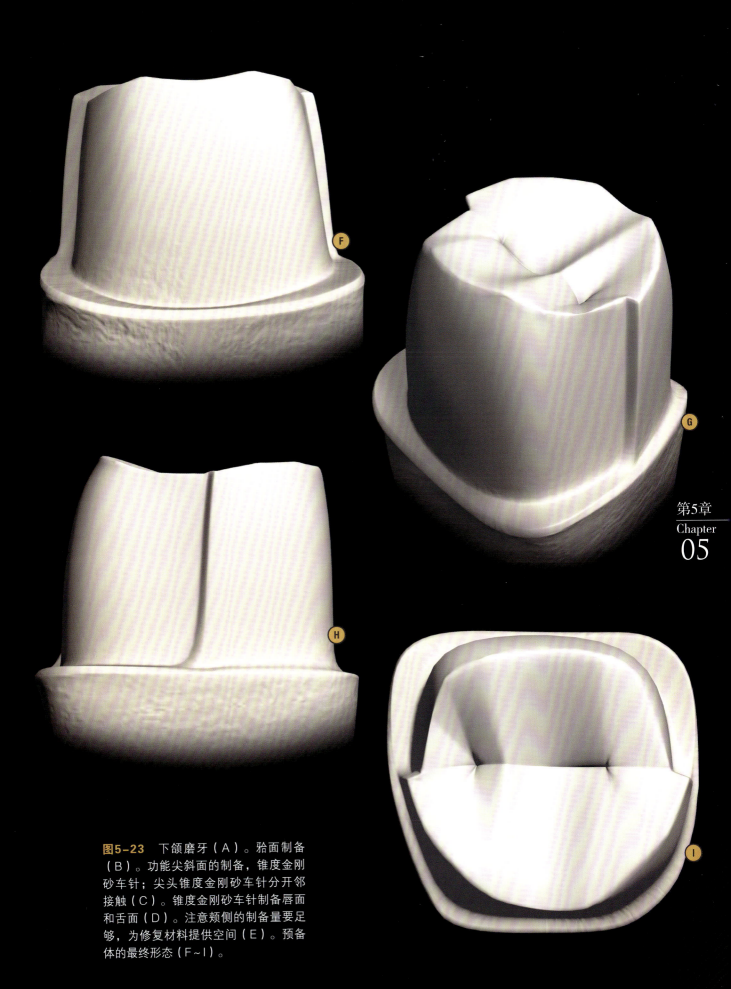

图5-23　下颌磨牙（A）。殆面制备
（B）。功能尖斜面的制备，锥度金刚
砂车针；尖头锥度金刚砂车针分开邻
接触（C）。锥度金刚砂车针制备唇面
和舌面（D）。注意颊侧的制备量要足
够，为修复材料提供空间（E）。预备
体的最终形态（F~I）。

非金属全冠

非金属全冠有其独特的特性。相比较于其他类型的全冠，它的美观性是最好的。然而，它的制备量（2.0mm～2.5mm）也是比较大的，并且所有的线角必须圆钝，以避免应力集中而发生崩瓷。全瓷材料又可分为许多类型，每一种都具有不同的特点，因而相应的适应证也不同。

前牙

制备非金属冠修复体时（图5-24～图5-26），需要注意在唇面制备两个斜面（图5-24A），为全瓷冠提供足够的修复空间，这样才能保证修复体的强度。唇面的磨除量是2.0mm（图5-24D），切端的磨除量是2.5mm（图5-24C）。不同于其他全冠修复体，舌侧与邻面的磨除量延续唇面的2.0mm（图5-24E和F）。预备体的肩台是深凹无角肩台，为全瓷冠的就位和粘接提供足够的强度和支持。

A

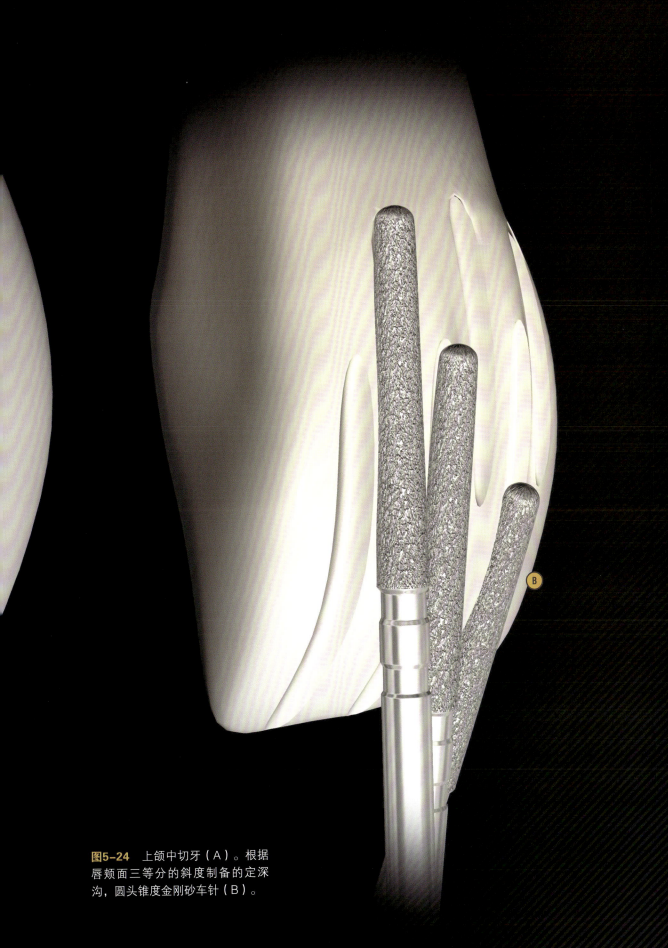

图5-24 上颌中切牙（A）。根据
唇颊面三等分的斜度制备的定深
沟，圆头锥度金刚砂车针（B）。

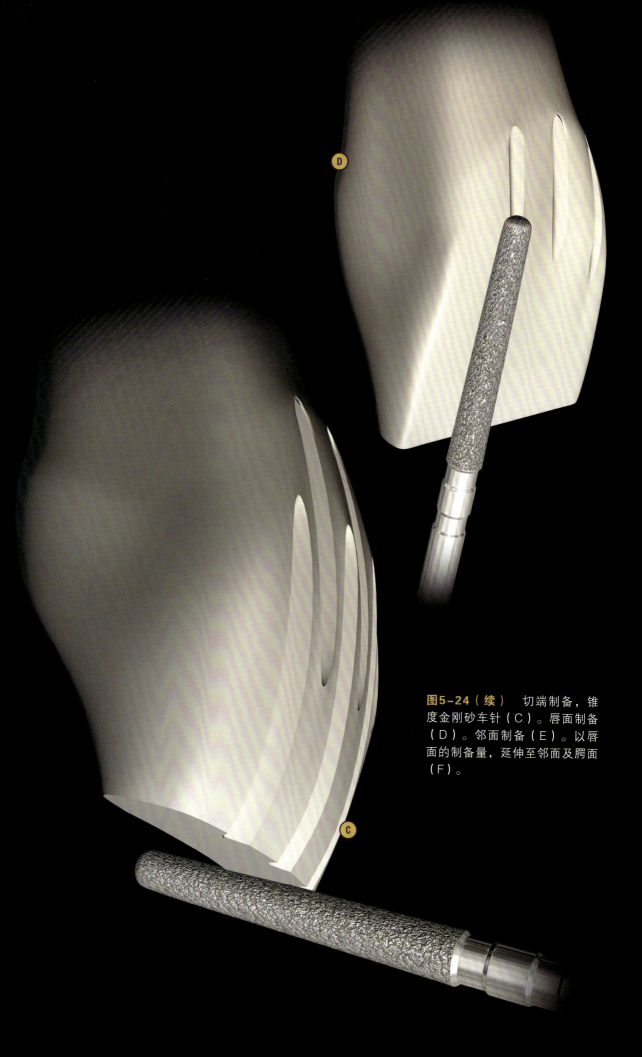

图5-24（续） 切端制备，锥度金刚砂车针（C）。唇面制备（D）。邻面制备（E）。以唇面的制备量，延伸至邻面及腭面（F）。

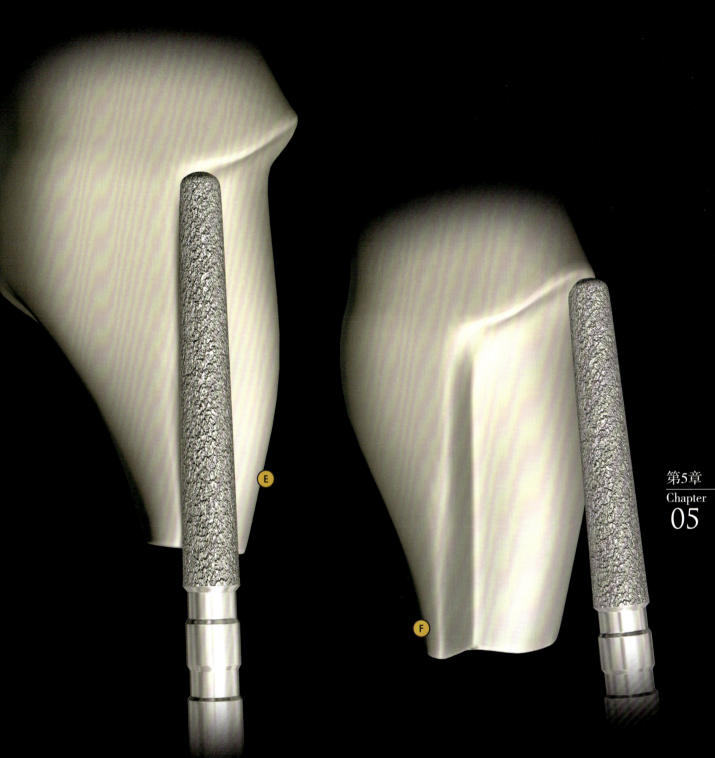

E

F

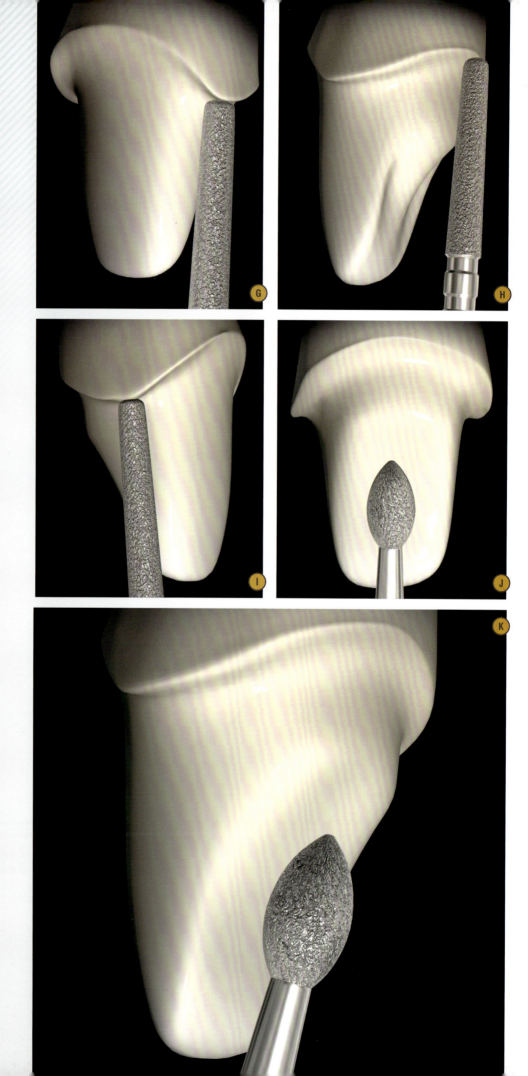

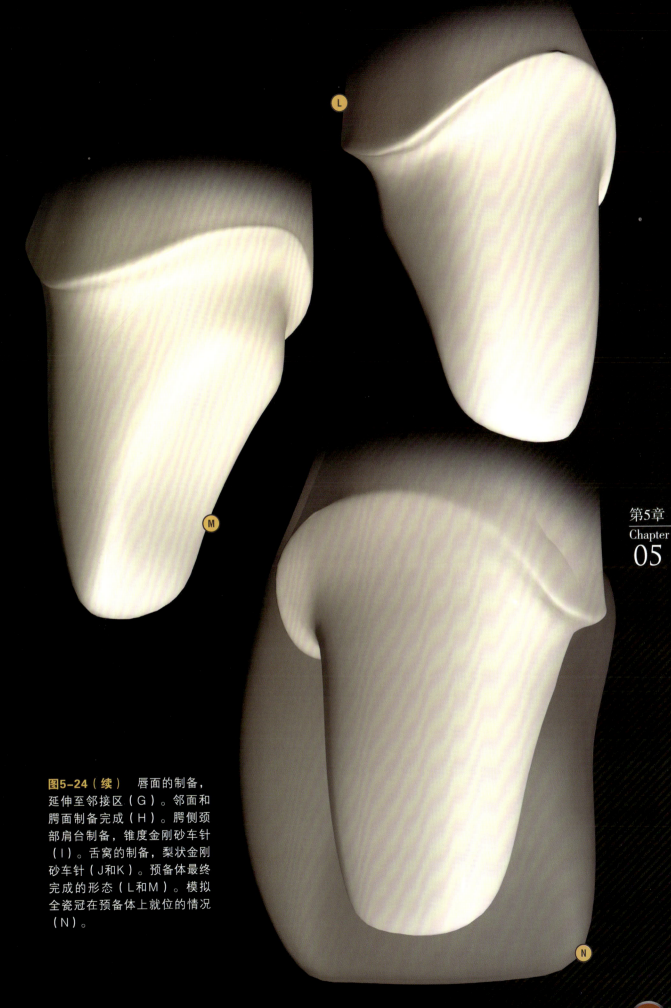

图5-24（续） 唇面的制备，延伸至邻接区（G）。邻面和腭面制备完成（H）。腭侧颈部肩台制备，锥度金刚砂车针（I）。舌窝的制备，梨状金刚砂车针（J和K）。预备体最终完成的形态（L和M）。模拟全瓷冠在预备体上就位的情况（N）。

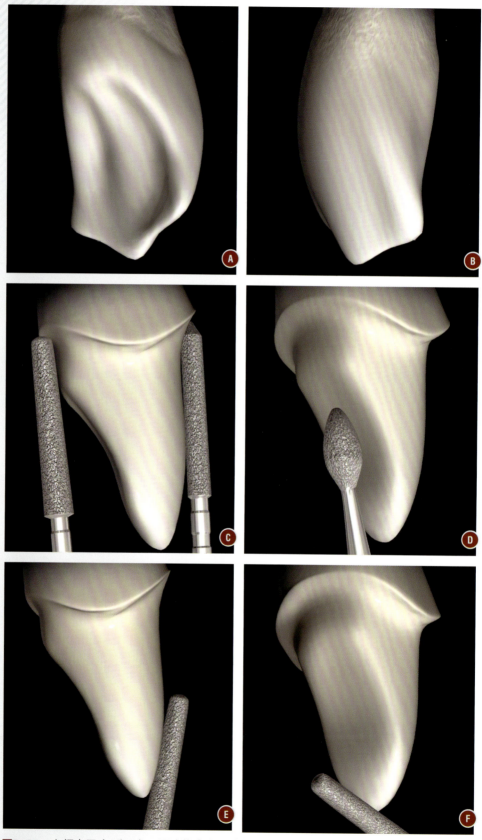

图5-25 上颌尖牙（A和B）。圆头锥度金刚砂车针制备腭侧颈部，形成肩台，唇侧用尖头柱状金刚砂车针制备（C）。梨状金刚砂车针制备腭侧（D）。圆头锥度金刚砂车针制备唇面切1/2（E）。切端制备（F）。

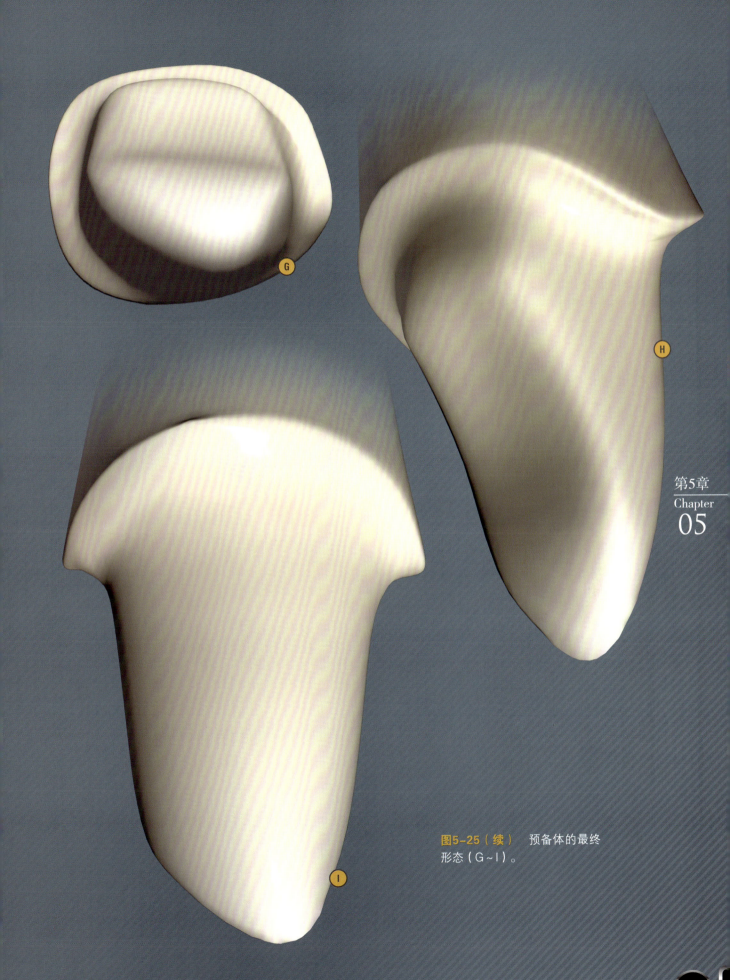

G

H

第5章
Chapter
05

图5-25（续）　预备体的最终
形态（G~I）。

I

冠外修复体 Extracoronal restorations

227

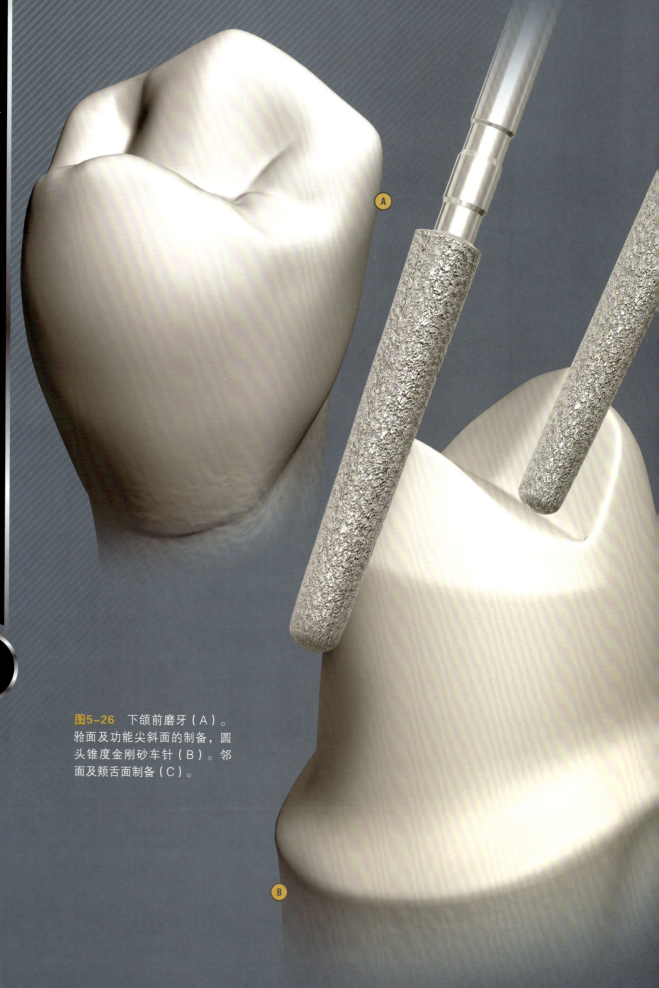

图5-26 下颌前磨牙（A）。
𬌗面及功能尖斜面的制备，圆
头锥度金刚砂车针（B）。邻
面及颊舌面制备（C）。

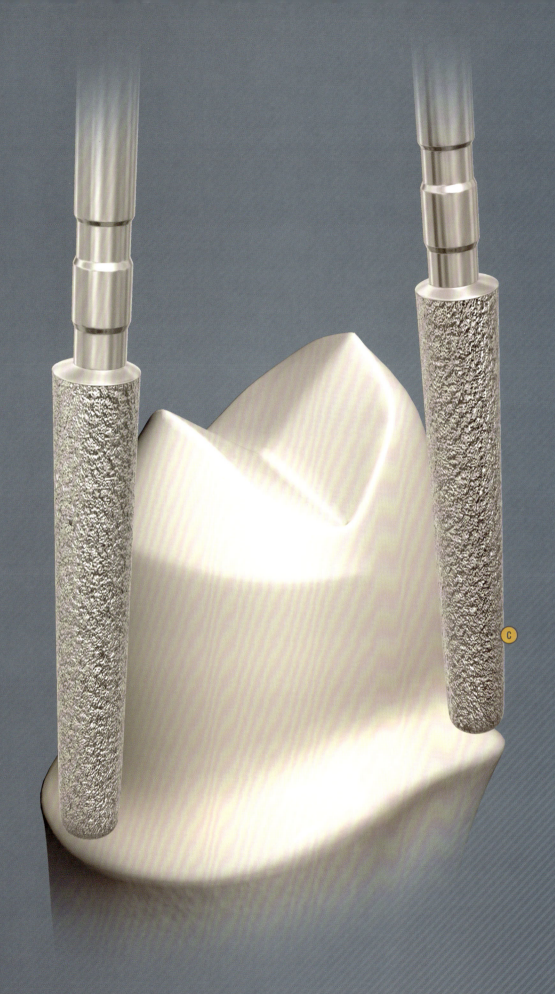

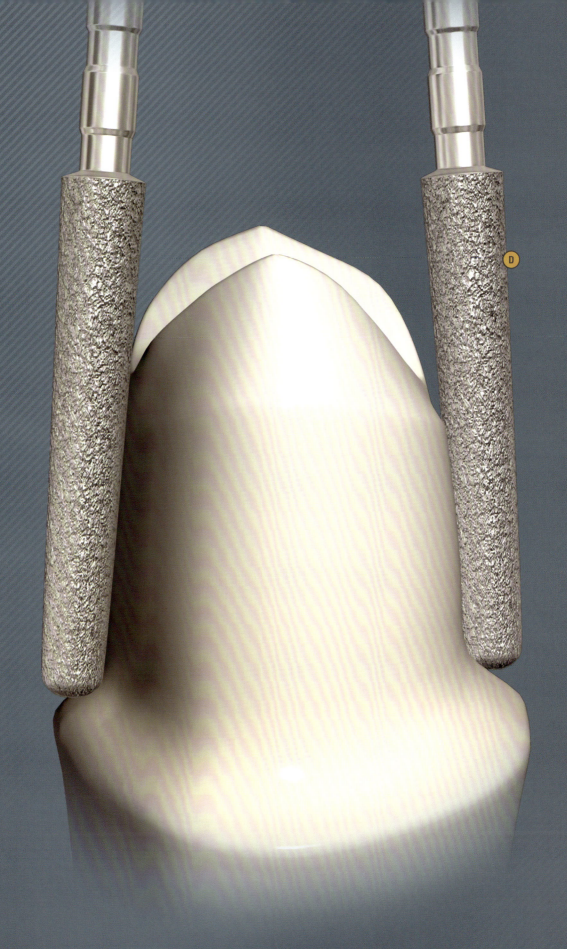

图5-26（续） 邻面的制备，注意聚合角（D）。预备体的最终形态（E和F）。

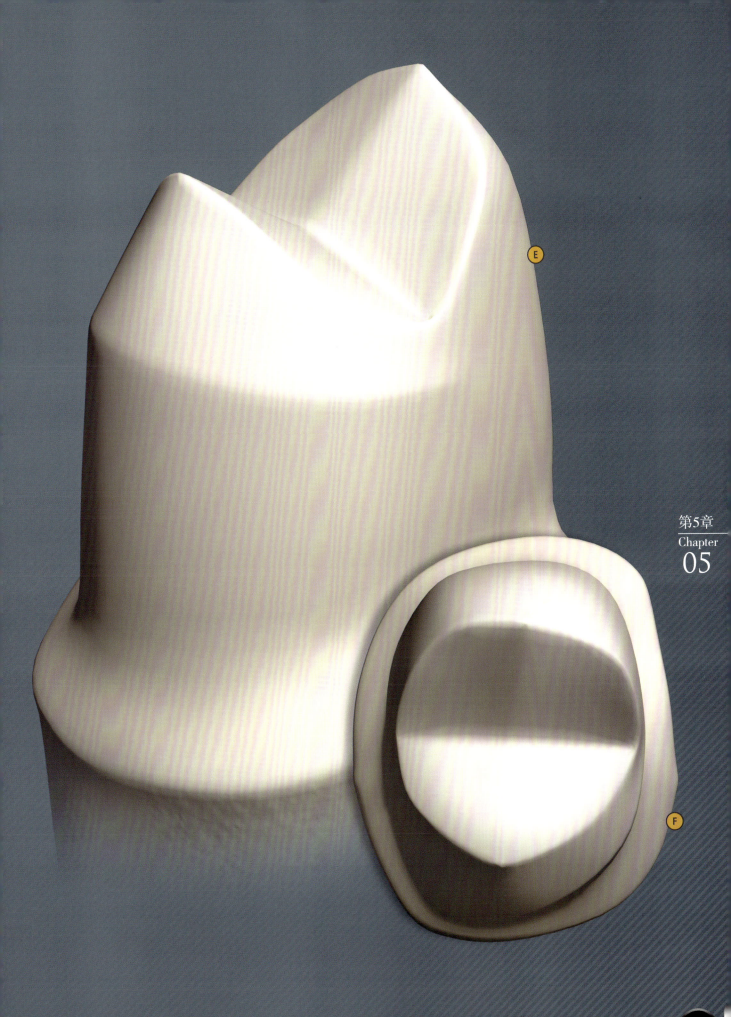

E

F

后牙

在制备后牙非金属冠修复体时，要注意在颊侧制备功能尖斜面，以保证有足够的空间支撑瓷层，满足全瓷修复体的强度需求（图5-27）。颊侧的制备量是2.0mm，𬌗面制备量是2.5mm。不同于其他冠修复体，舌侧和邻面的制备量延续颊侧的2.0mm。肩台必须是凹式无角肩台，满足冠修复体的强度、就位以及粘接的要求。

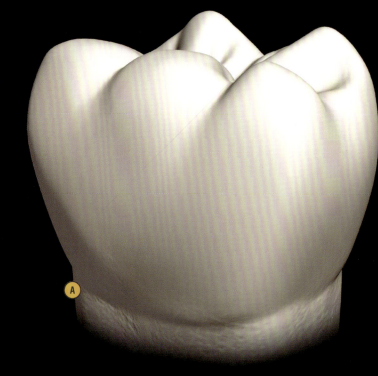

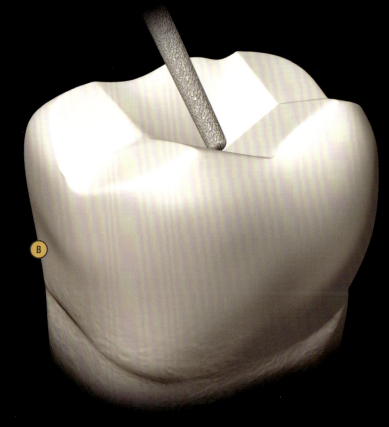

图5-27　下颌磨牙（A）。𬌗面制备，圆头锥度金刚砂车针（B和C）。分离邻接触区，尖头锥度金刚砂车针（D）。

C

D

冠 外 修 复 体　Extracoronal restorations

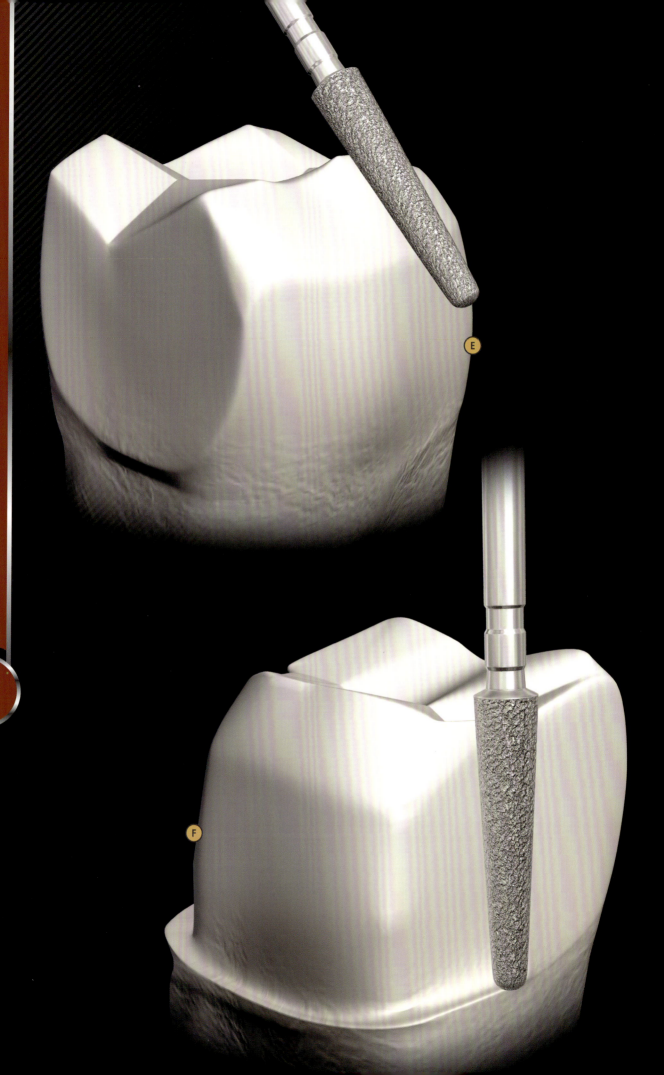

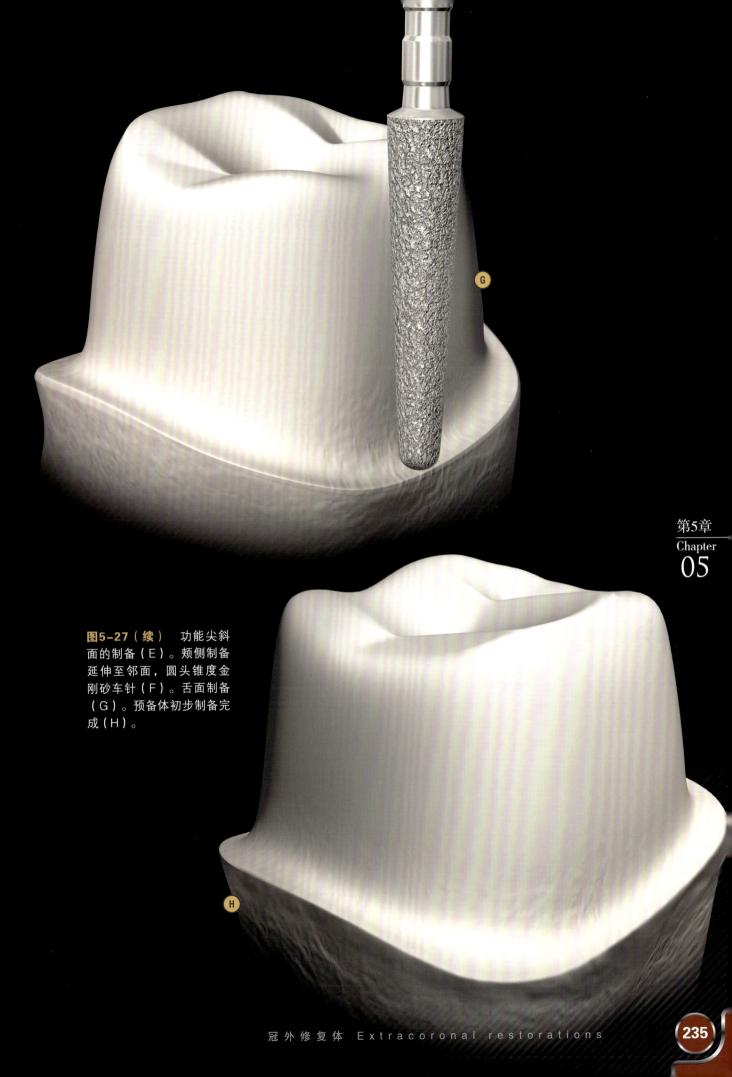

图5-27（续） 功能尖斜面的制备（E）。颊侧制备延伸至邻面，圆头锥度金刚砂车针（F）。舌面制备（G）。预备体初步制备完成（H）。

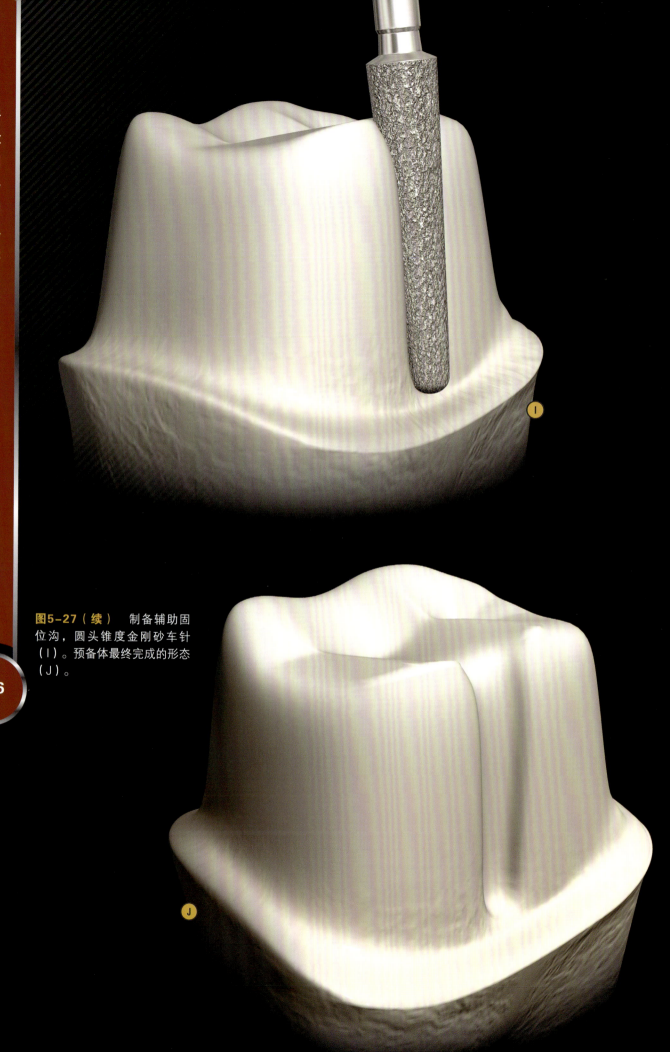

I

图5-27（续） 制备辅助固
位沟，圆头锥度金刚砂车针
（I）。预备体最终完成的形态
（J）。

J

参考文献

[1] Chiche GJ, Pinaut A. Esthetics of Anterior Fixed Prostho-
     dontics. Tokyo: Quintessence, 1994.

[2] Conceição EN. Operative Dentistry: Health and Aesthetics,
     ed 2 [in Portuguese]. Porto Alegre: Artmed, 2007.

[3] Douglas RD, Przybylska M. Predicting porcelain thick-
     ness required for dental shade matches. J Prosthet Dent
     1999;82:143–149.

[4] Irfan A. Protocols for predictable aesthetic dental restor-
     ations. Oxford: Blackwell Munksgaard, 2006.

[5] Martignoni M, Schönenberg A. Precision in Fixed Pros-
     thodontics. Tokyo: Quintessence, 1998.

[6] Mezzomo E, Suzuki RM. Contemporary Oral Rehabilita-
     tion [in Portuguese]. São Paulo: Santos, 2006.

[7] Oliveira AA. Understanding, Planning, Implementing: The
     Universe of the Ceramic Restoration [in Portuguese].
     Nova Odessa: Napoleão, 2012.

[8] Shillingburg HT, Hobo S, Whitsett LD. Fundamentals of
     Fixed Prosthodontics, ed 4 [in Portuguese]. São Paulo:
     Quintessence, 2007.

[9] Soares CJ, Martins LR, Fonseca RB, Correr-Sobrinho L,
     Fernandes Neto AJ. Influence of cavity preparation design
     on fracture resistance of posterior leucite-reinforced ce-
     ramic restorations. J Prosthet Dent 2006;95:421–429.

[10] Vieira FLT, Silva CHV, Menezes Filho PF, Vieira CE. Dental
     Aesthetics: Clinical Solutions [in Portuguese]. Nova Odes-
     sa: Napoleão, 2012.

第5章
Chapter
05

CONSERVATIVE
PREPARATIONS
保守性牙体制备

MINIMALLY INVASIVE DENTISTRY
微创牙科学

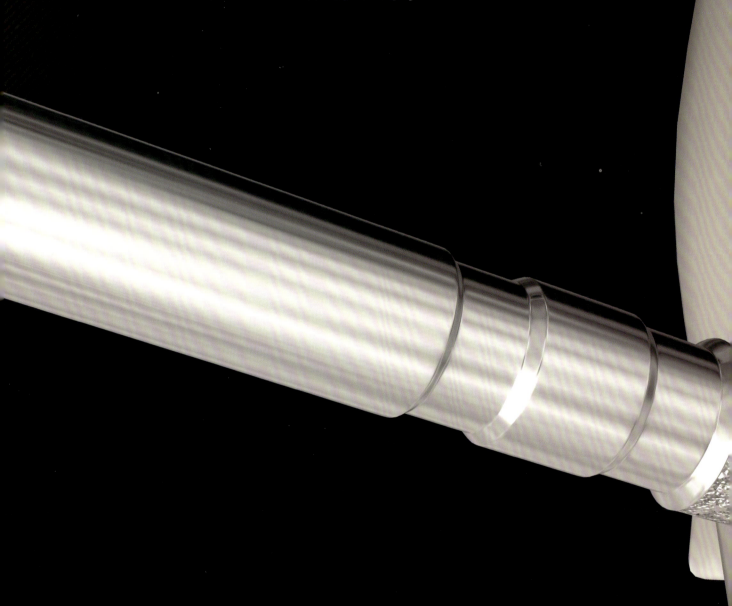

引言

人们对口腔美学和功能重建的不断深入研究，极大推动了牙科技艺的进步和发展。这在最大程度上满足了患者对修复体的功能以及长期预后的需求。

口腔美学和功能重建是个复杂而系统的领域，需要牙医在专业上孜孜以求和不断精进。牙科全瓷材料的发展，间接修复技术和粘接系统的进步，使得微创牙科学逐渐成为了现实。

所谓微创牙科学，是以最大限度保留牙体组织为前提。因此，并不要求制备出特殊的洞型，比如箱状洞型或固位沟。制备量只要满足修复体的美观和功能以及就位即可。而传统的制备方式则要考虑预备体的固位型和抗力。

微创修复的制备量极少，只需要满足修复体几何形态及强度的要求，为最终的就位和粘接提供便利。这样的制备方式可以保留最多的剩余牙体组织，是最为微创的方式（制备量仅为全冠的1/4）。

根据牙釉质的平均厚度，推荐颈部的制备量为0.3~0.5mm，中部和切1/3均为0.7mm，切端为1.5mm。临床上，要准确达到这些制备量是相当有难度的，因为这又受最终修复体的形态及大小的影响。

我们需要根据最终修复体的形态、厚度和就位方向，来进行牙体制备。因此，在牙体制备前我们就要设计出最终修复体的形态（图6-1）。在临床制备流程中，诊断蜡型或口内模拟等方法可以起到指导辅助的作用。

如果口内模拟效果患者满意，接下来我们就开始进行牙体制备。牙体磨除量取决于我们选择的修复材料，以及基牙和修复体之间的颜色差异度。如果基牙明度低，则需要相对多一点的制备量来达到较高明度的修复效果。同时，也要考虑到每个病例的临床特殊性。

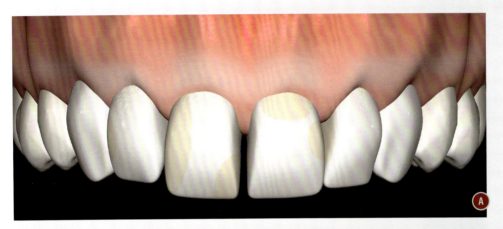

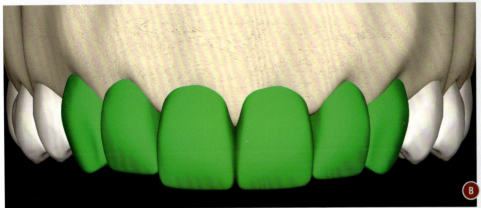

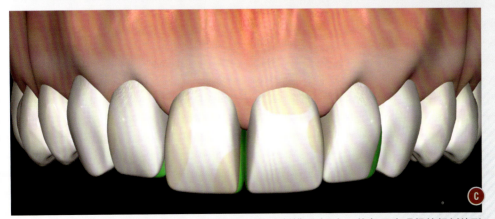

图6-1　模拟的术前初始情况（A）。在模型上制作诊断蜡型（B）。恢复牙齿理想的解剖外形（C）。

诊断蜡型可以为牙体制备提供指导参考。这样我们不仅保留了更多的牙釉质，还有釉牙骨质界的牙体组织。釉质制备时，最简单有效的指导工具就是根据蜡型制作的硅橡胶导板（图6-2）。

图6-2　前牙唇面的牙体制备。没有硅橡胶导板指导下的制备（A）。硅橡胶导板指导下的制备（B）。

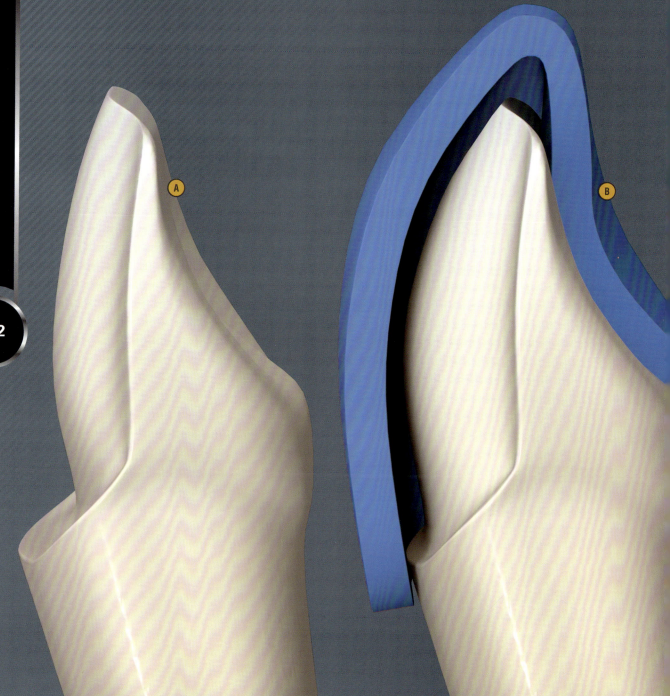

贴面的牙体制备

贴面适用于前牙的美学重建，属于冠外修复体中的部分冠。贴面覆盖唇面、邻面及切端，主要目的是为了改善牙齿的颜色、形状、质地、功能缺陷以及在牙列中不佳的位置关系。

20世纪30年代，前牙贴面就出现在牙科临床中。这项技术由Pincus提出，他为好莱坞的明星制作临时贴面来改善他们在影视或摄影作品中的形象。然而，直到20世纪80年代早期，贴面作为固定修复方式才在临床广泛开展起来。Simonsen和Calamia提出全瓷材料的酸蚀技术，解决了贴面与牙体组织的粘接问题，从而提高了贴面的使用寿命。

目前牙科界的关注焦点在于保存更多牙体组织，所以贴面的微创特性使其大受欢迎。

当我们采用微创的理念来改善口腔美学问题，贴面是适合的修复。它的适应证有：美白效果不佳的变色牙；需要改善形态和大小的牙齿；关闭牙齿缝隙；轻微错位的牙齿；釉质缺损；氟斑牙；有细小裂纹的牙齿以及畸形牙。

第6章
Chapter
06

在治疗时，我们还需要进一步评估这些因素的严重程度及范围。

但是，也有一些临床情况是不适用于贴面修复的，比如：咬合空间减小；存在深覆𬌗且浅覆盖；磨牙症；存在口腔副功能；严重牙列拥挤；牙周疾病；牙体组织大面积缺损。

保守性牙体制备：微创牙科学 Conservative preparations minimally invasive dentistry

243

瓷贴面的制备范围不同，预备体也有不同的形态设计（表6-1）。

取决于以下因素：剩余牙体组织的多少，是否存在原有修复体；临床冠的高度；是否经过牙髓治疗。

表6-1 微创制备方式、范围以及唇面观和邻面观

类型	微创制备方式	常规制备方式	
范围	牙体硬组织	保存邻面接触点，不覆盖切端	
唇面观			
邻面观			

很多临床文献评估了瓷贴面的长期使用寿命，得出的结论是，瓷贴面是很好的修复选择，它的存活率和成功率超过80%。

贴面微创式制备	贴面传统式制备	贴面扩展式制备
保留邻面接触且覆盖切端	保留邻面接触，舌腭侧制备凹式无角肩台	去除邻面接触，舌腭侧覆盖至中1/3

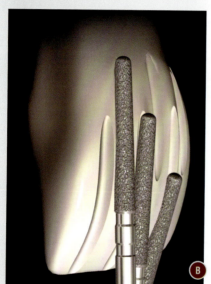

贴面的制备步骤

牙科粘接技术的不断发展，使得微创修复成为现实（图6-3~图6-8）。比如，牙齿仅有轻微变色，瓷贴面修复的制备量仅为0.3~0.7mm。

在此基础上，临床上又出现了超薄瓷贴面（0.1~0.7mm）。它的制备量极少，仅是圆钝锐利的线角或去除倒凹。适应证范围比较局限：牙齿可获得良好的就位方向，有足够的咬合空间，可以通过"加法"的方式改善牙齿形态。但要注意，如果牙齿需要很大程度的改善外形，瓷贴面修复就不合适了。

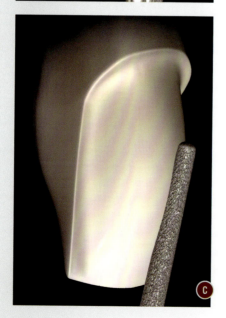

图6-3 上颌中切牙贴面，不覆盖切端（A）。锥度金刚砂车针沿着唇面切1/3，中1/3和颈1/3的倾斜度，制备定深沟（B）。磨除定深沟之间的牙体组织（C）。

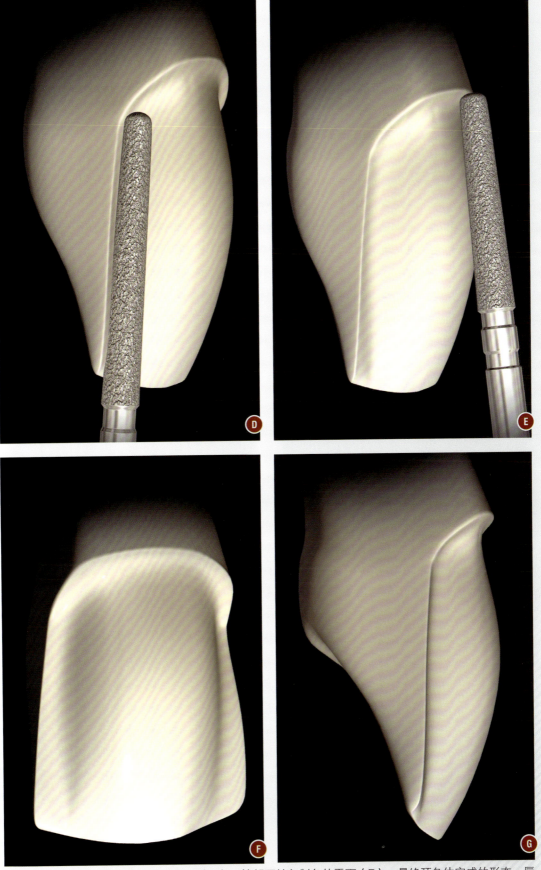

图6–3（续）　按唇面轴向制备的平面（D）。按邻面轴向制备的平面（E）。最终预备体完成的形态，唇面观（F），邻面观（G）。

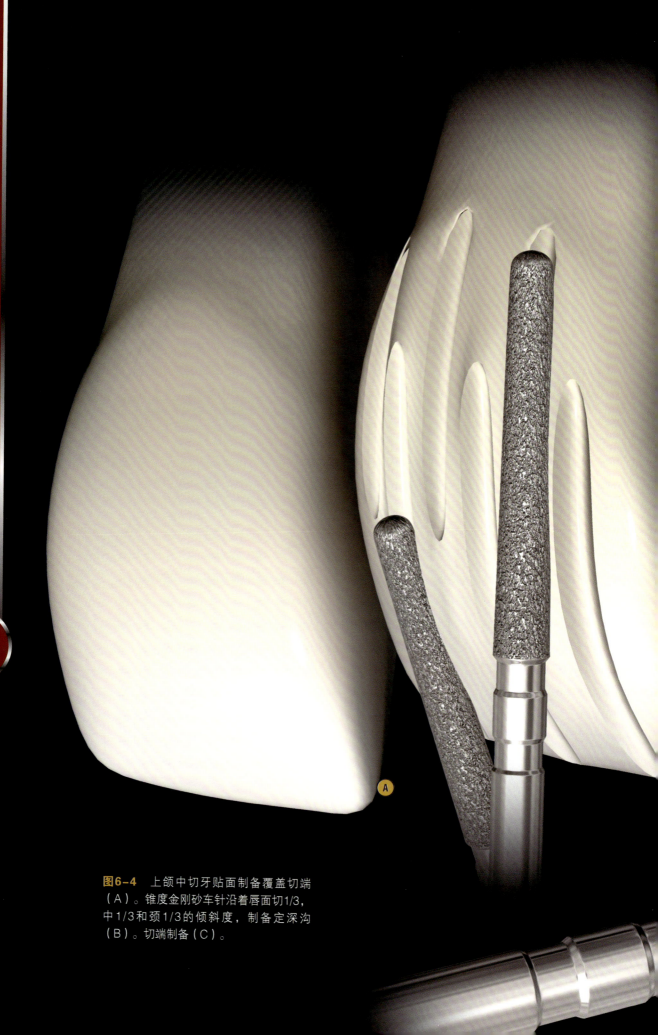

图6-4　上颌中切牙贴面制备覆盖切端（A）。锥度金刚砂车针沿着唇面切1/3，中1/3和颈1/3的倾斜度，制备定深沟（B）。切端制备（C）。

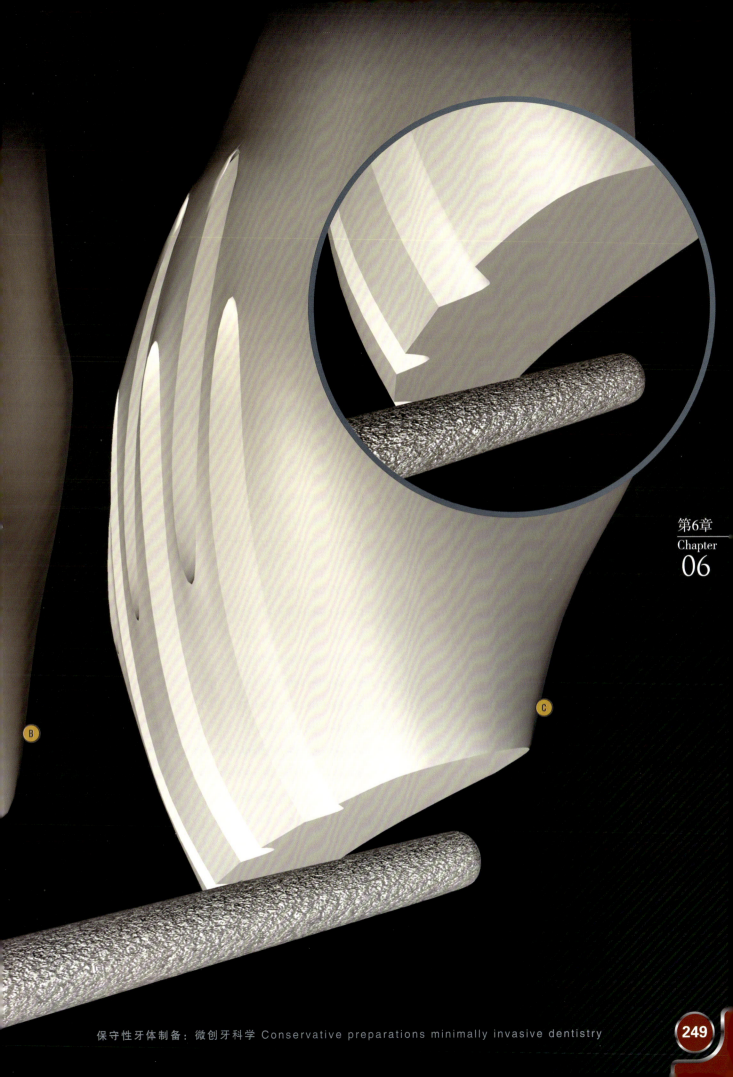

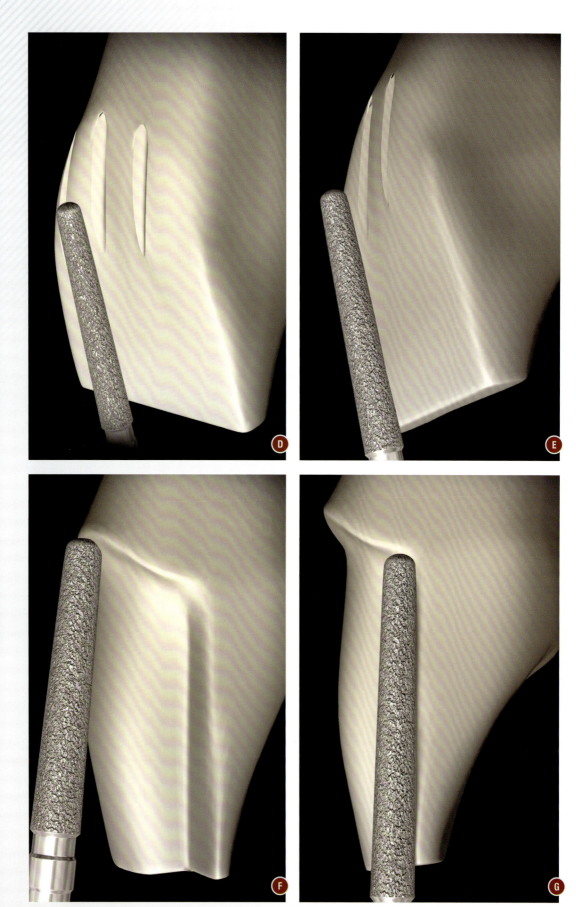

图6-4（续）　　锥度金刚砂车针制备唇面（D和E）。唇面制备的两个不同的轴向（F和G）。

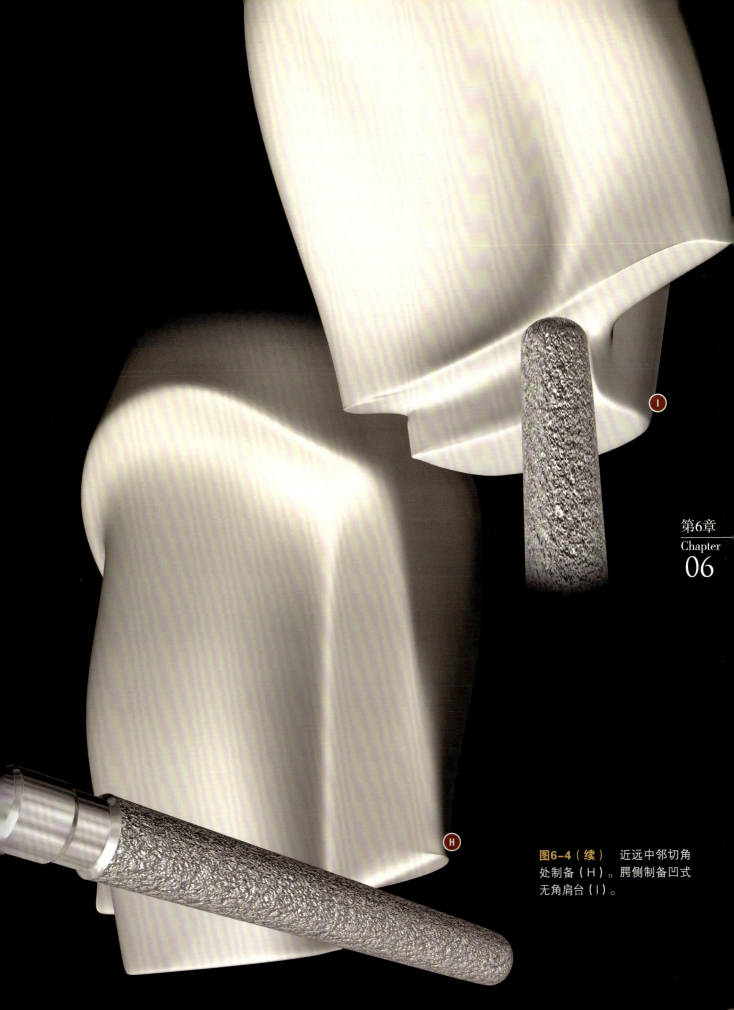

图6-4（续）　近远中邻切角处制备（H）。腭侧制备凹式无角肩台（I）。

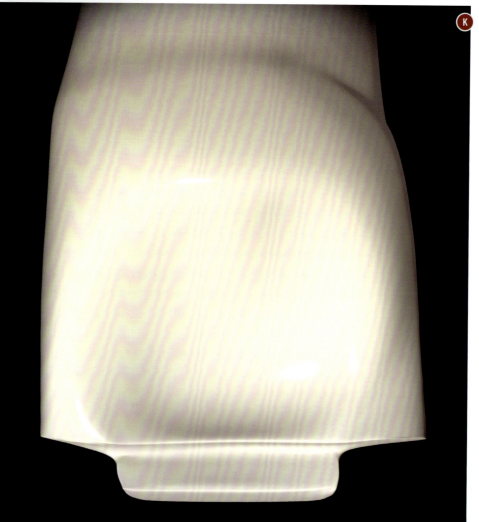

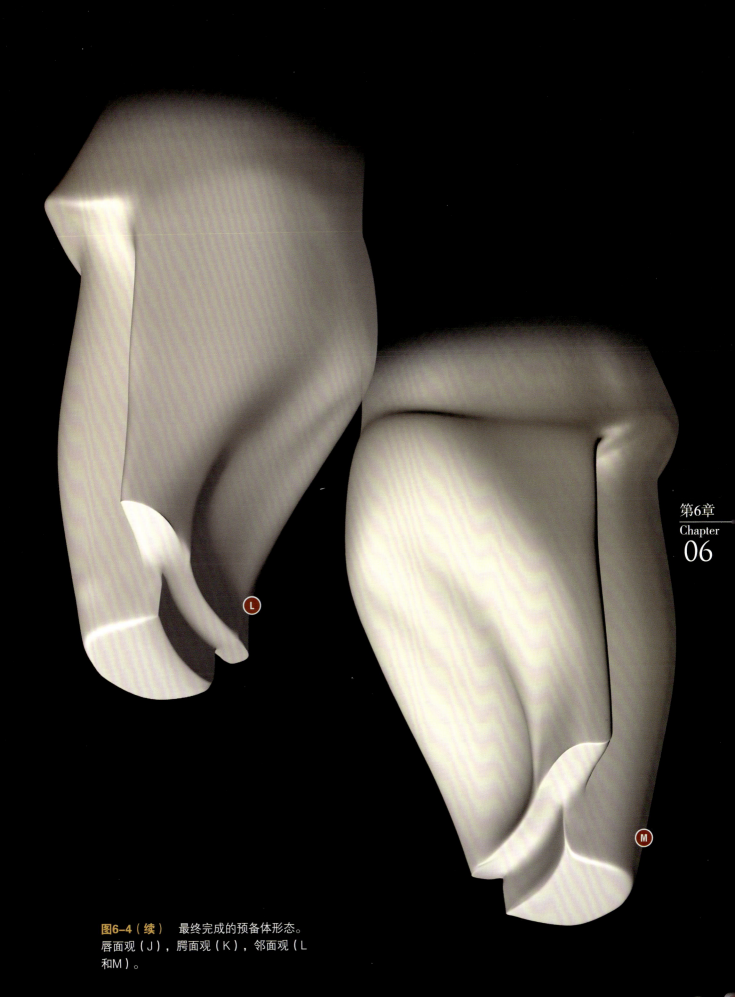

图6-4（续） 最终完成的预备体形态。
唇面观（J），腭面观（K），邻面观（L
和M）。

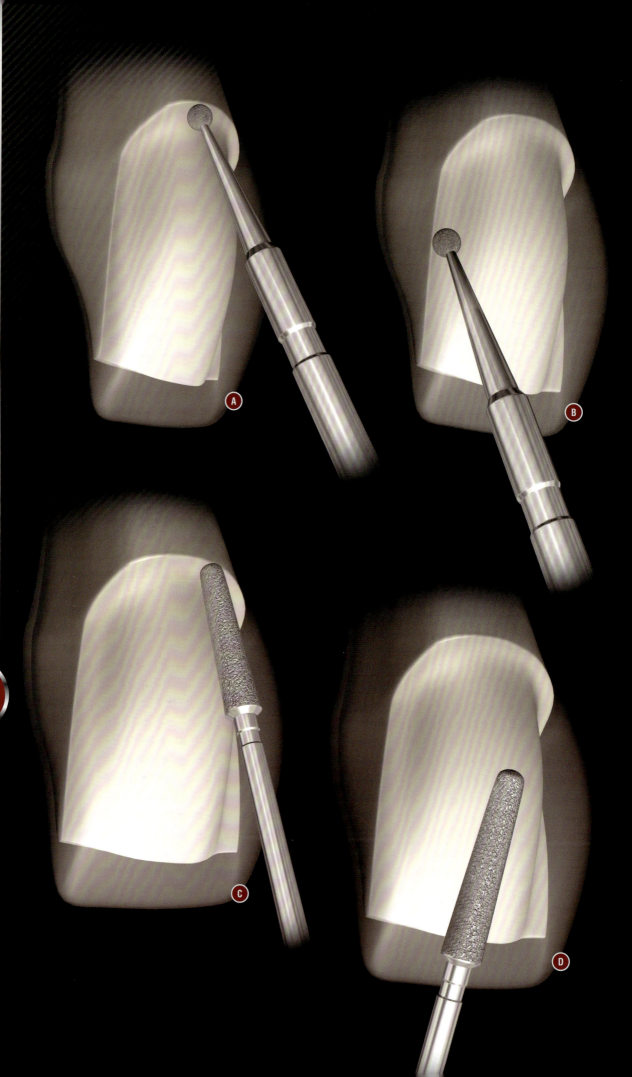

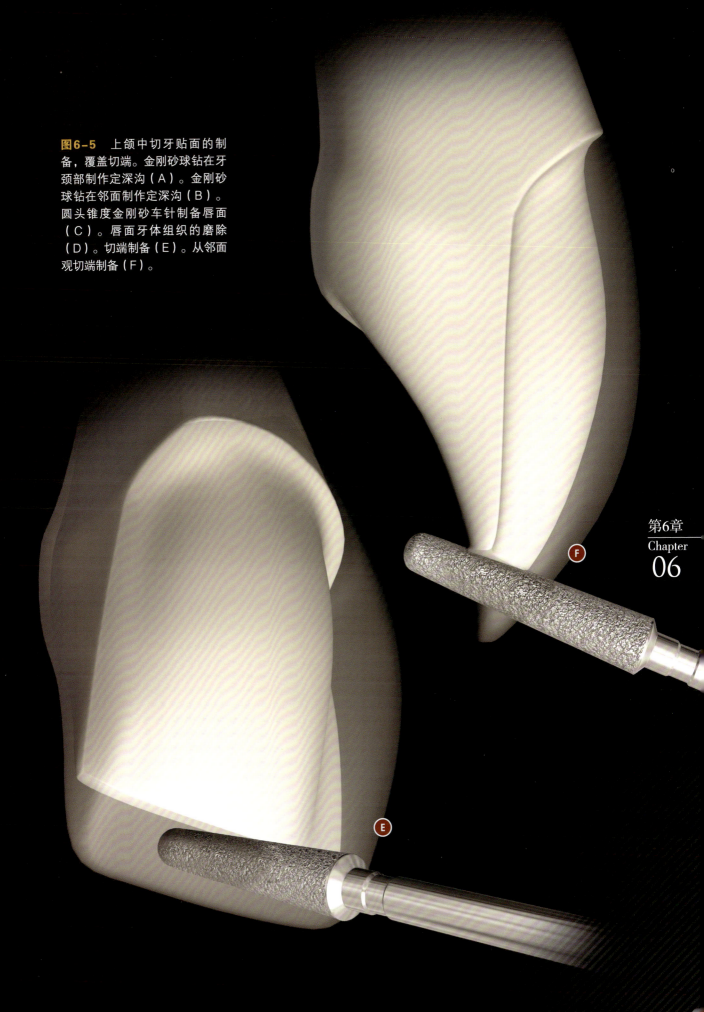

图6-5 上颌中切牙贴面的制备，覆盖切端。金刚砂球钻在牙颈部制作定深沟（A）。金刚砂球钻在邻面制作定深沟（B）。圆头锥度金刚砂车针制备唇面（C）。唇面牙体组织的磨除（D）。切端制备（E）。从邻面观切端制备（F）。

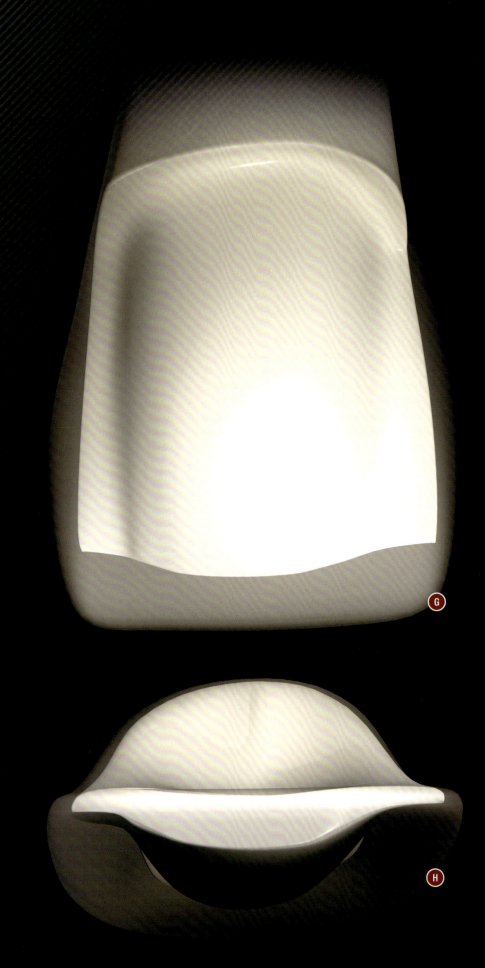

G

H

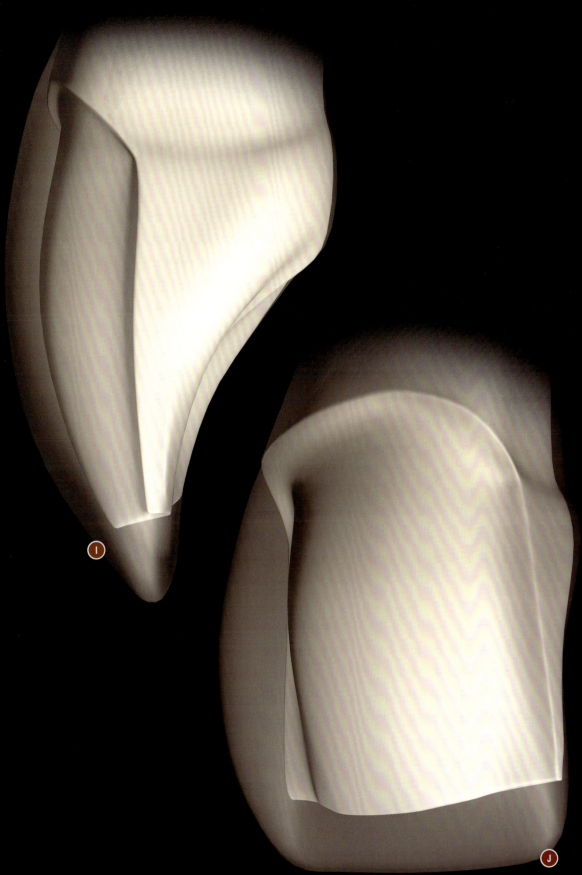

图6-5（续） 最终完成的预备
体形态。唇面观（G），切端观
（H），邻面观（I和J）。

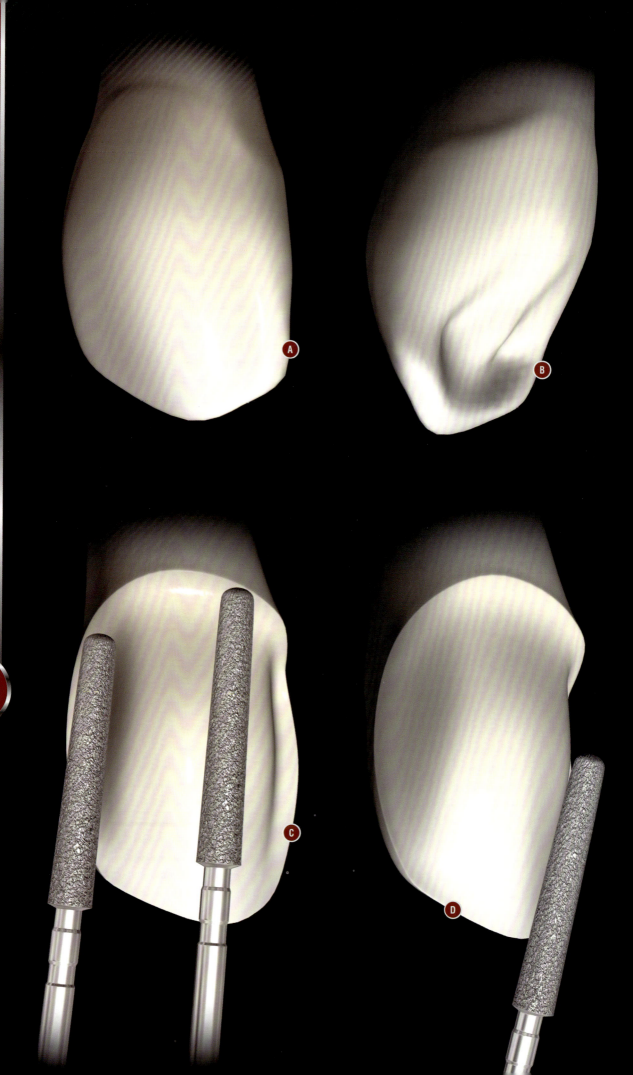

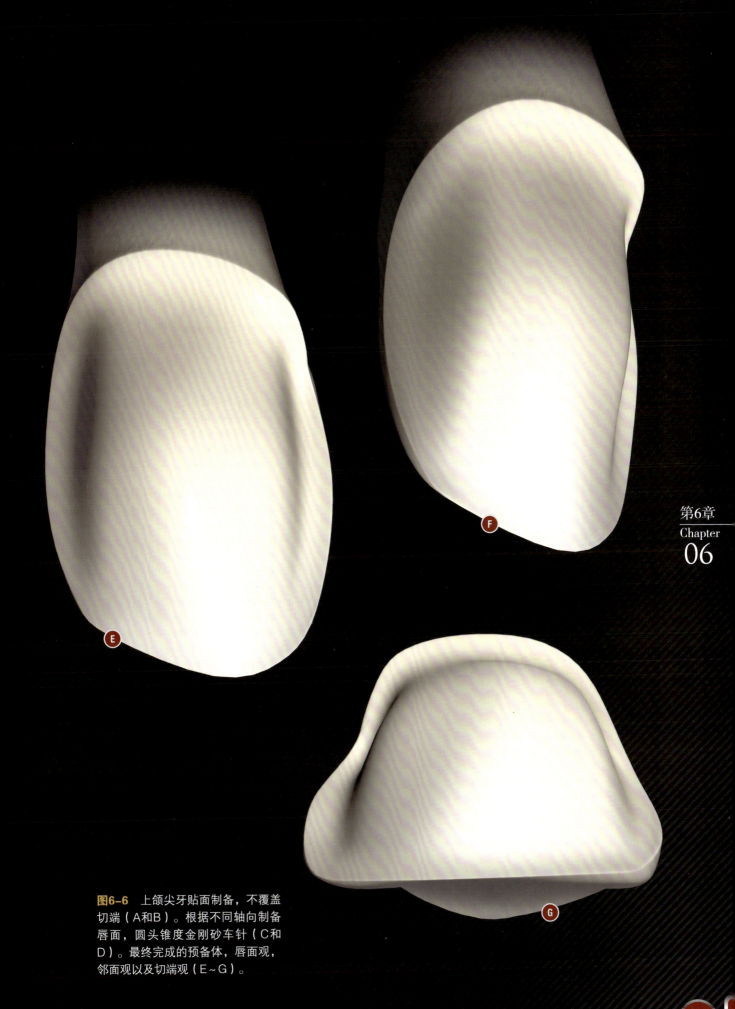

图6-6　上颌尖牙贴面制备，不覆盖切端（A和B）。根据不同轴向制备唇面，圆头锥度金刚砂车针（C和D）。最终完成的预备体，唇面观，邻面观以及切端观（E~G）。

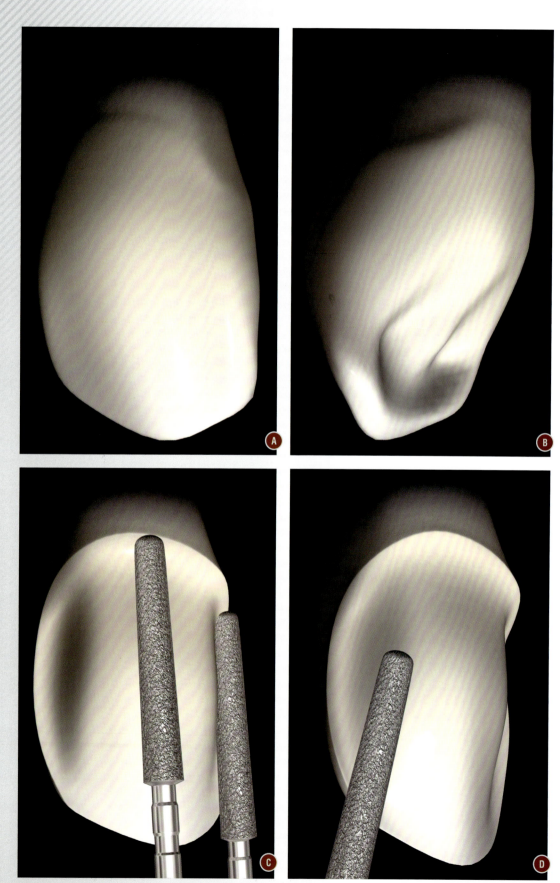

图6-7 上颌尖牙贴面的制备，覆盖切端（A和B）。唇面制备，圆头锥度金刚砂车针（C和D）。

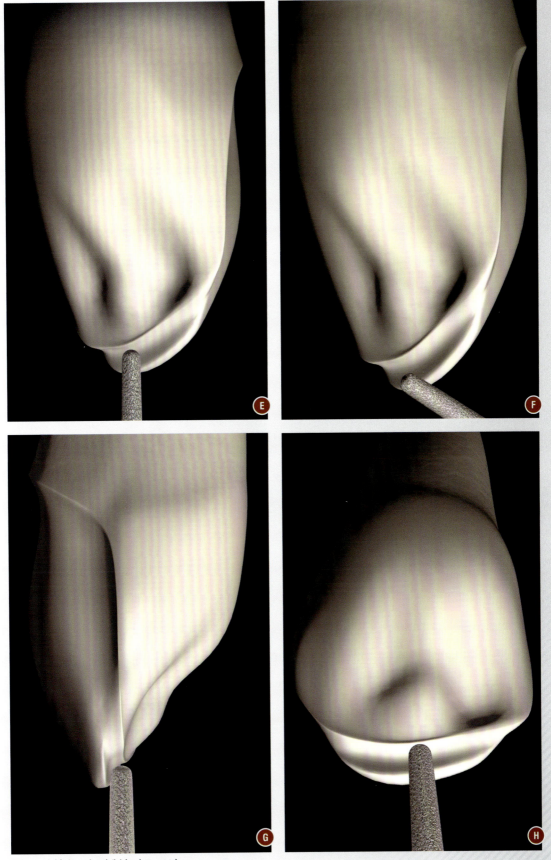

图6-7（续） 切端制备（E~H）。

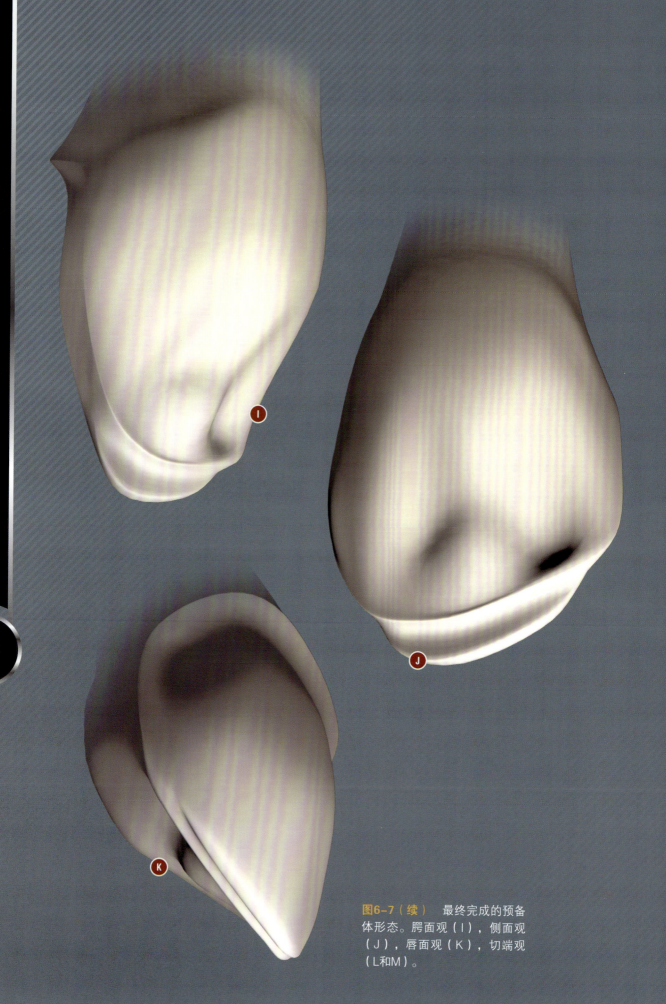

图6-7（续） 最终完成的预备体形态。腭面观（I），侧面观（J），唇面观（K），切端观（L和M）。

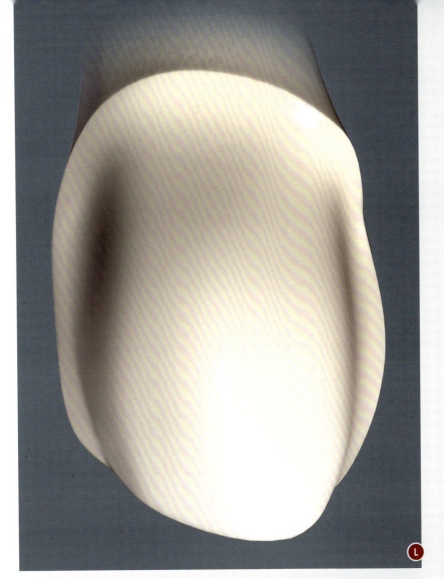

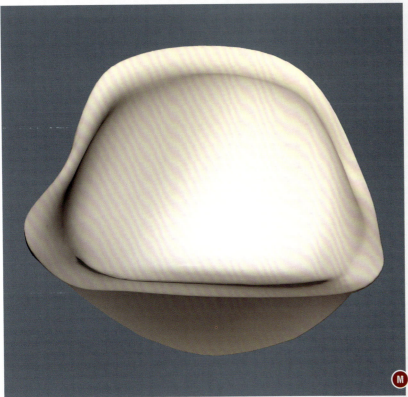

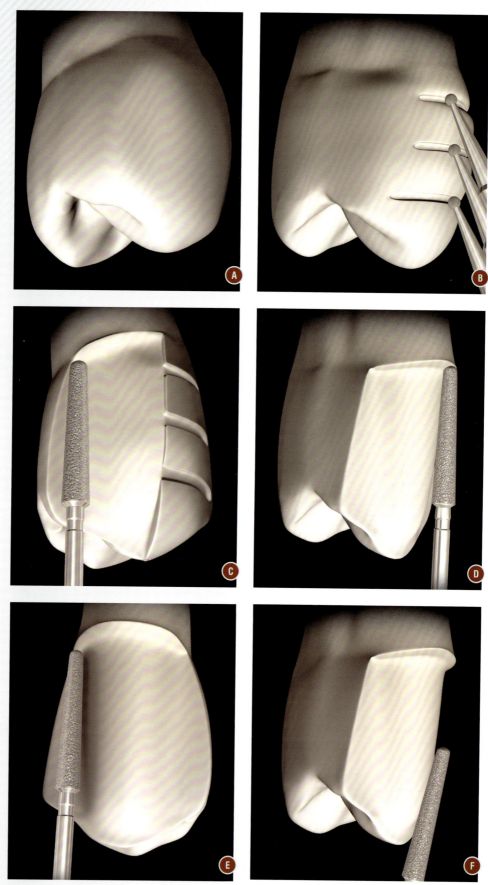

图6-8 上颌前磨牙（A）。球钻制作颊面定深沟（B）。根据不同的轴向，制备颊面，圆头锥度金刚砂车针（C~F）。

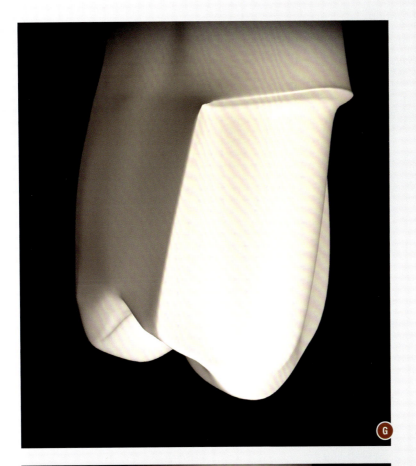

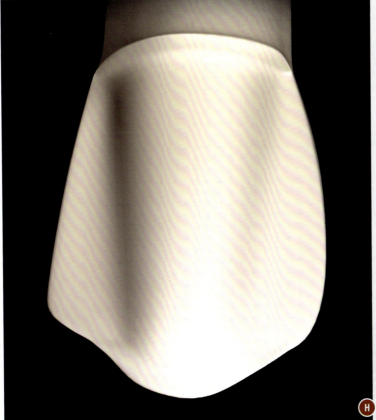

图6-8（续） 最终完成的预备体形态，侧面观（G）以及颊面观（H）。

参考文献

[1] Andrade OS, Lobo M. Ultra-thin and conventional ceramic laminates: ultraconservative approach for ceramic restorations [in Portuguese] In: Callegari A, Chediek W (eds). Focus on Specialty: Beauty of the Smile. Nova Odessa: Napoleão, 2014:58–91.

[2] Belser UC, Magne P, Magne M. Ceramic laminate veneers: continuous evolution of indications. J Esthet Dent 1997;9:197–207.

[3] Bispo LB. Aesthetic veneers: state of the art. Revista Dentística 2009;8:11–14. http://coral.ufsm.br/dentisticaonline/0810.pdf. Accessed 1 January 2015.

[4] Bottino MA, Valandro LF, Faria R. Perception. São Paulo: Artes Médicas, 2009.

[5] Burke FJ, Lucarotti PS. Ten-year outcome of porcelain laminate veneers placed within the general dental services in England and Wales. J Dent 2009;37:31–38.*

[6] Calamia JR. Etched porcelain facial veneers: a new treatment modality based on scientific and clinical evidence. N Y J Dent 1983;53:255–259.

[7] Calamia JR. Etched porcelain veneers: the current state of the art. Quintessence Int 1985;16:5–12.

[8] Calamita MA, Coachman NS, Sesma N. Tooth preparations and impressions in today's restorative practice. What do we need to know? [in Portuguese] In: Callegari A, Chediek W (eds). Focus on Specialty: Beauty of the Smile. Nova Odessa: Napoleão, 2014:244–287.

[9] Cherukara GP, Seymour KG, Samarawickrama DY, Zou L. A study into the variations in the labial reduction of teeth prepared to receive porcelain veneers – a comparison of three clinical techniques. Br Dent J 2002;192:401–404; discussion 392.

[10] Cherukara GP, Seymour KG, Zou L, Samarawickrama DY. Geographic distribution of porcelain veneer preparation depth with various clinical techniques. J Prosthet Dent 2003;89:544–550.

[11] Christensen GJ, Christensen RP. Clinical observations of porcelain veneers: a three-year report. J Esthet Dent 1991;3:174–179.

[12] Clavijo V, Bocabella L, Kabbach W. Ceramic restorations with minimal tooth preparation: Ultra-thin veneers [in Portuguese]. In: Callegari A, Dias RB (eds). Focus on Specialty: Beauty of the Smile. Nova Odessa: Napoleão, 2013:22–65.

[13] Edelhoff D, Sorensen JA. Tooth structure removal associated with various preparation designs for anterior teeth. J Prosthet Dent 2002;87:503–509.

[14] Ferrari M, Patroni S, Balleri P. Measurement of enamel thickness in relation to reduction for etched laminate veneers. Int J Periodontics Restorative Dent 1992;12: 407–413.

[15] Garber DA, Goldstein RE, Feinman RA. Porcelain laminate veneers. Chicago: Quintessence, 1988.

[16] Gresnigt M, Ozcan M. Esthetic rehabilitation of anterior teeth with porcelain laminates and sectional veneers. J Can Dent Assoc 2011;77:b143.

[17] Gresnigt MM, Kalk W, Ozcan M. Randomized clinical trial of indirect resin composite and ceramic veneers: up to 3-year follow-up. J Adhes Dent 2013;15:181–190.

[18] Guess PC, Stappert CF. Midterm results of a 5-year prospective clinical investigation of extended ceramic veneers. Dent Mater 2008;24:804–813.

[19] Gürel G. The Science and Art of Porcelain Laminate Veneers. Chicago: Quintessence, 2003.

[20] Highton R, Caputo AA, Mátyás J. A photoelastic study of stresses on porcelain laminate preparations. J Prosthet Dent 1987;58:157–161.

[21] Kina S, Bruguera A. Invisible: ceramic restorations. ed 2. Maringá: Dental Press, 2008.

[22] Kina S, Ferreira AG. Ceramic laminates [in Portuguese]. In: Fonseca AS (ed). Cosmetic dentistry: the art of perfection. São Paulo: Artes Médicas, 2008:159–198.

[23] Layton D, Walton T. An up to 16-year prospective study of 304 porcelain veneers. Int J Prosthodont 2007;20: 389–396.

[24] Lehner CR, Margolin MD, Schärer P. Crown and laminate preparations. Standard preparations for esthetic ceramic crowns and ceramic veneers [in French, German]. Schweiz Monatsschr Zahnmed 1995;105:1560–1575.

[25] Magne P, Belser U. Bonded Porcelain Restorations in the Anterior Dentition: A Biomimetic Approach. Chicago: Quintessence, 2002.

[26] Magne P, Belser UC. Novel porcelain laminate preparation approach driven by a diagnostic mock-up. J Esthet Restor Dent 2004;16:7–16; discussion 17–18.

[27] Magne P, Kwon KR, Belser UC, Hodges JS, Douglas WH. Crack propensity of porcelain laminate veneers: A simulated operatory evaluation. J Prosthet Dent 1999;81: 327–334.

[28] Magne P, Magne M. Use of additive waxup and direct intraoral mock-up for enamel preservation with porcelain laminate veneers. Eur J Esthet Dent 2006;1:10–19.

[29] Magne P, Versluis A, Douglas WH. Effect of luting composite shrinkage and thermal loads on the stress distribution in porcelain laminate veneers. J Prosthet Dent 1999;81:335–344.

[30] Marson FC, Kina S. Aesthetic restoration with ceramic laminates [in Portuguese]. Rev Dental Press Estét 2010;7:76–86.

[31] Napoleão A, Rodrigues T. Clinical cases: restaurações adesivas cerâmicas: uma visão clínica: lentes de contato, fragmentos, facetas e coroas. Nova Odessa: Napoleão, 2014.

[32] Nocchi E, Silva FB, Pereira Junior JCD. Laminados e "lentes de contato" de porcelana: o elo entre biologia e estética. In: Miyashita E, Oliveira GG (eds). Odontologia Estética: os desafi os da clínica diária. Nova Odessa: Napoleão, 2014:268–293.

[33] Pagani C, Rocha DM, Saavedra GSFA, Carvalho RF. Previsibilidade e estética: a utilização do ensaio restaurador (Mock-up) na construção da beleza do sorriso. In: Callegari A, Dias RB (eds). Especialidade em foco: beleza do sorriso. Nova Odessa: Napoleão, 2013:114–145.

[34] Pincus CL. Building mouth personality. California: California State Dental Association, 1937.

[35] Pini NP, Aguiar FH, Lima DA, Lovadino JR, Terada RS, Pascotto RC. Advances in dental veneers: materials, applications, and techniques. Clin Cosmet Investig Dent 2012;4:9–16.

[36] Pires LCM. Ultra-thin veneers: laminates and ceramic fragments [in Portuguese], ed 2. Nossa Odessa: Napoleão, 2015.

[37] Radz GM. Minimum thickness anterior porcelain restorations. Dent Clin North Am 2011;55:353–370.

[38] Scopin de Andrade O, Borges G, Stefani A, Fujiy F, Batistella P. A step-by-step ultraconservative esthetic rehabilitation using lithium disilicate ceramic. Quintessence Dent Technol 2010;33:114–131.

[39] Scopin de Andrade O, Kina S, Hirata R. Concepts for an ultraconservative approach to indirect anterior restorations. Quintessence Dent Technol 2011;34:103–119.

[40] Scopin de Andrade O, Romanini JC, Hirata R. Ultimate Ceramic Veneers: a Laboratory Guided Ultraconservative Preparation Concept for Maximum Enamel Preservation. Quintessence Dent Technol 2012;34:29–43.

[41] Simonsen RJ, Calamia JR. Tensile bond strengths of etched porcelain [abstract 1099]. J Dent Res 1983;62:297.

[42] Smales RJ, Etemadi S. Survival of ceramic onlays placed with and without metal reinforcement. J Prosthet Dent 2004;91:548–553.

[43] Strassler HE. Minimally invasive porcelain veneers: indications for a conservative esthetic dentistry treatment modality. Gen Dent 2007;55:686–694; quiz 695–696, 712.

[44] Weinberg LA. Tooth preparation for porcelain laminates. N Y State Dent J 1989;55:25–28.

第6章
Chapter
06

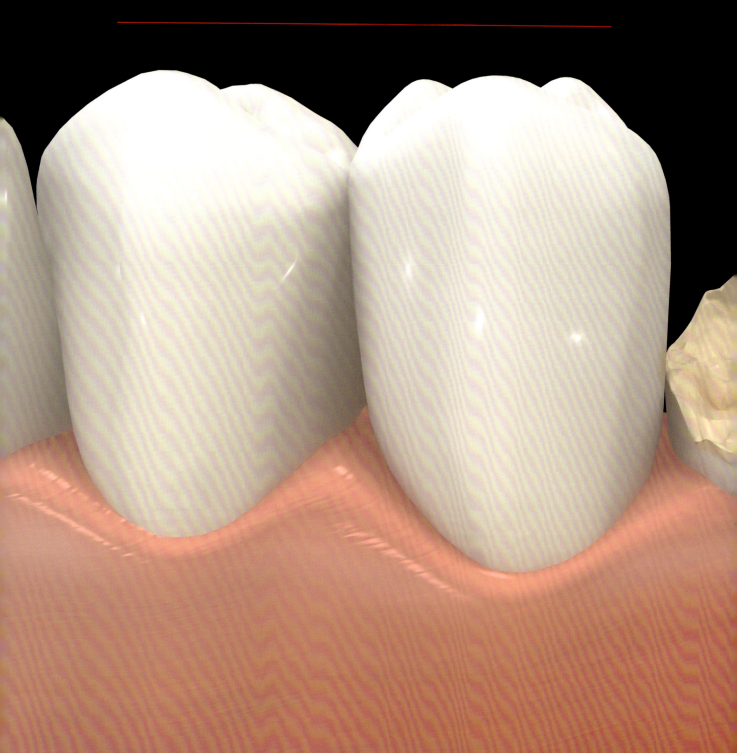

PREPARATION
OF ENDODONTICALLY COMPROMISED TEETH

牙髓治疗后牙齿的
制备原则

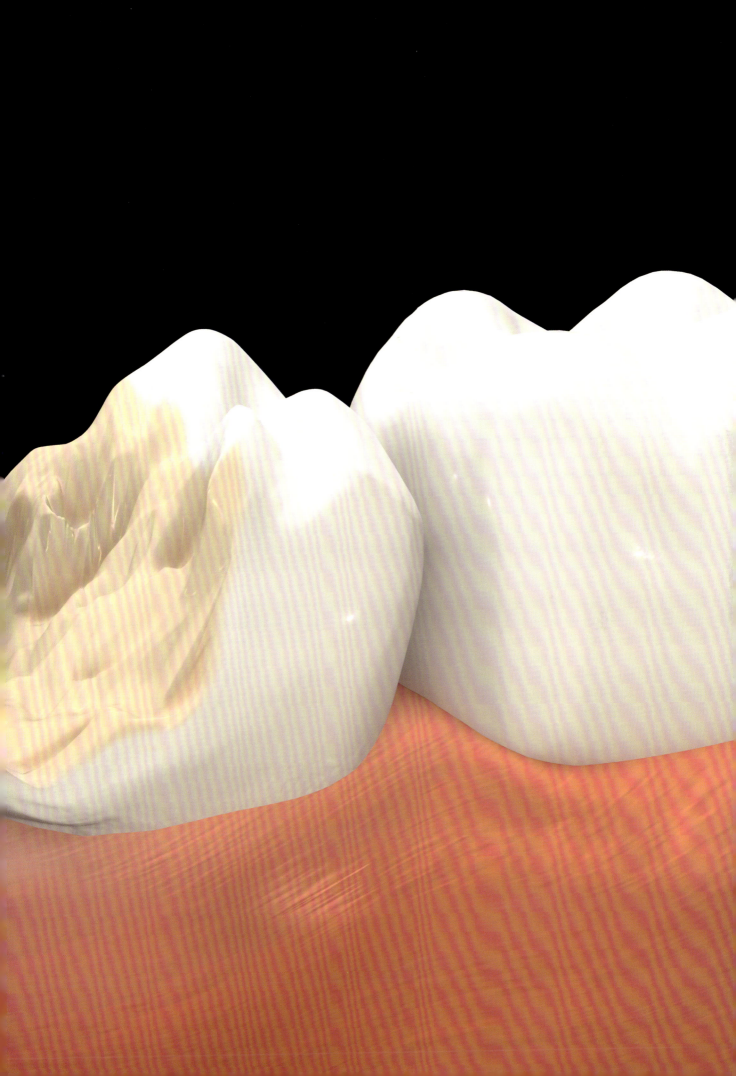

牙髓治疗后的牙齿特性

选择桩核修复的判断标准之一就是，是否要以桩核来加强和保护剩余牙体组织。上部的冠是选择冠内还是冠外修复体则取决于牙体组织缺损累及的范围以及剩余牙体组织的多少（图7-1）。

从生物力学角度讲，牙体组织缺损程度以及是否活髓决定了剩余牙体组织是否要用桩核来为修复体提供固位。

但是，很多学者研究发现，桩并不能增强剩余牙体组织，甚至还会削弱牙体组织的强度。合理设计的桩可以均匀分散𬌗力，减小牙根上的应力集中。并且，如果需要根管治疗，也容易将其取出。它的弹性模量与牙本质接近，防止根折。不管采用何种桩系统，牙体组织保留越多，抗折力就越好。

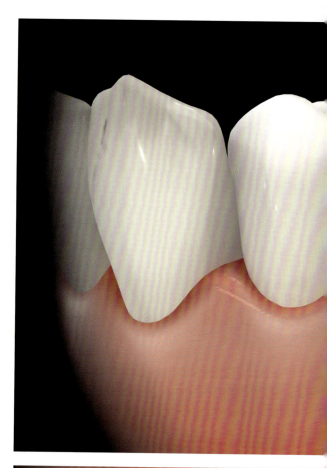

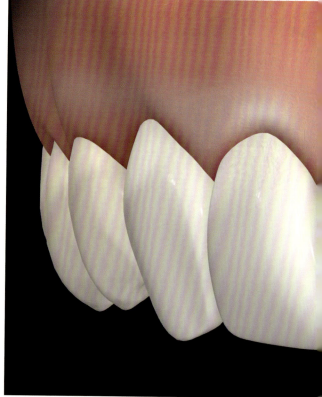

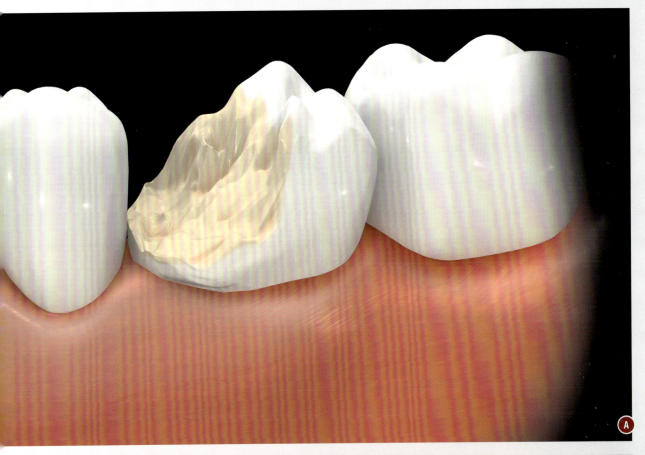

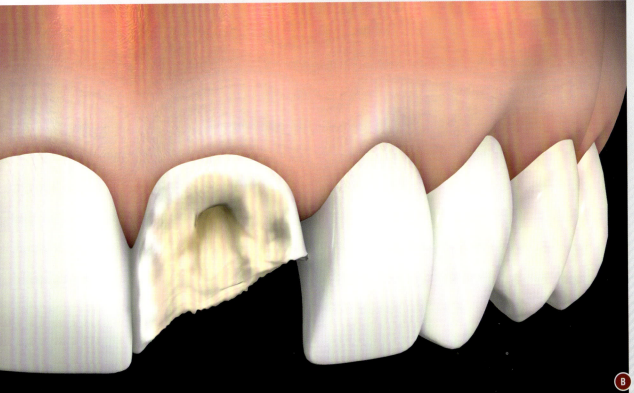

图7-1　牙体组织广泛缺损，剩余牙体组织已无法为修复体提供固位。磨牙（A）。前牙（B）。

活髓牙处理原则

制订修复治疗计划时，我们一定会关注的是牙齿的牙髓活力。在有些情况下，为了获得更好的修复结果或预后，而不得不对患牙进行牙髓治疗。但是，若非必要，我们还是要选择尽可能保留活髓的治疗方式。

在制订间接修复的治疗计划前，要全面的检查患者口腔情况，尤其是对牙髓活力以及牙周情况有初始的评估。如果不能保存牙髓，就应在修复治疗前进行牙髓治疗。如果牙齿折裂断面位于龈下，或是原有修复体侵犯了生物学宽度，就应在修复治疗前进行牙周外科手术。

确定修复计划前，我们还需要拆除不良修复体，它们可能会引起患牙龋齿甚至露髓。剩余牙体组织的无机悬釉也要去除，以利于形成较好的固位和抗力。

选择修复方式的基本依据是剩余牙体组织的多少。如果剩余牙体只有冠部牙体组织高度的一半，就需要重建内核或增加辅助固位，比如钉道。在一些情况下，剩余牙体组织已不能为修复体提供支持，就需要先进行牙髓治疗，再桩核修复。

死髓牙处理原则

如果冠部的牙体组织缺损过多，不利于内核重建，那么我们就需要采用根管内的桩修复。桩的类型有：预成桩（金属或纤维桩）或者金属铸造桩（图7-2）。

长久以来，人们一直认为金属铸造桩是最佳选择，因为这种针对每一个患牙的定制式的桩与根管的密合度很好。随着新材料和粘接技术的不断发展，人们又研发出了加强型的预成桩。

这种非金属的加强型预成桩的优势在于，牙体制备量更少。并且，通过树脂水门汀与牙本质形成化学粘接。其中，纤维加强（碳素和玻璃）桩受到普遍的欢迎，因为它们的性能与牙本质非常相似，尤其是弹性模量，这就可以很好地分散剩余牙体组织上的殆力。一些前瞻性的临床和体外研究强调这类桩比金属铸造桩和金属预成桩更有临床优势。如今我们越来越重视美学，这类非金属预成桩，尤其是玻璃纤维桩，在临床上比金属桩适用性更好。

金属铸造桩曾是临床牙髓治疗患牙的修复选择，但它也有很多局限性：不能椅旁完成、成本高以及会削弱剩余牙体组织强度。而且，它的弹性模量高于牙本质，牙根会承受大部分的应力。

具有特殊形态的预成纤维桩，可以与根管有比较好的密合度。它与树脂水门汀配合使用，也可进一步扩大其适应证范围。因为预成桩与根管的密合度好，粘接的树脂水门汀只需要薄薄一层，这也有利于桩的固位力。

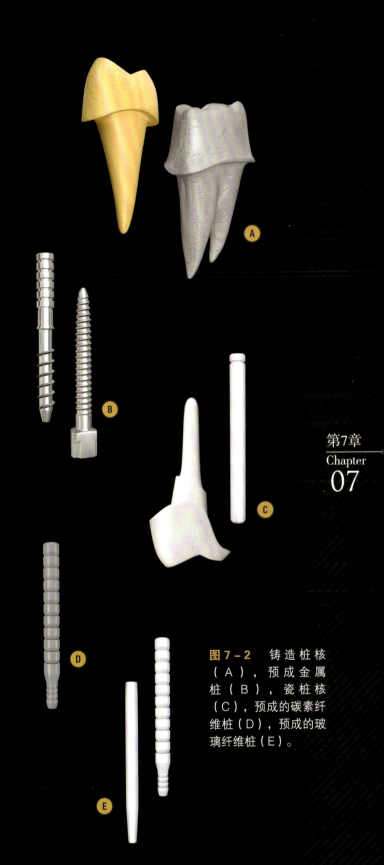

图7-2　铸造桩核（A），预成金属桩（B），瓷桩核（C），预成的碳素纤维桩（D），预成的玻璃纤维桩（E）。

残冠的牙体制备

　　根管内桩道制备前，需要先进行剩余牙体组织的制备。去除原有的修复体或充填体、龋坏牙体组织等。尽可能保留健康的剩余牙体组织（图7-3）。

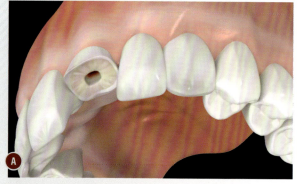

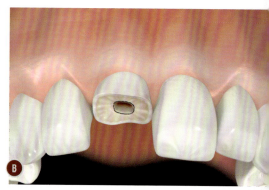

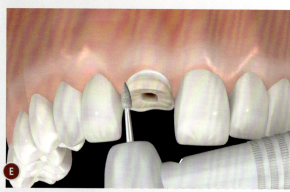

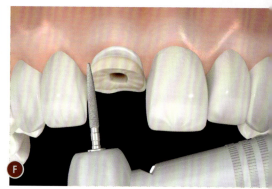

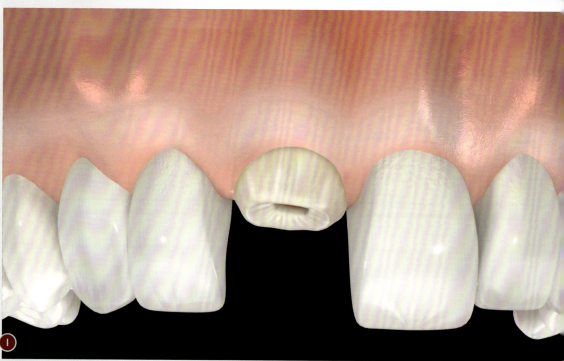

图7-3 残冠的牙体制备步骤（A~J）。

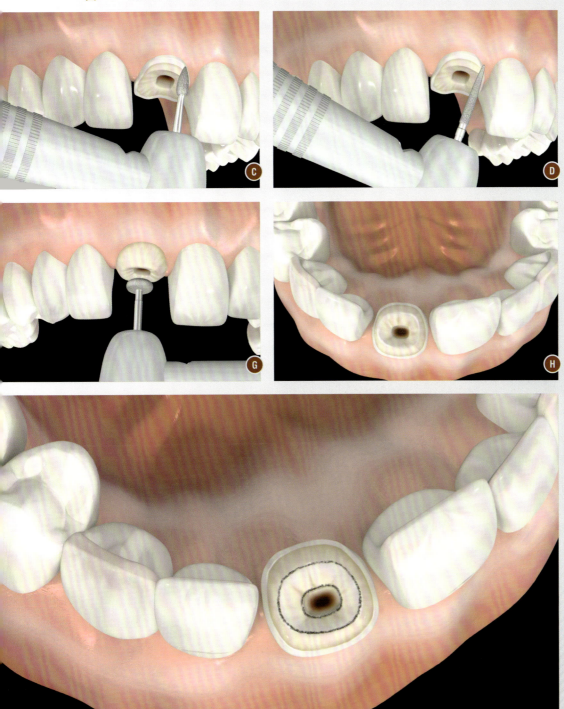

第7章

Chapter

07

牙髓治疗后牙齿的制备原则 Preparation of endodontically compromised teeth

275

根管内桩道的制备

为保证桩有足够的固位，需要分析四方面相关要素：根管长度、根管锥度、根管直径以及牙根的解剖形态。

已有大量文献分析讨论了桩的理想长度。通常，桩应该占牙根长度的2/3。如果患牙的根周有牙槽骨吸收，那么桩的长度至少要达到根周牙槽骨高度的一半（图7-4）。

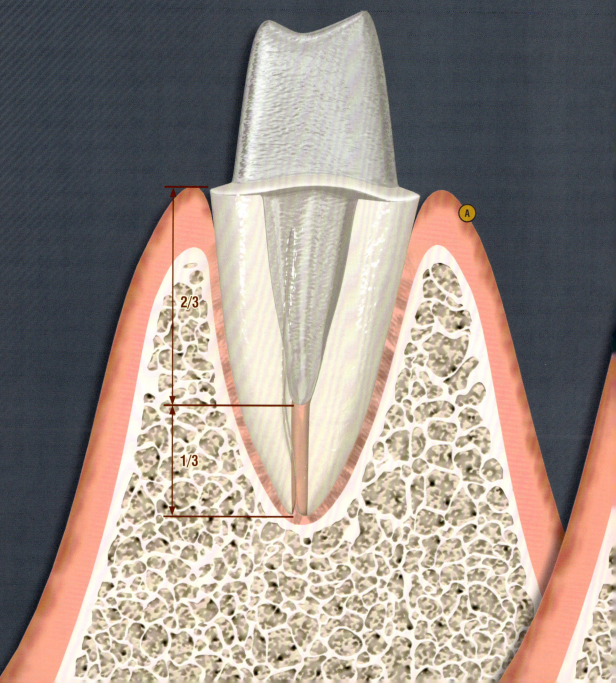

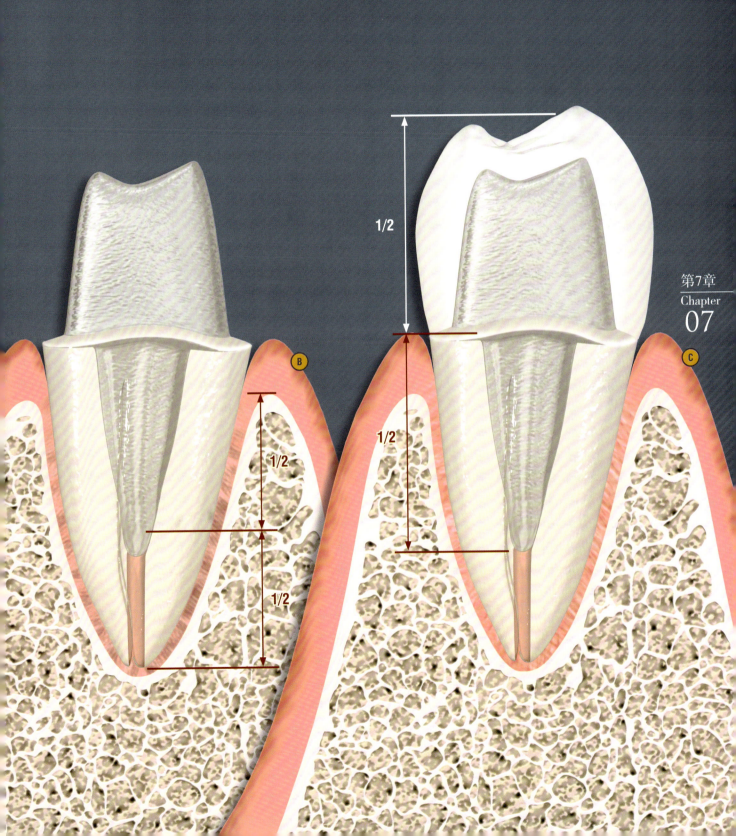

图7-4 根据不同情况下，理想的桩道制备长度：根长的2/3（A）。根周牙槽骨高度的一半（B）。与冠修复体的高度一致（C）。

B

C

1/2

1/2

1/2

1/2

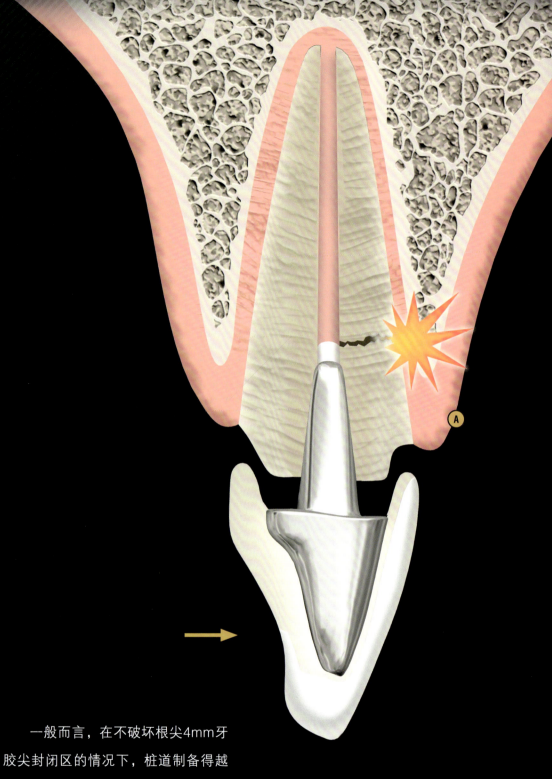

一般而言，在不破坏根尖4mm牙胶尖封闭区的情况下，桩道制备得越长越好。因为桩的固位以及应力分散与桩道长度成正比关系。但同时，我们也要考虑到根管的形态以及根管系统的复杂性。如果牙根过短或弯曲，我们就不能制备出理想的桩道长度，修复结果的不可预测性就较大。

图7-5　根管内桩道的制备长度，过短（A），理想长度（B）以及过长（C）。

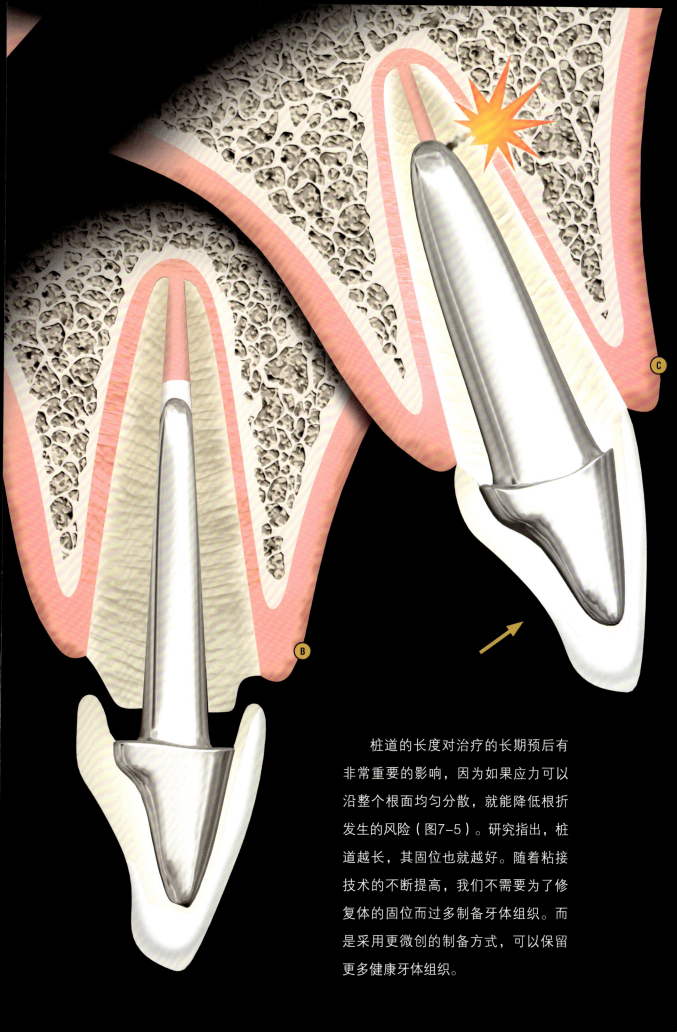

桩道的长度对治疗的长期预后有非常重要的影响，因为如果应力可以沿整个根面均匀分散，就能降低根折发生的风险（图7-5）。研究指出，桩道越长，其固位也就越好。随着粘接技术的不断提高，我们不需要为了修复体的固位而过多制备牙体组织。而是采用更微创的制备方式，可以保留更多健康牙体组织。

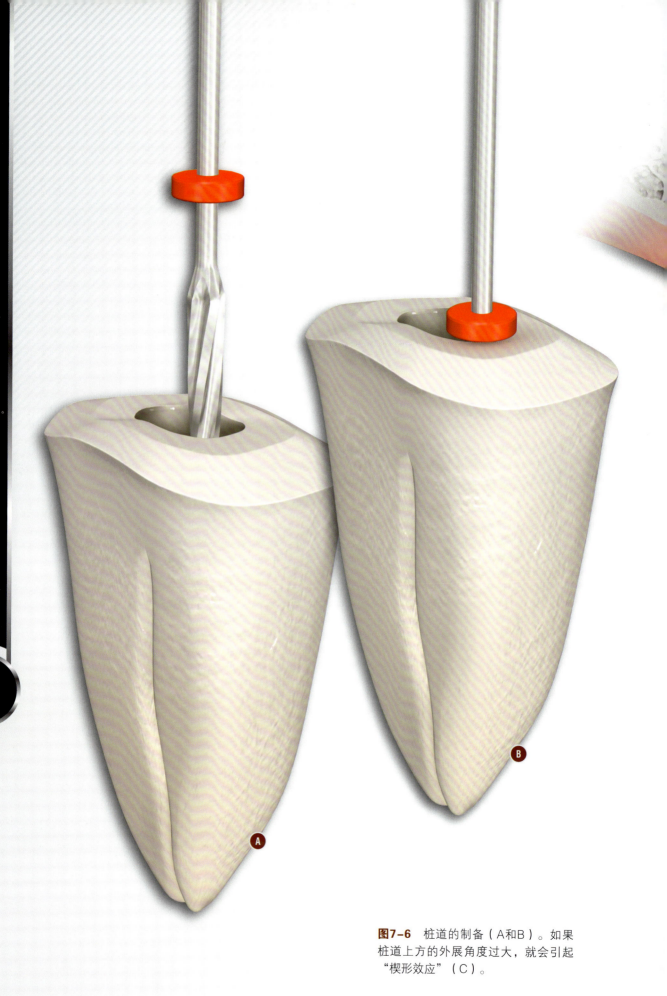

图7-6 桩道的制备（A和B）。如果桩道上方的外展角度过大，就会引起"楔形效应"（C）。

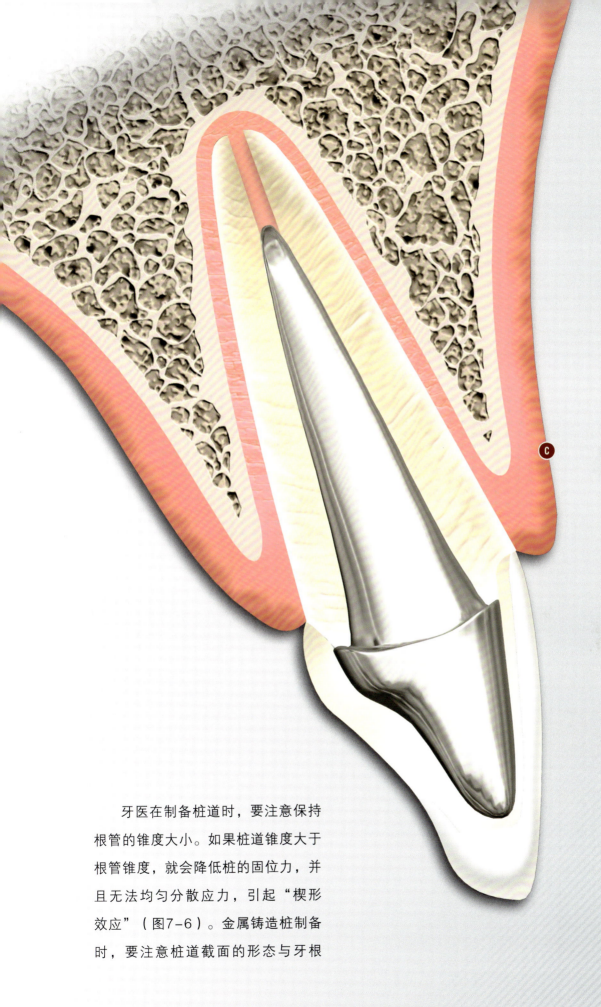

C

　　牙医在制备桩道时，要注意保持根管的锥度大小。如果桩道锥度大于根管锥度，就会降低桩的固位力，并且无法均匀分散应力，引起"楔形效应"（图7-6）。金属铸造桩制备时，要注意桩道截面的形态与牙根的解剖形态保持一致。如果牙根是卵圆形，那么制备的桩道截面也要保持卵圆形，而非圆形。这样可避免核的旋转，减少根折的风险（图7-7和图7-8）。

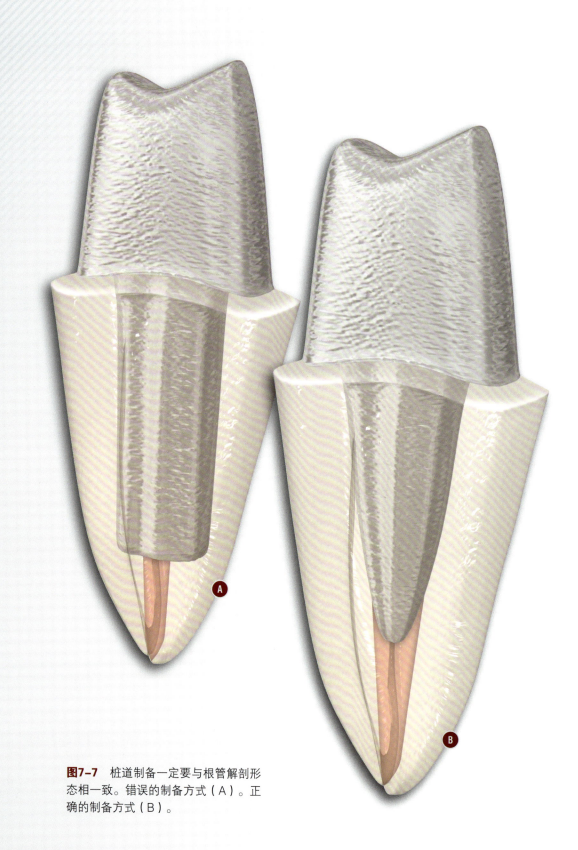

图7-7 桩道制备一定要与根管解剖形态相一致。错误的制备方式（A）。正确的制备方式（B）。

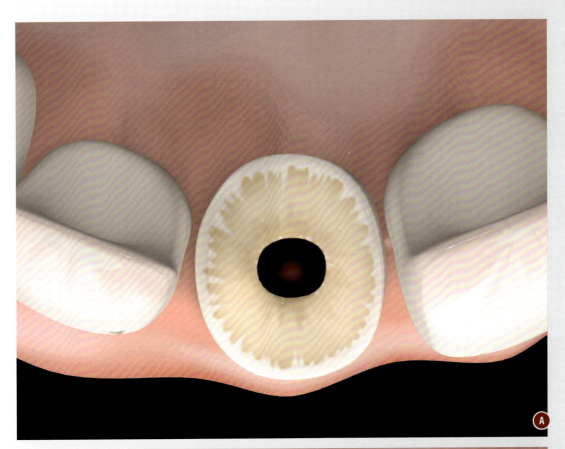

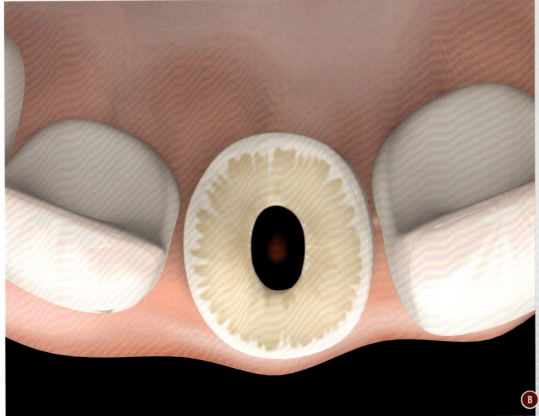

图7-8 桩道截面的外形。制备成错误的圆形截面（A）。制备成卵圆形截面，与牙根的解剖形态一致（B）。

为了与根管的锥度相匹配，预成桩也有不同的锥度设计（图7-9）。根据临床文献，双锥度的桩在应力分散及其机械性能方面的表现更好。

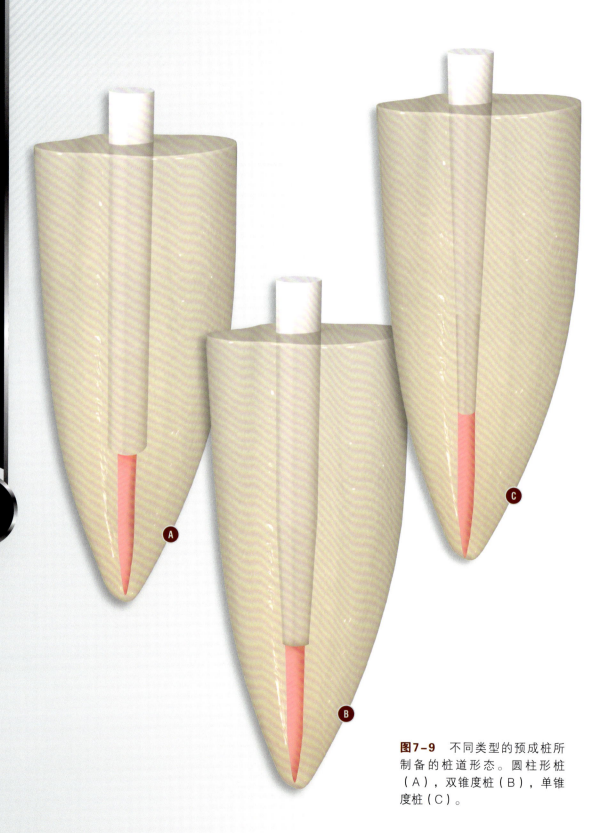

图7-9 不同类型的预成桩所制备的桩道形态。圆柱形桩（A），双锥度桩（B），单锥度桩（C）。

除了根管锥度，另外一个需要考量的因素是桩道制备后根管的直径，它要和所采用的桩相匹配。这个根管直径可满足桩有足够的机械抗力，同时又不会削弱根管本身的强度。最佳的桩直径不超过牙根直径的1/3（图7-10）。

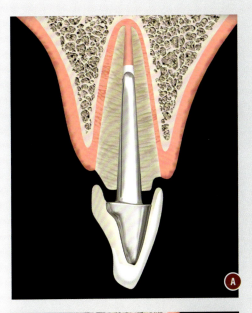

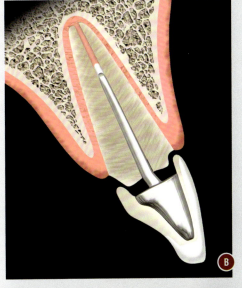

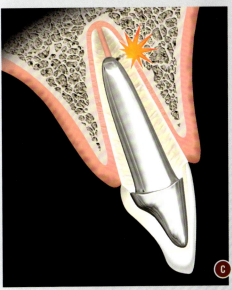

图7-10 理想的桩道制备（A）。桩直径过小，增加了桩本身折裂的风险（B）。桩直径过大，削弱了剩余牙体组织的强度，增加了根折的风险（C）。

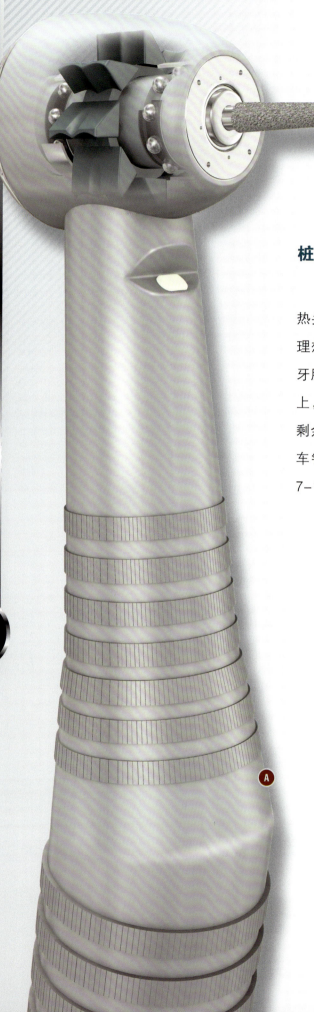

桩道制备的步骤

在根管桩道制备之前，先用热牙胶的携热头去除部分的根管内充填材料（牙胶）。理想情况是用携热头可以完全去除桩道内的牙胶。但实际情况并非总是那么理想。临床上，可用Peeso扩孔钻或是GG钻辅助去除剩余的牙胶。在选用合适直径和长度的制备车针时，我们可以参考患牙的根尖片（图7-11）。

图7-11　去除牙胶以及桩道制备的器械。弯机（A），低速马达（B），钨钢车针170号（C）。热牙胶的携热头（D~F）。

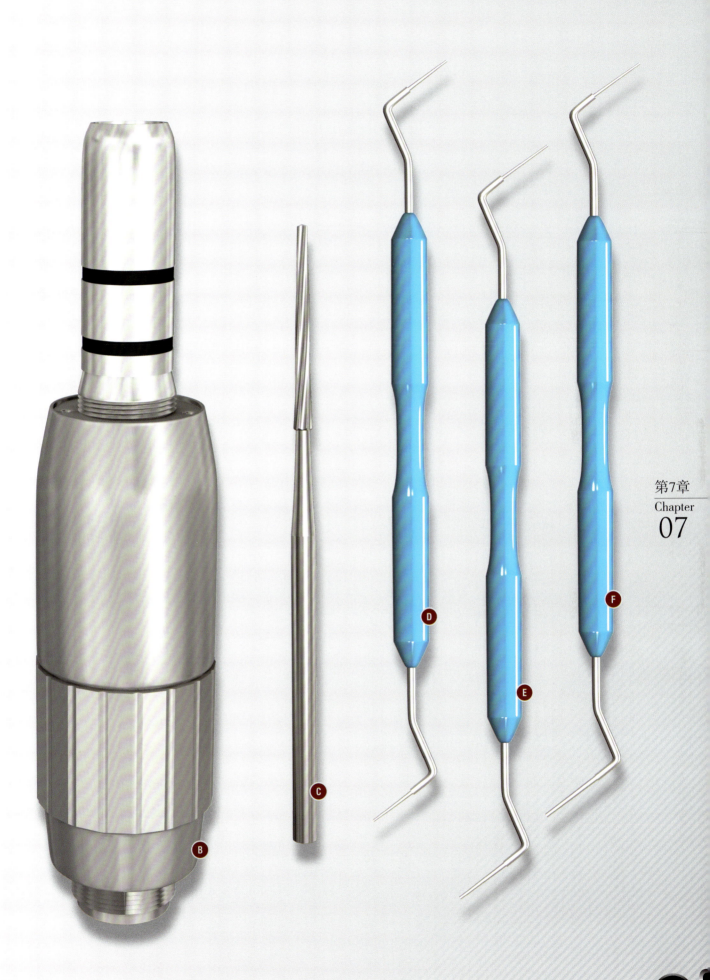

牙髓治疗后牙齿的制备原则 Preparation of endodontically compromised teeth

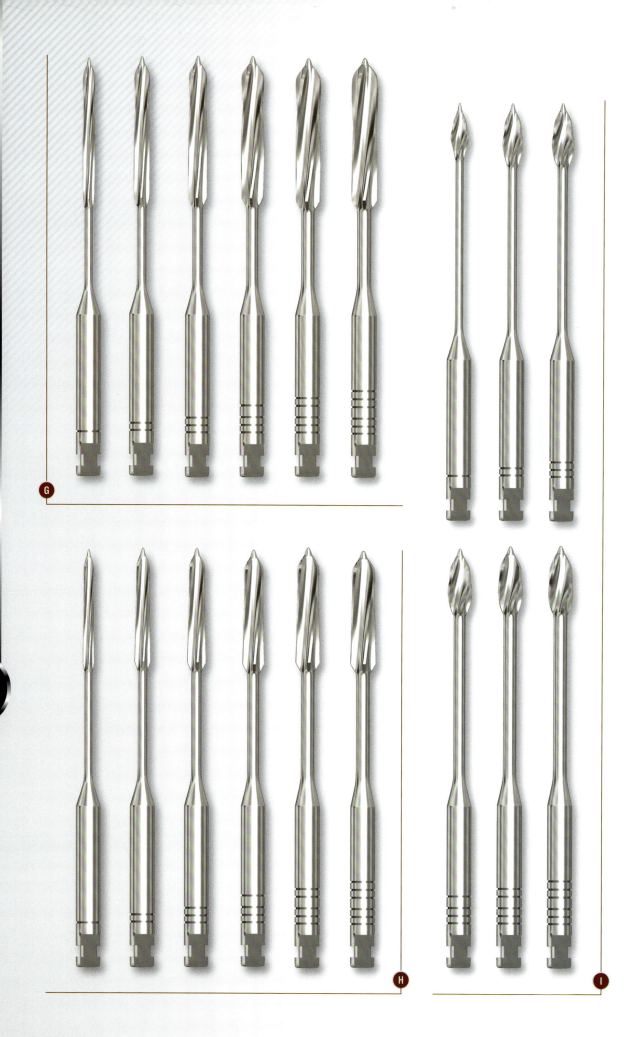

G

H

I

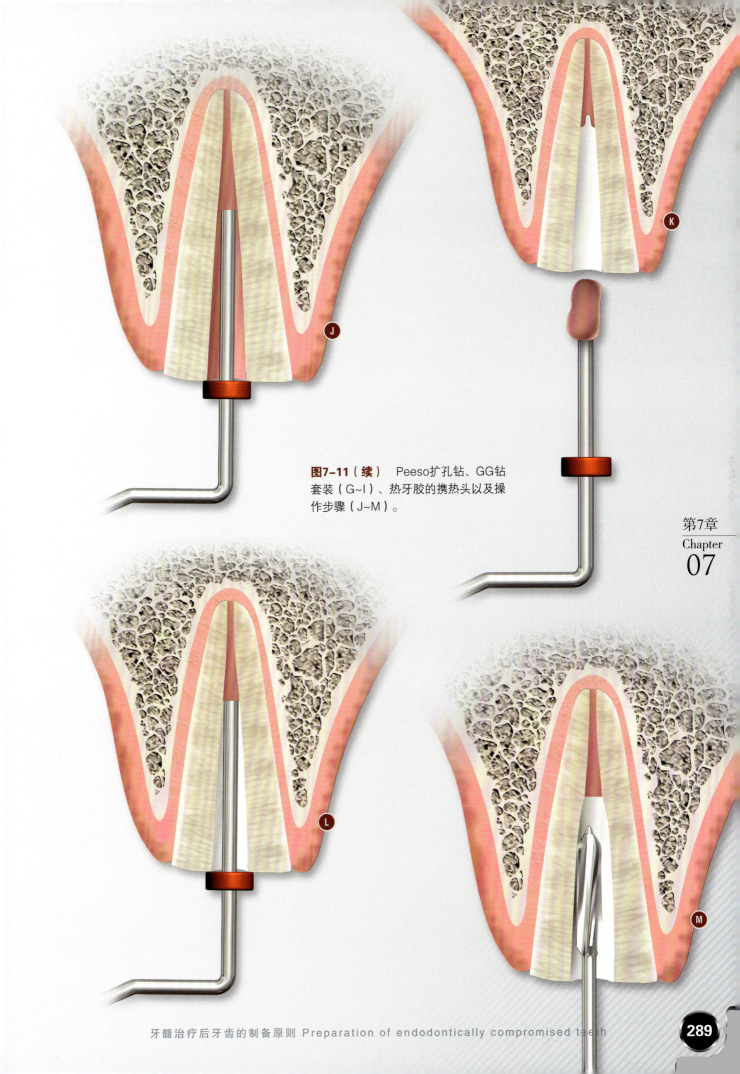

图7-11（续） Peeso扩孔钻、GG钻套装（G~I）、热牙胶的携热头以及操作步骤（J~M）。

市面上的预成桩一般都有专门的配套车针。采用这些车针预备桩道可以保留更多的牙体组织，并且因为桩道和桩的匹配度好，粘接时可形成薄层的水门汀层。这些因素对于修复治疗的成功非常重要（图7-12）。

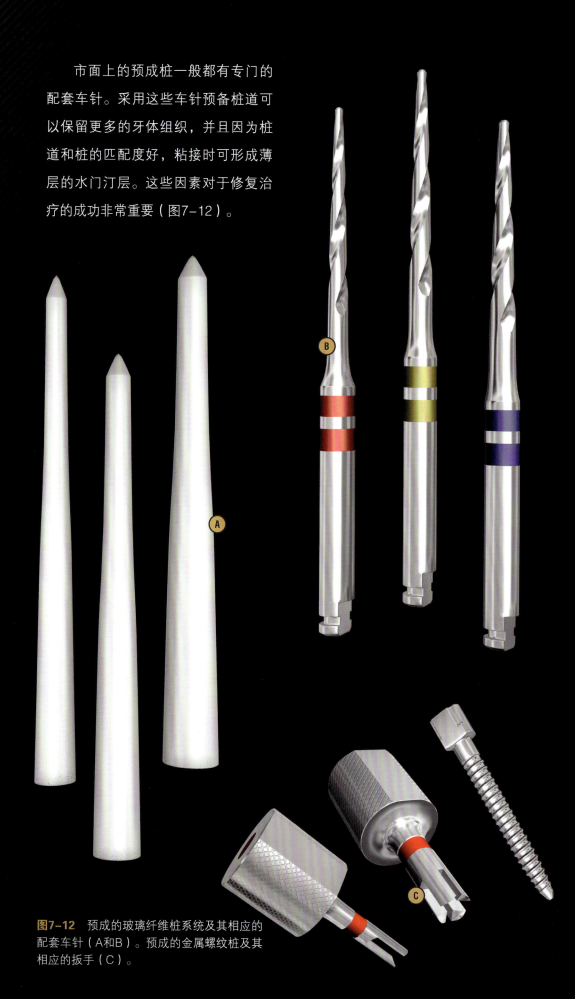

图7-12　预成的玻璃纤维桩系统及其相应的配套车针（A和B）。预成的金属螺纹桩及其相应的扳手（C）。

无论是金属铸造桩还是预成桩的制备，必不可少的一步是选择合适直径和长度的制备车针。这是为了可以保留更多的健康剩余牙体组织。根尖片可以指导我们选择合适的制备车针（图7-13）。

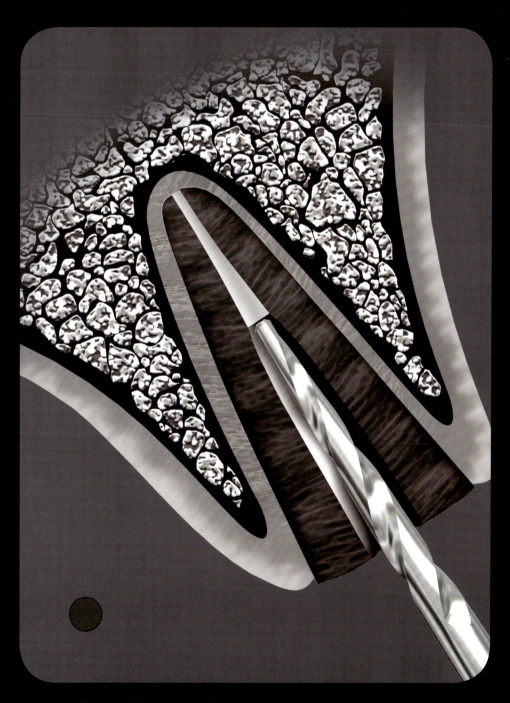

图7-13　根据根尖片选择合适直径的车针来制备金属铸造桩或预成桩的桩道。

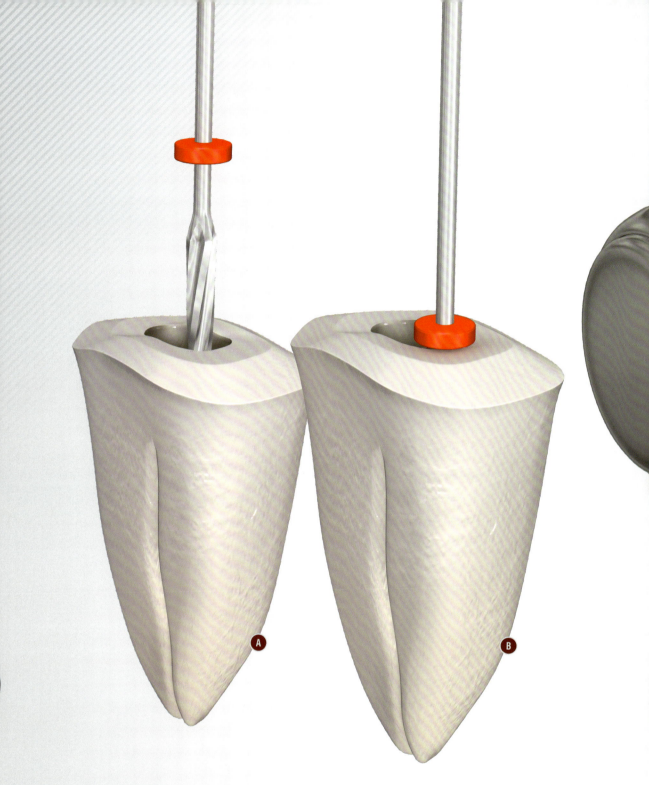

为了保证不过多去除根管充填材料，我们要设置一个参照点来标识制备器械的工作深度。硅胶止动片就能起到很好的指示作用（图7-14）。

图7-14 车针上的硅胶止动片可以指导我们桩道制备的深度（A和B）。

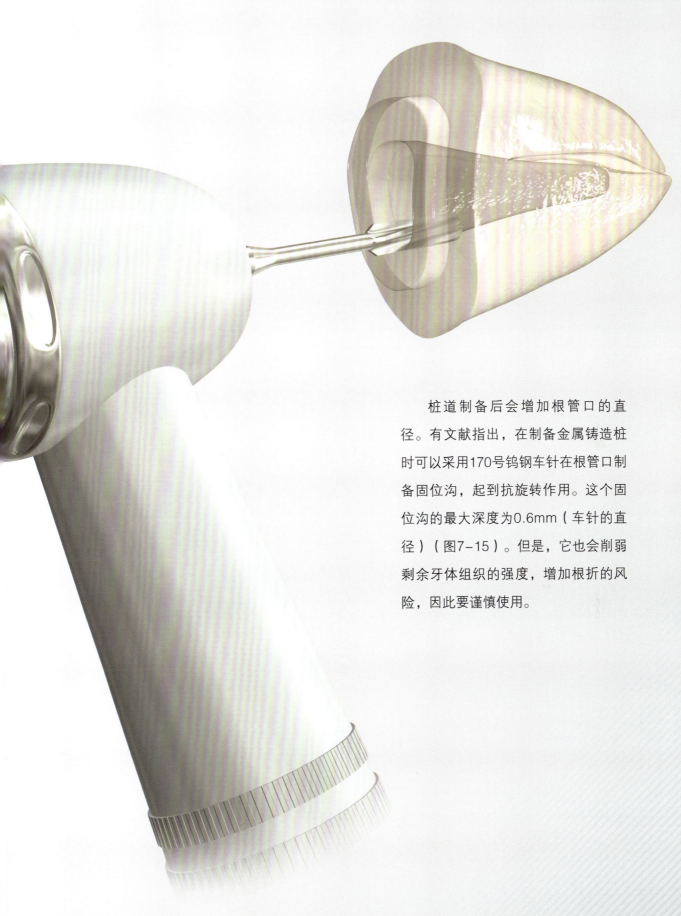

桩道制备后会增加根管口的直径。有文献指出，在制备金属铸造桩时可以采用170号钨钢车针在根管口制备固位沟，起到抗旋转作用。这个固位沟的最大深度为0.6mm（车针的直径）（图7-15）。但是，它也会削弱剩余牙体组织的强度，增加根折的风险，因此要谨慎使用。

图7-15 抗旋转的固位沟。

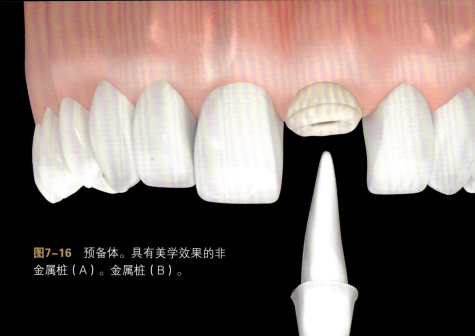

图7-16 预备体。具有美学效果的非金属桩（A）。金属桩（B）。

桩道制备完成后，就是选择匹配的桩（图7-16）。

多根牙可以选择分裂桩或组合桩。相应的制备步骤也会有所不同（图7-17）。

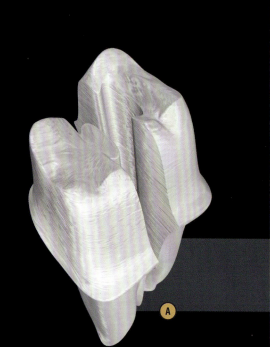

A

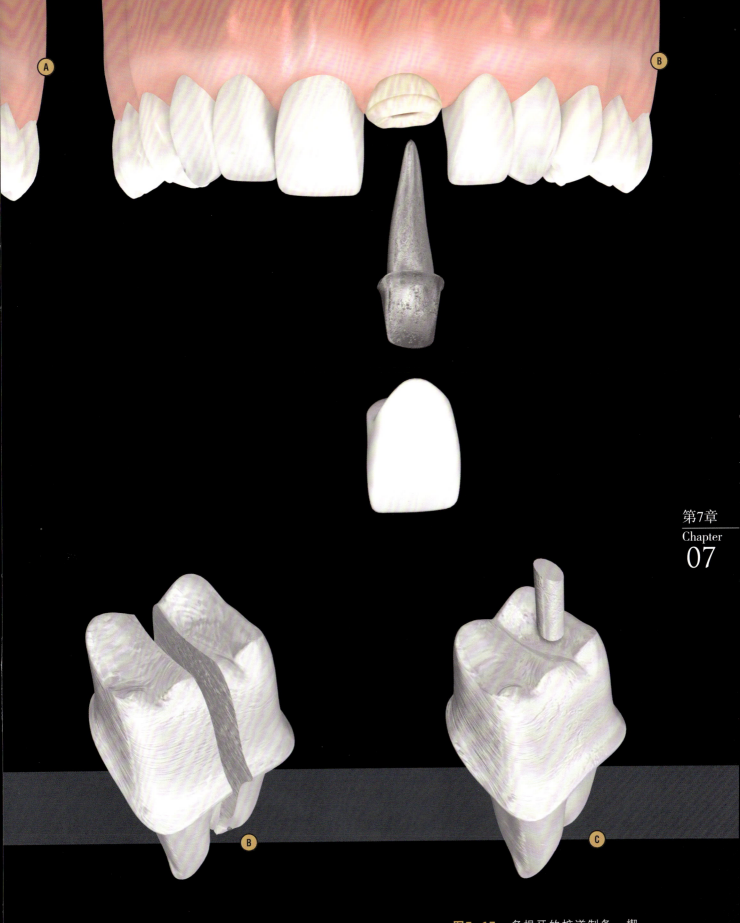

图7-17　多根牙的桩道制备。楔形榫头桩核（A），分式体桩核（B），螺栓式桩核（C）。

牙周病患牙的牙体制备原则

菌斑生物膜是引起大部分口腔疾病的始动因素，比如龋齿、牙周病。

针对存在牙周病损的患牙，我们在制订修复方案时需要有所调整。通常，对具有牙龈/牙槽骨病变或牙槽骨吸收的牙齿进行修复时，我们需要改良牙体的制备方式，尤其是颈部终止线的类型和位置。因为这对最终修复治疗的成功有显著的影响。

龋损的范围和剩余牙体组织的多少，及其与牙周组织的关系决定了修复体边缘的位置。理想情况下，终止线应在牙釉质，最好位于龈上。然而，牙周病损的患牙有骨吸收，牙龈组织向根方迁移。即所谓的牙龈退缩。所以预备体的终止线就无法放在最理想的位置（图7-18）。

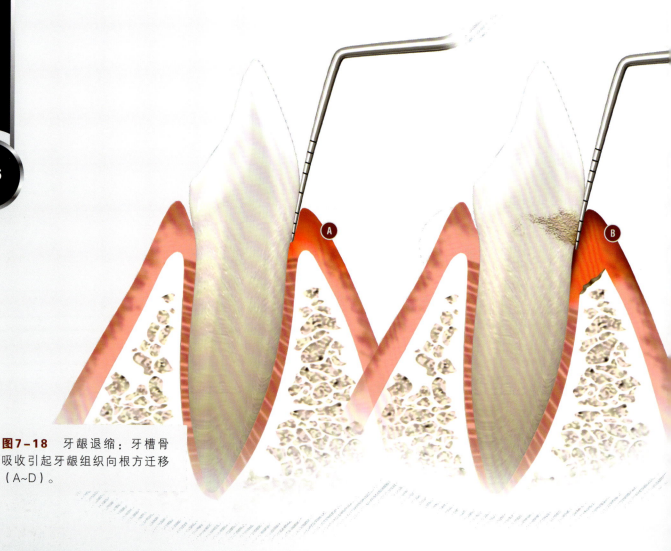

图7-18 牙龈退缩：牙槽骨吸收引起牙龈组织向根方迁移（A~D）。

美国牙周协会（AAP）定义的牙龈退缩，是指牙龈边缘向釉牙骨质界根方迁移，进而引起各种疾病，不利于口腔的健康及美观。

导致局部或整体牙龈退缩的主要原因：

1. 刷牙引起的磨损。

2. 系带肌肉附丽的位置接近龈缘。

3. 牙齿错位（唇倾的牙齿引起骨开裂）。

4. 角化龈不足。

5. 机械性损伤（咬指甲、活动义齿的卡环、牙签）。

6. 菌斑生物膜的存在。

因为牙周病而导致的牙根暴露，形成牙面的倒凹区以及在根分叉区都会促进菌斑的进一步堆积。这类情况下，可选用全冠来保护暴露的根面组织，防止发生牙体组织敏感和龋齿。

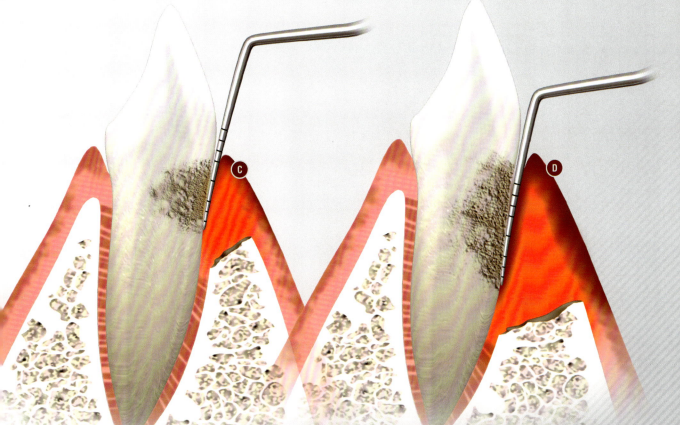

牙髓治疗后牙齿的制备原则 Preparation of endodontically compromised teeth

牙周附着丧失的牙齿制备原则

临床上，有附着丧失的牙齿会发生根面暴露，临床冠变长的情况。牙根直径向根尖方向逐渐变小。因此，越向根方延伸的终止线，制备空间就会越小（图7-19）。此时，修复体类型及预备体终止线设计就十分重要了。

金属烤瓷修复体或是非金属修复体的制备量会更大一些，终止线处要满足2mm的制备量。因此，这类修复体不适合用于牙周附着丧失的牙齿。制备量过大就会极大可能损伤牙髓，甚至导致牙髓暴露，需要根管治疗。

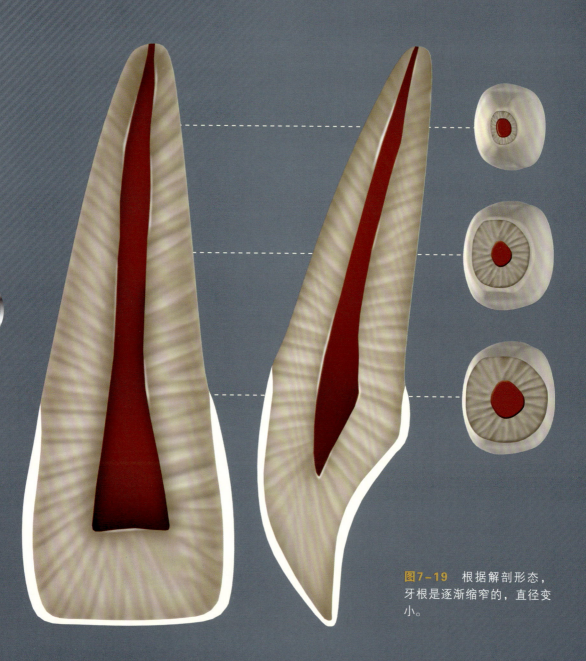

图7-19 根据解剖形态，牙根是逐渐缩窄的，直径变小。

参考文献

[1] Akkayan B. An in vitro study evaluating the effect of ferrule length on fracture resistance of endodontically treated teeth restored with fiber-reinforced and zirconia dowel systems. J Prosthet Dent 2004;92:155–162.

[2] Carranza FA, Newman MG, Takei HH, Klokkevold PR, Carranza FA. Clinical Periodontology, ed 10 [in Portuguese]. Rio de Janeiro: Elsevier, 2007.

[3] Chuang SF, Yaman P, Herrero A, Dennison JB, Chang CH. Influence of post material and length on endodontically treated incisors: an in vitro and finite element study. J Prosthet Dent 2010;104:379–388.

[4] Dilts WE. Pulpal considerations with fixed prosthodontic procedures. Quintessence Int Dent Dig 1982;13: 1287–1294.

[5] Fernandes AS, Dessai GS. Factors affecting the fracture resistance of post-core reconstructed teeth: a review. Int J Prosthodont 2001;14:355–363.

[6] Goodacre CJ, Spolnik KJ. The prosthodontic management of endodontically treated teeth: a literature review. Part I. Success and failure data, treatment concepts. J Prosthodont 1994;3:243–250.

[7] Ho YC, Lai YL, Chou IC, Yang SF, Lee SY. Effects of light attenuation by fibre posts on polymerization of a dual cured resin cement and microleakage of post-restored teeth. J Dent 2011;39:309–315.

[8] Ingber JS, Rose LF, Coslet JG. The "biologic width" – a concept in periodontics and restorative dentistry. Alpha Omegan 1977;70:62–65.

[9] Jung SH, Min KS, Chang HS, Park SD, Kwon SN, Bae JM. Microleakage and fracture patterns of teeth restored with different posts under dynamic loading. J Prosthet Dent 2007;98:270–276.

[10] Khocht A, Simon G, Person P, Denepitiya JL. Gingival recession in relation to history of hard toothbrush use. J Periodontol 1993;64:900–905.

[11] Lertchirakarn V, Palamara JE, Messer HH. Finite element analysis and strain-gauge studies of vertical root fracture. J Endod 2003;29:529–534.

[12] Makade CS, Meshram GK, Warhadpande M, Patil PG. A comparative evaluation of fracture resistance of endodontically treated teeth restored with different post core systems – an in-vitro study. J Adv Prosthodont 2011;3:90–95.

[13] Massa F, Dias C, Blos CE. Resistance to fracture of mandibular premolars restored using post-and-core systems. Quintessence Int 2010;41:49–57.

[14] Morgano SM. Restoration of pulpless teeth: application of traditional principles in present and future contexts. J Prosthet Dent 1996;75:375–380.

[15] Muniz L, Mathias P, Teixeira ML, et al. Aesthetic rehabilitation in endodontically treated teeth. São Paulo: Santos, 2010.

[16] Murrin JR, Barkmeier WW. Restoration of mutilated posterior teeth: periodontal, restorative, and endodontic considerations. Oper Dent 1981;6:90–94.

[17] Nevins M, Mellonig JT. Periodontal Therapy: Clinical Approaches and Evidence of Success. Chicago: Quintessence, 1998.

[18] Pegoraro LF, Valle AL, Araujo CRP, Bonfante G, Conti PCR, Bonachela V. Fixed Prosthodontics [in Portuguese]. São Paulo: Artes Médicas, 2004.

[19] Pontius O, Nathanson D, Giordano R, Schilder H, Hutter JW. Survival rate and fracture strength of incisors restored with different post and core systems and endodontically treated incisors without coronoradicular reinforcement. J Endod 2002;28:710–715.

[20] Robbins JW, Earnest LA, Schumann SD. Fracture resistance of endodontically-treated cuspids. Am J Dent 1993;6:159–161.

[21] Santos-Filho PC, Castro CG, Silva GR, Campos RE, Soares CJ. Effects of post system and length on the strain and fracture resistance of root filled bovine teeth. Int Endod J 2008;41:493–501.

[22] Scotti R, Ferrari M. Fiber posts: theoretical considerations and clinical applications [original in Italian, Portuguese version]. São Paulo: Artes Médicas, 2003.

[23] Scotti R, Valandro LF, Galhano GA, Baldissara P, Bottino MA. Effect of post length on the fatigue resistance of bovine teeth restored with bonded fiber posts: a pilot study. Int J Prosthodont 2006;19:504–506.

[24] Shillingburg Jr HT, Hobo S, Whitsett LD, Jacobi R, Brackett SE. Fundamentals of Fixed Prosthodontics [in Portuguese]. São Paulo: Quintessence, 2007.

[25] Sorensen JA, Engelman MJ. Ferrule design and fracture resistance of endodontically treated teeth. J Prosthet Dent 1990;63:529–536.

[26] Vehkalahti M. Occurrence of gingival recession in adults. J Periodontol 1989;60:599–603.

[27] Vieira FLT, Silva CHV, Menezes Filho PF, Vieira CE. Dental Aesthetics: Clinical Solutions. Nova Odessa: Napoleão, 2012.

[28] Wennström JL. Lack of association between width of attached gingiva and development of soft tissue recession. A 5-year longitudinal study. J Clin Periodontol 1987;14:181–184.

MILLED ADHESIVE
RESTORATIONS

可切削的瓷粘接修复

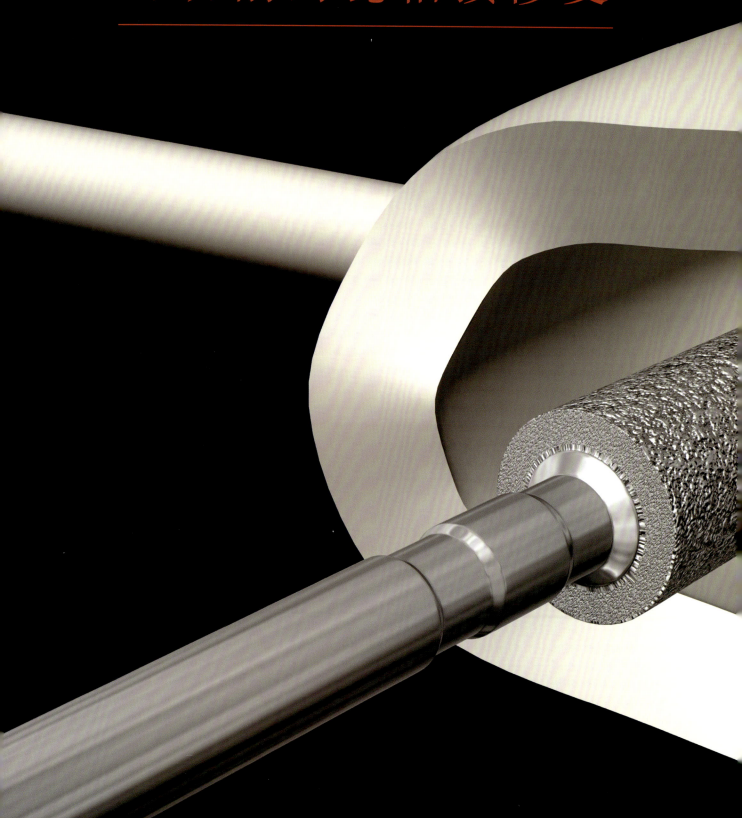

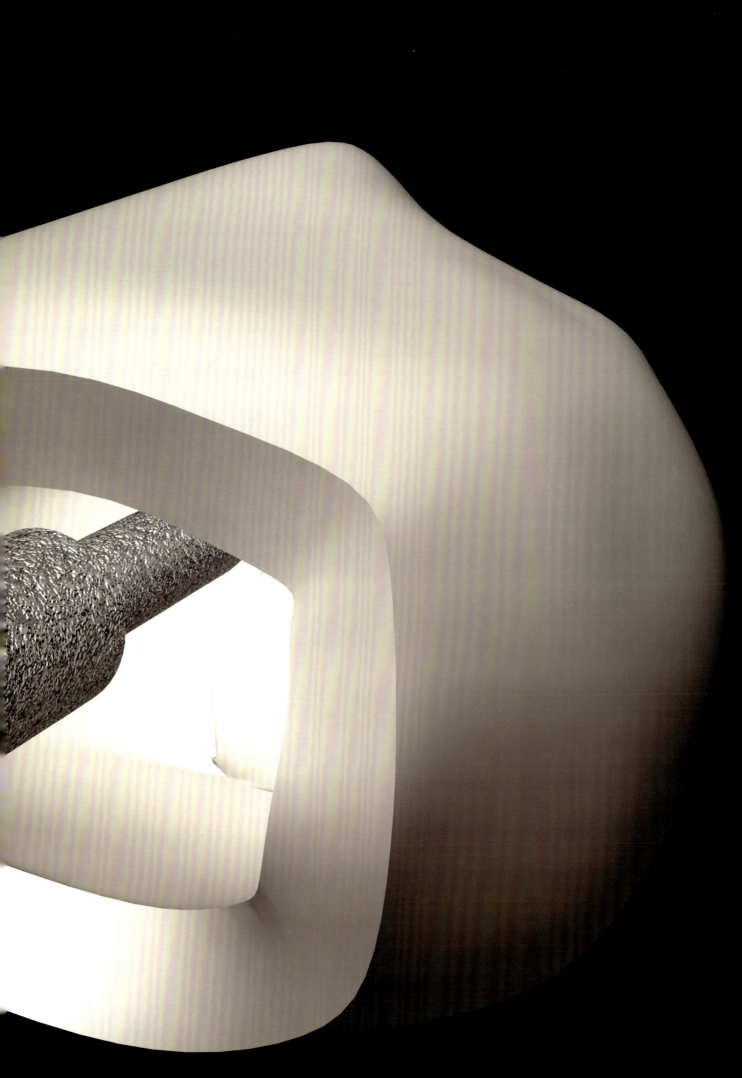

间接修复体的牙体制备不仅取决于选择的修复材料，也取决于修复体的制备工艺。当今，有一些全瓷修复体是采用计算机辅助设计/计算机辅助制作（CAD/CAM）技术制作的。CAM指的是通过设备机器切削预成的瓷块，制作得到最终的修复体。此切削设备有一个或多个可自动工作的金刚砂车针。

切削的金刚砂车针具有不同的形状和大小，因此可制作出几何形态各异的修复体内表面。但是车针无法精确切削出预备体上存在的尖锐及狭小的区域。这些区域小于车针直径，切削过程中修复体的相应部位就会产生薄侧壁或穿孔。尤其当预备体的边缘出现尖锐或狭小区域，就会影响到修复体的密合度，产生很大的边缘间隙。这些切削车针尢法制备出90°的直角，所以预备体的内侧线角要圆滑（图8-1和图8-2）。否则，这些区域也会妨碍最终修复体的完全就位。

选择不同的全瓷修复材料也会对牙体制备的几何形态有直接影响，尤其是制备量要满足修复体强度的要求。玻璃陶瓷本身脆性很大，如果修复体厚度不足则非常容易折裂。多晶陶瓷比玻璃陶瓷的抗折性更好一些，所以牙体制备量更小。修复体要求被动就位，避免在内表面产生应力集中而发生折裂。所以，预备体内侧线角也必须都圆钝且连续。

大部分CAD/CAM全瓷修复体是通过树脂水门汀化学粘接获得固位，所以牙体制备方式就不同于金属修复体。金属修复体因其本身的力学特性，需要在牙体上制备出一定的固位型。全瓷修复体还需要有足够的粘接面积，尤其要有更多的釉质粘接。因此，为了获得最大程度上的粘接固位，建议预备体终止线位置都尽可能放在釉质上。依靠机械固位的牙体制备方法比如尖锐的线角，在CAD/CAM切削过程中反而会导致修复体相应部位过薄，树脂水门汀粘接层会增厚，结果并不会提高修复体的固位力。

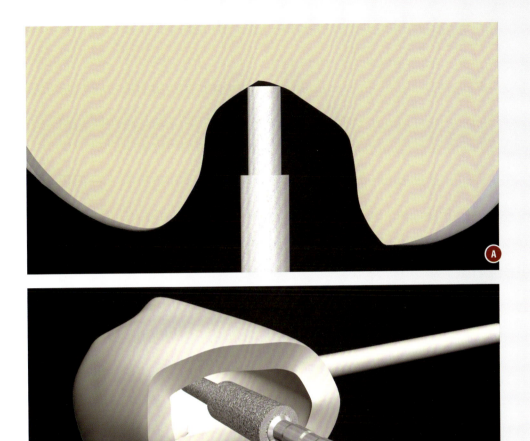

图8-1 切削瓷块（A和B）。

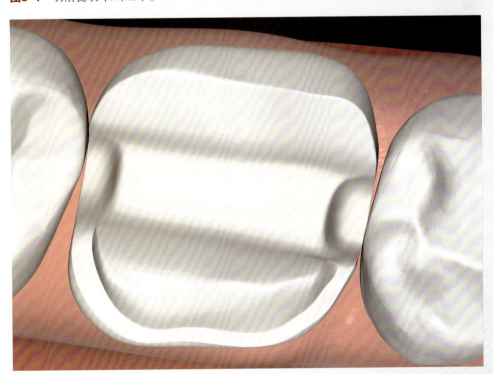

图8-2 可切削全瓷修复体的预备体，内侧线角圆钝。

可切削全瓷嵌体和高嵌体洞型制备的基本原则

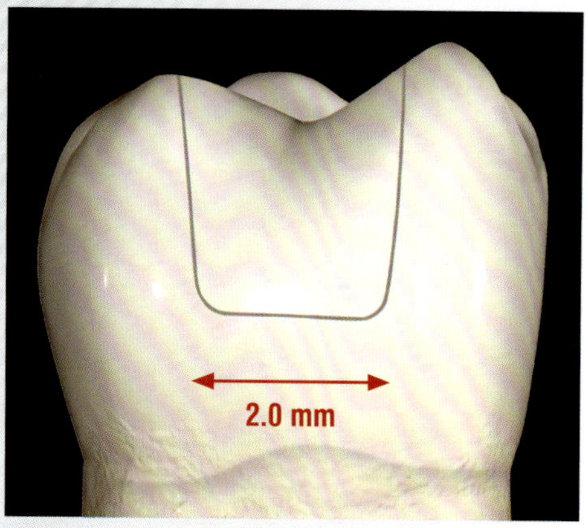

图8-3 从近中面观察就位后的嵌体。注意邻面洞型向𬌗方的轻微外展。

嵌体和高嵌体的𬌗面是一个鸠尾状的结构。这部分结构的宽度取决于患牙龋损的范围或是牙体缺损大小。但是为了满足修复体抗力的要求，这部分结构在近远中和颊舌向的宽度至少需要2mm。

这部分结构的曲线必须平缓圆钝并延伸到邻面部分。尖锐的线角区域不能被准确地切削出来，进而导致修复体的不完全就位和修复体𬌗面边缘破裂。

一般而言，𬌗面洞壁以及邻面洞壁应该有𬌗方6°～8°的外展角（图8-3），保证有足够机械性固位。相比之下，可切削全瓷修复体的洞型则需要12°～15°的外展角，保证修复体可被准确切削出来，满足被动就位。所有内侧线角必须圆滑，规则区域，以确保切削出的全瓷修复体与预备体之间有良好的密合度。

洞缘必须清晰明确（图8-4）。在CAD软件设计修复体时，只有清晰的终止线才可以被精确识别。洞缘不需要制备斜面或是圆钝，否则机器很难切削出修复体的边缘。

当龋损或原有修复体累及邻面，选择较大面积的嵌体或高嵌体修复时，通常将邻面制备为箱状洞型。与𬌗面洞型制备原则类似，邻面箱状洞型的𬌗向外展角为12°～15°，不需要倒凹固位型。所有内侧线角要圆钝，保证瓷块可以切削出相应的修复体形态。

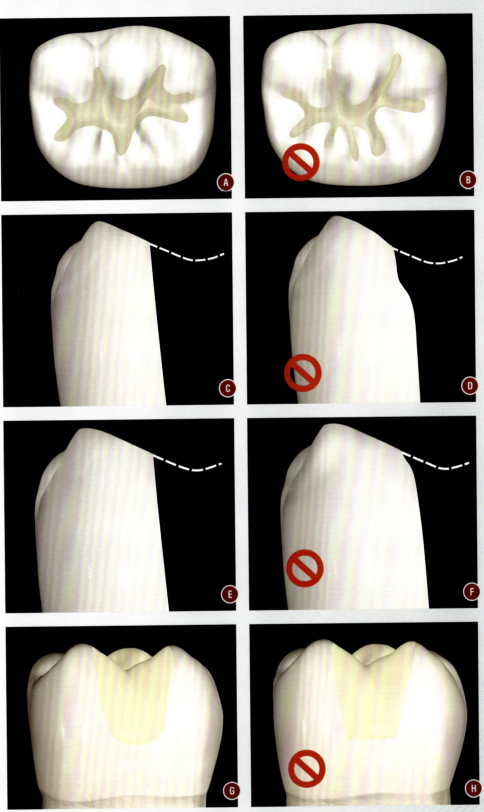

图8-4 可切削瓷嵌体和高嵌体的预备体要求（A~H）。

可 切 削 的 瓷 粘 接 修 复 M i l l e d a d h e s i v e r e s t o r a t i o n s

305

第8章
Chapter
08

邻面箱状洞型的外侧线角应为90°，这样可以保证邻面边缘处的瓷修复体强度足够（图8-5）。如果此处的线角是锐角，修复体相应部位就会菲薄、尖锐，那么在试戴或粘接时修复体折裂的风险就很高。避免洞缘处制备斜面，因为这会导致瓷修复体相应处的厚度菲薄，易于折裂。

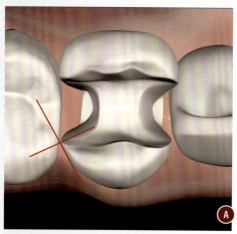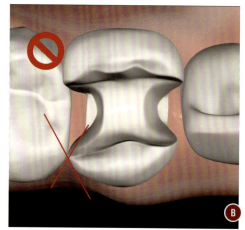

图8-5 邻面箱状洞型的外侧线角要求（A和B）。

可切削全瓷高嵌体，𬌗面制备量取决于选择何种类型的瓷材料。通常而言，大部分全瓷修复体要求𬌗面窝沟处的制备量约为1.5mm，牙尖为2mm（图8-6）。此类预备体并不需要为了扩大粘接面积而向颈部制备终止线。

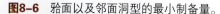

图8-6 𬌗面以及邻面洞型的最小制备量。

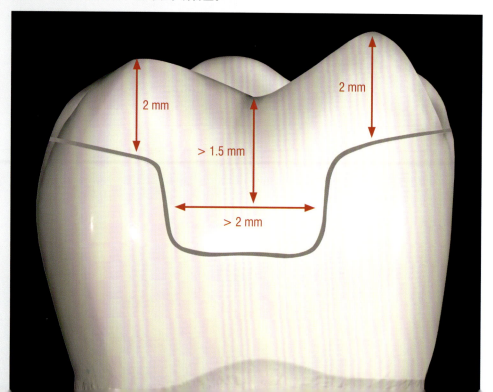

修复体颊侧边缘的位置在牙体的中1/3处，这往往会使得牙釉质和瓷的粘接界线明显。90°的对接边缘从美学上看并非最佳选择。为了改善此处界线区的美学性能，我们采用梨状金刚砂车针在洞缘制备45°圆凹面（图8-7）。它比90°对接边缘有更好的修复体边缘密合度。

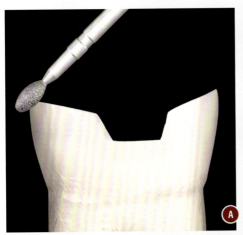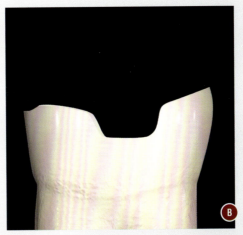

图8-7　洞缘的45°圆凹面（A和B）。

　　可切削全瓷修复体并不需要制备出机械固位型。它们的固位力来自于树脂水门汀和牙齿之间的化学粘接，而不是轴壁的高度或是聚合角。如果预备体内部几何形态越复杂，切削的难度也越大，那么制作的瓷修复体的密合性就会越差（图8-8）。

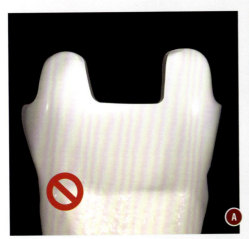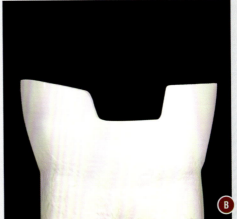

图8-8　高嵌体预备体内部的几何形态（A和B）。

可切削全瓷冠的制备原则

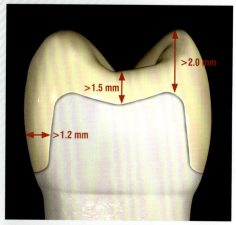

图8-9 可切削全瓷冠，推荐的牙体制备量。

可切削的𬌗面及轴面的制备量取决于全瓷材料，而非切削机器的工作程序。多晶相的全瓷要求的基牙𬌗面和轴面的制备量少于玻璃陶瓷。建议玻璃陶瓷修复体，𬌗面中央窝处制备量至少1.5mm，牙尖处至少2mm。轴面至少1.2mm，聚合角12°～15°（图8-9）。

可切削全瓷冠预备体，𬌗面形态要圆滑，避免在牙尖处形成尖锐线角。这样可以准确切削出边缘密合度好的修复体。

理想的预备体终止线应该可以为全瓷修复体提供足够的厚度，轴面的制备量足够，点线角圆钝以保证修复体的抗力及边缘密合性。因此，终止线应采用

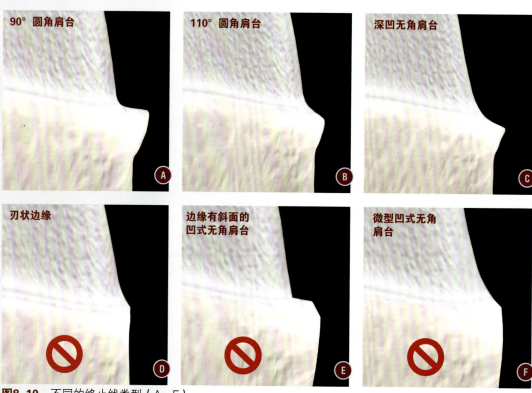

图8-10 不同的终止线类型（A~F）。

内侧龈轴壁线角圆钝的90°圆角肩台或凹式无角肩台（图8-10）。

制备时，终止线处的牙体磨除量要足够，以满足修复体强度的最小厚度要求。如果厚度不足，会增加修复体边缘发生折裂的风险。另外，需要注意的是凹式肩台（chamfer）很容易产生菲边（图8-11A）。原因是在制备时使用了小直径圆头锥度金刚砂车针制备轴面，为了达到1.2mm的制备量，车针直径一半以上都没入了牙体组织。因此，在颈缘处会产生菲边。为了保证边缘的完整性和精确性，菲边必须要去除。

为了使得化学粘接结果更可控，理想的边缘位置应放在齐龈或龈上。然而，我们也可以将边缘位置放在龈下，龈下延伸的程度直接取决于粘接时能否有效隔湿。而且，可切削全瓷冠有良好的美观性，也不需要处于美学的考虑将边缘放于龈下。

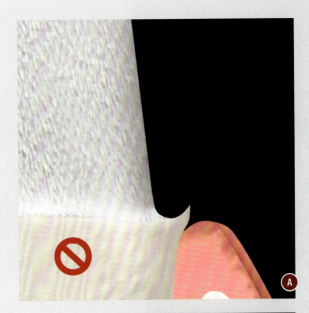

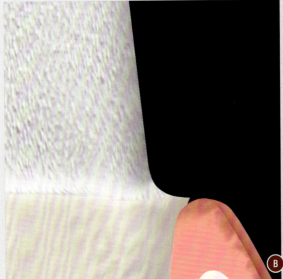

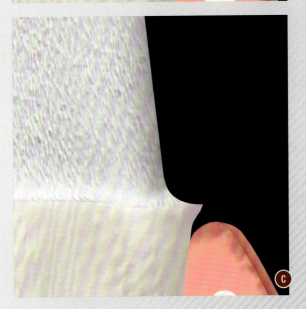

图8-11　颈部终止线出现的菲边（A）。齐龈边缘（B）。龈上边缘（C）。

经根管治疗的牙齿制备原则

后牙经过根管治疗后，牙尖折裂的风险提高，所以需要牙尖全覆盖的制备原则。传统方式是在根管治疗后的牙齿内用树脂堆核或金属铸造核，而后全冠修复。除此之外，我们有另一个选择就是结合CAD/CAM和化学粘接技术修复患牙。这种修复体，称之为髓腔固位冠或髓腔固位高嵌体（图8-12）。

它们的固位力来自于树脂水门汀对修复体和牙体的化学结合。为了增加髓腔固位的高度而在颈部边缘扩展性制备并不能提高修复体固位力（图8-13）。预备体表面的几何形态过于复杂就会降低瓷块切削的精度，导致修复体密合性较差，水门汀粘接层增厚。

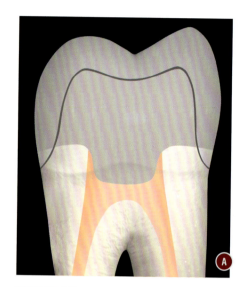

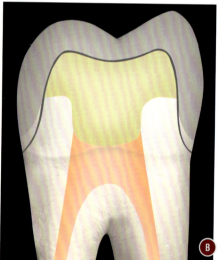

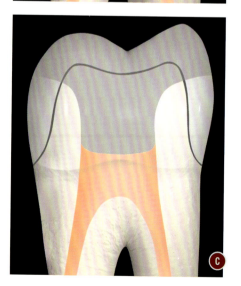

图8-12 髓腔固位冠（A），内核重建后传统冠修复（B），髓腔固位高嵌体（C）。

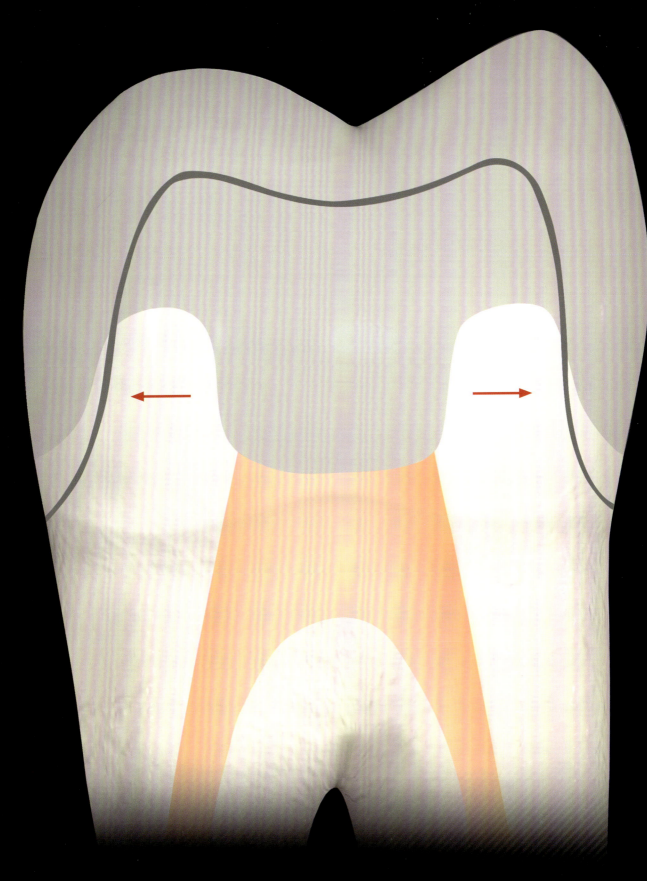

图8-13 髓腔固位修复体预备体的几何形态。

参考文献

[1] Ahlers MO, Mörig G, Blunck U, Hajtó J, Pröbster L, Frankenberger R. Guidelines for the preparation of CAD/CAM ceramic inlays and partial crowns. Int J Comput Dent 2009;12:309–325.

[2] Al-Dwairi ZN, Al-Hiyasat AS, Aboud H. Standards of teeth preparations for anterior resin bonded all-ceramic crowns in private dental practice in Jordan. J Appl Oral Sci 2011;19:370–377.

[3] Federlin M, Schmidt S, Hiller KA, Thonemann B, Schmalz G. Partial ceramic crowns: influence of preparation design and luting material on internal adaptation. Oper Dent 2004;29:560–570.

[4] Miyashita E, Mesquita AMM, Dias JLC, Kano P, Lobo MJC, Souza ROA. CAD/CAM Prosthetic Systems. In: André Callegari, Reinaldo Brito e Dias (organizer). In: Focus on Specialty: Beauty of the Smile, ed 1, vol 1. Napoleão, 2013:146–182.

[5] Broderson SP. Complete-crown and partial-coverage tooth preparation designs for bonded cast ceramic restorations. Quintessence Int 1994;25:535–539.

[6] Lin CL, Chang YH, Hsieh SK, Chang WJ. Estimation of the failure risk of a maxillary premolar with different crack depths with endodontic treatment by computer-aided design/computer-aided manufacturing ceramic restorations. J Endod 2013;39:375–79.

[7] Etemadi S, Smales RJ, Drummond PW, Goodhart JR. Assessment of tooth preparation designs for posterior resin-bonded porcelain restorations. J Oral Rehabil 1999;26:691–697.

[8] Fradeani M, Barducci G. Versatility of IPS Empress restorations. Part I: Crowns. J Esthet Dent 1996;8:127–135.

[9] Goodacre CJ. Designing tooth preparations for optimal success. Dent Clin North Am 2004;48:359–385.

[10] Hilgert E, Buso L, Neisser MP, Bottino MA. Evaluation of marginal adaptation of ceramic crowns depending on the marginal design and the addition of ceramic. Braz J Oral Sci 2004;3:619–623.

[11] Renne W, McGill ST, Forshee KV, DeFee MR, Mennito AS. Predicting marginal fit of CAD/CAM crowns based on the presence or absence of common preparation errors. J Prosthet Dent 2012;108:310–315.

[12] Yatani H, Watanabe EK, Kaneshima T, Yamashita A, Suzuki K. Etched-porcelain resin-bonded onlay technique for posterior teeth. J Esthet Dent 1998;10:325–332.